步态分析·姿势纠正

BORN TO WALK
Myofascial Efficiency and the Body in Movement

行走的天性

运动中的肌筋膜效率和身体

第 2 版

编著 ［英］詹姆斯·厄尔斯（James Earls）

主审 关 玲

译者 张少强

北京科学技术出版社

Copyright © 2014，2019 by James Earls.

Born to Walk: *Myofascial Efficiency and the Body in Movement*, 2/E by James Earls由北京科学技术出版社进行翻译，并根据北京科学技术出版社与North Atlantic Books的协议约定出版。

注　意

相关从业及研究人员必须凭借其自身经验和知识对文中描述的信息数据、方法策略、搭配组合、实验操作进行评估和使用。由于医学科学发展迅速，临床诊断和给药剂量尤其需要经过独立验证。在法律允许的最大范围内，出版社、译文的原文作者、原文编辑及原文内容提供者均不对译文或因产品责任、疏忽或其他操作造成的人身及/或财产伤害及/或损失承担责任，亦不对由于使用文中提到的方法、产品、说明或思想而导致的人身及/或财产伤害及/或损失承担责任。

Publish by agreement with Lotus Publishing and North Atlantic Books through Chinese Connection Agency, a division of Beijing XinGuangCanLan Shukan Distribution Company Ltd., LLC（通过北京新光灿烂书刊发行有限公司联系出版）

著作权合同登记号　图字 01-2023-4181

图书在版编目（CIP）数据

行走的天性：运动中的肌筋膜效率和身体：第2版 /（英）詹姆斯·厄尔斯（James Earls）编著；张少强译 . -- 北京：北京科学技术出版社，2023.10（2025.1 重印）

书名原文：Born to Walk: Myofascial Efficiency and the Body in Movement, Second Edition

ISBN 978-7-5714-2693-4

Ⅰ. ①行… Ⅱ. ①詹… ②张… Ⅲ. ①筋膜–研究 Ⅳ. ①R322.7

中国版本图书馆CIP数据核字（2022）第249888号

责任编辑：于庆兰	网　　址：www.bkydw.cn
责任校对：贾　荣	印　　刷：北京捷迅佳彩印刷有限公司
图文制作：北京永诚天地艺术设计有限公司	开　　本：889 mm × 1194 mm　1/16
责任印制：吕　越	字　　数：300千字
出版人：曾庆宇	印　　张：11.25
出版发行：北京科学技术出版社	版　　次：2023年10月第2版
社　　址：北京西直门南大街16号	印　　次：2025年1月第2次印刷
邮政编码：100035	ISBN 978-7-5714-2693-4
电　　话：0086-10-66135495（总编室）　0086-10-66113227（发行部）	

定　价：98.00元

序 言

我非常高兴可以向读者介绍新锐理念。詹姆斯·厄尔斯（James Earls）是一位具有批判精神的思考者，当他思考有关步态的问题时，其答案值得我们阅读学习。《行走的天性》（Born to walk）一书确实值得一读，书中详述了双足行走的身体姿态或步态，以及作者充满想象力却又严肃认真的治疗方案。

拙作《解剖列车》（Anatomy Trains）首次出版于 1997 年，《行走的天性》一书采纳了其中的部分理念，并将其大胆地扩展至新的领域。对此，我当然感到非常高兴。将解剖列车肌筋膜经线应用到步态的动态分析中（而不是像最初那样用于姿势代偿模式的静态分析中）是解剖列车模型新的研究方向。

我们生活在一个快速发展的时代，有两个关键的转折点。其中一个转折点是从"旧式"解剖到"整体观"解剖：旧式解剖从维萨里（Vesalius）时代起就属于骨骼肌肉系统的还原式解剖；"整体观"解剖则体现在解剖列车模型、分形算法、系统理论以及众多关于肌筋膜力学传导的新近研究上。《解剖列车》和《行走的天性》都旨在将这两种解剖观整合统一。

"局部式"解剖——某条肌肉起于某处，止于某处，具有某某功能——显然不足以阐明日常协调运动中的机制。整体观解剖——所有组织都是相互联系的——则让提问者进入未知的世界，

在那里一切皆有可能。那么，我们应该如何制订治疗策略？如何决定方向？下一步做什么？又何时结束呢？

局部观与整体观必须"联姻"。即使《行走的天性》一书没让它们步入"婚姻的殿堂"，但至少也已经让它们"订婚"了。传统物理治疗师可以在书中发现很多熟悉的内容，如通过检查确定功能障碍点，以及经典的步态理论模型等；整体观实践者也可以在书中发现很多内容对"万物相连"理念进行了补充，并告知我们应该如何观察、评估和调治运动中的整个人体。

在 21 世纪初，我们处于第二个转折点上，面对越来越多的躯体异化症和"感觉运动遗忘症"，这可以在常发短信的年轻人身上、久坐不动的人身上以及虚弱的老年人身上看到。显然，对于城市化的人群（不仅仅是城市居住者），我们需要一种整合性方法以提高其"动商"（运动智商，运动知识）。我虽然居住在美国一个可爱的乡间小镇上，但是镇上的 600 多名居民过的都是"城市化"生活。

除了需要教育当下的人们和未来的子孙后代，我们也需要教育专业人士。"空间医学"（通过改变人体姿态和动作而改变一个人的科学）的出现，将骨科医师、物理治疗师、理疗师、整骨师、脊柱按摩师、损伤防护师、普拉提和瑜伽讲师、体能教练、手法治疗师以及躯体教育者如亚

历山大技巧（Alexander Technique）讲师和费登奎斯（Feldenkrais）方法从业者等汇集在一起。以我的个人经验来看，我们每个人都能从各种方法中学到知识，每种方法都有其长处，每个学派都可以从其他学派学到很多东西。

在未来的时间里，所有这些认知"嫩芽"终将发展为一个强大的综合性理论，该理论涵盖人类发展学、生物力学、体育教育、康复学、技能维护等方面，无论个人的状况如何，它都将促进人体功能发展。我们抓着工业革命的尾巴，步入电子时代之门，我们的努力——打破门户之见，理解其他各种方法的价值，并将这些结论应用到一个宏大理论中——将会有着越来越伟大的

意义，因为我们的子孙与大自然的联系越来越少，"虚拟现实"变得更加"现实"，而不再是"虚拟"。

《行走的天性》是这条路上关键的参考，它将整体观与经典观念结合起来以理解人类步态的独特性，这样既实用又有远见，既科学又有诗意，既接地气又令人振奋。

吾爱此书，愿汝同享。

托马斯·迈尔斯（Thomas Myers）

克拉克湾，缅因州

2013 年 11 月 11 日

前 言

本书能有第 2 版，令我既荣幸又欣慰。之所以荣幸，是因为这意味着第 1 版图书的成功已证明其值得再版；之所以欣慰，是因为我有机会修订部分内容并更新许多研究进展。非常感谢那些阅读并研究第 1 版的读者们，相信其中的"铁粉"会注意到本版书中的许多变化，我认为这些变化都是改进之处。其中许多改进都来自读者的反馈。对于那些第一次读到本书的读者我也深表感激，希望你们能在书中找到自己所需要的内容。如果没有找到，请让我知道，下一版，我将尽己所能做出更新。

当读到第一波评论时，我感到既头痛又激动。许多人对第 1 版《行走的天性》给予了积极的评价，对书中主张的我们需要肌筋膜组织所赋予的弹性机制——这是书中的基本观点——比较赞同。但有一位评论者并不赞同书中的观点，在他看来，我们行走就像一个反向钟摆——这是以前常用的步态模型。当读过那条评论后，我意识到这并不是那位评论者的问题，而是我对观点的阐述不够清晰，且提供的证据不足。为此，我在本版书中阐明了书中基本观点背后的部分科学原理以支持整体观理论，即肌筋膜和骨骼系统协调配合以提供运动效率。如果你仍然坚持反向钟摆

模型，请直接翻到第 10 页，快速了解一下为什么它是不对的。

本书内容另一个重大变化是：在第 1 版中，其内容是围绕着解剖列车模型的肌筋膜经线来论述的，而在第 2 版中，就不是这样了。我们运动的方式要比解剖列车模型所论述的复杂得多；动作中的众多细微差别要求我们应对肌筋膜经线和解剖列车理念做出调整以理解真实的运动。解剖列车模型中当然有一些毋庸置疑的道理，但是，也有一些研究文献对其中的一些细节提出质疑。当用解剖列车模型充分解释正常运动的四维本质时，我们会有太多理论缺陷。

为什么人类多年以前就能够双腿站立？人类双足行走时耗能很低，人体内发生了什么？本书的核心内容是探寻这些问题背后的力学原理。对我来说，答案就在人体结构以及我们承受的重力、地面反作用力和动量的相互作用之中。这些力都是可预知、可理解且多数是可测量的。我希望读者可以在书中找到充分支持肌筋膜效率整体观理论的证据。

詹姆斯·厄尔斯
（James Earls）

概　述

人乃世界之模型。

——莱昂纳多·达·芬奇
（Leonardo da Vinci）

《维特鲁威人》（*Vitruvian Man*）是莱昂纳多·达·芬奇所绘制的、反映人体比例关系的代表性作品，它是一个强有力的标志，既展示了建筑与解剖之间的关系，也是数个世纪以来艺术家与建筑师灵感的来源（图 0.1）。但是它也非常清楚地说明了在过去的 3700 多年里我们在解剖学研究上的局限性。

然而，我们真的不能责备达·芬奇。他绘制此画时，我们对人类解剖知识的确所知不多。事实上，此素描图很可能就是文艺复兴时期思想的"缩影"。达·芬奇将维特鲁威（Vitruvius）所描述的人体解剖、神学和宇宙之间的理想关系具体化、可视化。

据记载，公元前 20 年，奥古斯都（Augustus）（译者注：罗马帝国第一代皇帝）命令维特鲁威重新设计、规划饱受批评的罗马帝国，以使其显得生机勃勃。维特鲁威为城镇和建筑物的设计建立了一套新的标准，而奥古斯都想要一部"全集"——可以集中反映"帝国建筑物"的革新。维特鲁威所作的《建筑十书》（*The Ten Books on Architecture*）就是反映这一要求的结果。这是第

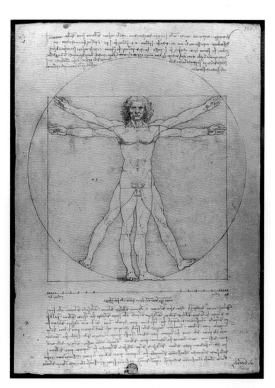

图 0.1 《维特鲁威人》，莱昂纳多·达·芬奇绘制于 1487 年。配合图中的文字，它展示了人体的理想比例（有时候还被称为"比例标准"或"人体比例"）

一部建筑学著作，它概述了建筑师的作用和抱负，并力图定义建筑学中许多重要的概念。

维特鲁威的基本原则是，在生物学中，"大自然的力量充当了建筑师"：大自然的宇宙法则影响了人体解剖，因此在人体构造上，我们拥有一幅反映整个宇宙的地图。也就是说，整个人体是个"迷你世界"，是宇宙的映射。这意味着建筑师应该将人体构造上的智慧和比例应用到建筑

物的设计和创作中："没有了对称性和比例，神殿是无法建造的，除非它精准符合与其完美体形要素相关的原则。"

在绘制《维特鲁威人》时，达·芬奇想要展示他对解剖学的熟悉和对神学的理解，以及他在力学和建筑学上的高超技艺。通过将人体压缩在圆形和正方形内，展示人体在神学与世俗上的关系，将外周圆形略微向上移动，使得肚脐成为图形几何中心和人体生理中心（图0.2）。但是，他在绘制时借助了当时的工具：一个三角板和一个圆规。在这种情况下，达·芬奇通过15世纪的工具和方法精心展示了人体解剖的几何完美性，为我们今天对解剖学的误解奠定了基石。

使用人体作为建筑模型持续了数个世纪。人体被用来赋予建筑学灵感，反之亦然，建筑学的理念也被用来阐释对解剖学的理解。这就是我们传统解剖分析的问题所在。

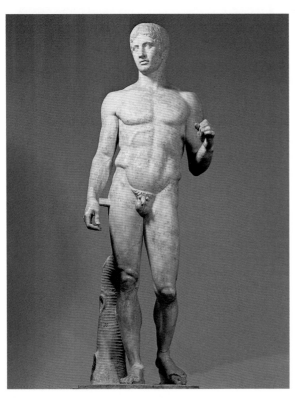

图0.2 希腊雕塑家波利克里托斯（Polykleitos）在公元前450年—前400年创作了雕像《执矛者》。它被很多人视为人体理想比例的典型，其中包括600年后有巨大影响力的医师盖伦（Galen），还有维特鲁威和达·芬奇

我们都能理解将一块砖放到另一块砖上的过程——大多数人从在婴儿时期第一次坐起来玩积木开始就有过这样的经验。这是我们最初学到的世界规律之一，即重力、惯性和平衡之间的关系。就像我们用对人体结构的理解来指导建筑学一样，数个世纪以来，我们对人体的试验也一直深受建筑学的影响：我们走在一条双向街道上，一侧影响着另一侧。

很多解剖学书籍依旧在使用砖头式图片来描述人体结构。我所在的行业直到现在仍然有个流行的词汇——"结构整合"，其首倡者是艾达·罗尔夫（Ida Rolf）医师。工程学语言已经进入了解剖学词典，人们使用杠杆、悬臂、力偶、支点和附件等字眼描述解剖结构。因此，我们下意识会用观察周围人造世界的眼光来观察人体解剖。

虽然达·芬奇绘制的人体可能是人体解剖错误观点的源头，但是他也激发了人们用新的方式思考人体。在15世纪末期，《圣经》和亚里士多德关于自然与宗教的学说统治着思想界。当时人们毫不质疑、完全一致地接受了盖伦的观点。达·芬奇是第一批打破这个传统的人之一，他将那些教条与可观察到的、客观的事实区别开了。在《维特鲁威人》画像上，达·芬奇将这两种因素区分开来——圆圈（代表神学）和正方形（代表世俗）——他在期盼着变化，而这些变化也在其后数个世纪在全世界范围内不断发展。

达·芬奇沉浸在解剖学中，并且在此过程中革新了解剖学图谱，他开始观察到很多解剖特征并不像1200年前盖伦所描述的那样。而这些错误的解剖学知识仍然在大学中教授。达·芬奇不再相信同时期解剖学家的"智慧"，他亲自做了许多人体解剖，其绘制的解剖图现在是伦敦皇家收藏品中的一部分。

达·芬奇激发了很多科学家的热情，甚至跟随他的脚步展开研究。比利时解剖学家维萨里（Vesalius）（1514—1564）在改进盖伦学说上进展较大，他在意大利帕多瓦大学的解剖课上既当解剖师又当讲师。这与当时课堂上有一位解剖师、一位展示师、一位讲师的惯例不符。讲师的工作是简单地照搬盖伦的著作，解剖师负责解剖，而展示师则负责指出相关的组织，三位老师都不管实际结果是否与书中所述相符合。

在维萨里时代之后不久，帕多瓦的一位英国医师威廉姆斯·哈维（Williams Harvey）（1578—1657）希望有所创新，他更愿意相信自己所观察的，而不是书上所记载的。他的坚持（有人说是顽固）带来了医学上对血液循环系统认知的突破。

于是，16世纪和17世纪的科学家开始挑战正统学说，重新审视被公认的众多古书。当时的一切都需要详细审查，如思想家勒内·笛卡尔（Rene Descartes）和佛朗西斯·培根（Francis Bacon），则为世界提供了批判式分析所需的工具，引领大家进入了启蒙时代（公元1650年前后）。

在17世纪中期和后期，科学事业大爆炸，出现了惠更斯（Huygens）（数学和天文学）、波义耳（Boyle）（化学）、雷恩（Wren）（建筑学和物理学）、莱布尼兹（Leibniz）（数学）、赫维留（Hevelius）（天文学）、列文虎克（Leeuwenhoek）（显微镜学），以及本书所涉及的两位主角——艾萨克·牛顿（Isaac Newton）（1642—1727）和罗伯特·胡克（Robert Hooke）（1635—1703）。

很多人都熟悉牛顿关于重力与运动的理论，但不太熟悉与牛顿同时期的罗伯特·胡克的理论。胡克的理论涉及多个方面，更预见了许多当时无法被充分理解的内容。为了理解大自然所赋予的双足行走和身体结构的优点，我们需要向这两位科学家的理论致敬。我们必须理解牛顿的运动定律以及重力与地面的相互作用，但是，只有当我们也援引胡克的弹性理论时，才能充分理解牛顿的理论在步态中发挥的作用。

尽管罗伯特·胡克曾经出版过最早的跳蚤特

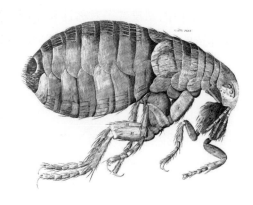

图0.3 本图来自1665年罗伯特·胡克出版的《显微图谱》（*Micrographica*），这本书有助于普及科学知识。这本书的书名也许是当时的第一个"科普"标题，还包括其他许多"第一"，如第一次使用单词"细胞"和第一次研究化石，比达尔文（Darwin）早了200多年

写图片之一（也可能不是最早的）（图0.3），但是他主要研究无机物的弹力与弹簧，因此我们不能完全援引他的理论。我们要明白，虽然两位科学家偶尔是对手，但是他们所创立的重力法则与弹性法则之间的相互作用使我们重新认识到人体是如何运转的。为了纪念胡克先生，人体内的弹性组织以他的名字来命名（见第一章）。

通过将重力与我们身体组织对动量的反应结合起来，我们能够无意识地获得免费的能量。在步态中，身体的动作使机体弹性组织绷紧，捕获动能（即动作中的能量），功能暂时储存为势能。通过足趾蹬离地面这一触发机制，势能被释放出来，重新转换为动能，从而帮助产生一个还原动作。本书重点关注的就是这种机制，它给了我们一种天赋，使得整个身体可以轻松、优雅、流畅地运动。

直到20世纪，科学家们依旧在用主流的笛卡尔式方法研究人体，他们专注于"局部部件"，并且认为身体像建筑机器一样在运转。1948年，雕塑师肯尼思·斯内尔森（Kenneth Snelson）创作了一系列的模拟骨骼与肌筋膜相互作用的结构（图0.4），至此，人体的概念才真正遇到了挑战。于是，斯内尔森与哲学家兼建筑师巴克敏斯特·富勒（Buckminster Fuller）一起研究，他

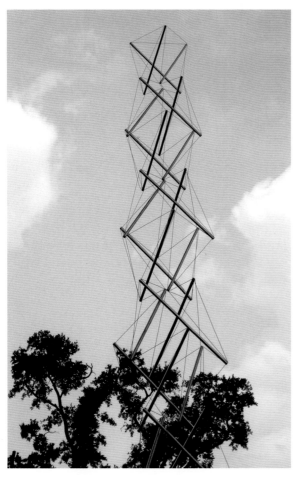

图 0.4 利用拉紧的线和金属支柱可以创造出自我支撑结构。该结构的整体性需要张力要素与拉力要素之间相互作用。但是，正如斯内尔森指出的那样，在简单结构中破坏一个要素即可导致结构垮塌，而在复杂结构中破坏一个区域将不会那么轻易引起垮塌（登录网站可获得更多信息，http://kennethsnelson.net/faq）。当我们进一步观察人体时，我们还会见到此结构，并且会了解它是如何适应人体局部功能障碍的

们用拉紧的线支撑支柱并拉紧架构。富勒继续研究这种理念和几何学，将其命名为"张拉整体结构"，并用此结构作为模型以解释自然界中的原子、人体，甚至宇宙（就像早期的哲学家们渴望用几何学展示微观世界与宏观世界一样）。

在斯内尔森和富勒的理论中，为了理解"系统"一词，我们必须充分理解这些连接要素。人体内广泛存在的连接成分就是肌筋膜组织，它是一个曾经被我们低估的要素，也是一种令人吃惊、具有多种功能的物质，它既可以约束和分隔

器官，也可以稳定和改善身体内部的移动性。

在 21 世纪，肌筋膜系统终于获得了其应得的关注度。这要感谢许多前辈所做的基础性工作，其中包括艾达·罗尔夫（1896—1979）。我希望本书能够让大家对人类最显著的特征之一——双足行走，有一个统一的认识，这里既有对运动中肌筋膜系统的理解，又综合了牛顿与胡克的物理学理论、富勒和斯内尔森的系统理论、迈尔斯与弗利明（Vleeming）的解剖学理论，以及其他前辈如杰奎琳·佩里（Jacquelin Perry）、加里·加里（Gary Gary）、大卫·提贝托（David Tiberio）等的功能运动学理论。

本书的目的是证明人体是依据一个不同于以往设想的模型来"设计"的。该模型不同于达·芬奇在维特鲁威人画像中所展现的、如同泥瓦匠盖房子那样的力学模型。本书的目标是描述一个能提供更多信息、更令人满意的模型——一个允许全身与行走运动相适应和协调的模型，一个展示我们如何利用体内先天节能机制的模型。如果我能够借用牛顿答复胡克指责其剽窃的话语，如果本书还有所价值，"如果我看得更远"，那么这不是我自己的努力，只是仅仅因为我有机会"站在了巨人的肩臂上"。

因此，我必须感谢所有为此付出的人：感谢特雷弗·坎贝尔（Trefor Campbell），没有他，这段旅程就不会开启；感谢托马斯·迈尔斯、阿特·瑞格斯（Art Riggs）和大卫·提贝托（David Tiberio），由于他们的指引，这条道路更加通畅，更少曲折；感谢我的爱人莉莎·考索恩（Liza Cawthorn），没有她，这段旅程会又长又孤单，她的支持和爱使得这段艰难旅程变得顺畅起来，否则，我是无法走到终点的（此外，每位读者也应该感谢她花费了大量的时间编辑本书，没有她的付出，本书也毫无意义）；当然，还要感谢我的父母，没有他们就没有我的一切。感谢长期支持我的莲花出版社（Lotus Publishing）团

队：感谢西蒙·邱（Simon Chiu）专家级的技术支持；感谢阿曼达（Amanda）的耐心，因为我经常将筋膜图弄错，使得我们多干了冤枉活儿；感谢文迪（Wendy）清晰地将肌筋膜图排在书页上；还要感谢乔恩（Jon）让我们能够一起漫步在这段旅途上。

"致知在躬行"是圣·杰罗米（St. Jerome）喜欢的格言。为了解决问题，让我们身体力行吧！

——格雷戈里·麦克纳米（Gregory McNamee）

人们通常认为在水中或在空气稀薄处漫步是项奇迹。但是我认为，真正的奇迹不是漫步在水中或者空气稀薄处，而是漫步在地球上。每天，我们都没有意识到自己在遇见奇迹：蓝天、白云、绿草、孩子黑色而又充满好奇的眼睛——我们自己的眼睛。一切都是奇迹。

——释一行（Thich Nhat Hanh）（越南佛教禅宗知名僧人）

■ 如何使用本书

在第一章和第二章介绍了基本理论之后，本书根据三个运动平面内容进行了阐述（第三~五章）。这些错误但有用的理念为我们构造出一个可视化的图像，以便我们可以一次在一个平面上讨论机体组织纤维方向与动力学的含义。事实上，每个平面上的事情都是同时发生的，但是，以完全无误的方式将这一切记录下来几乎是不可能的。

我建议大家先快速浏览一遍，然后再回看，做详细研究。在肌筋膜组织内，机体组织会充分

利用其高效能的力学，因为张力在各个方向上会有暂时的部分重叠，故而，在研读细节之前先大概熟悉一下整体情况，这是很有用的。

有时候，标准解剖学课本中描述肌肉的方式会阻碍我们理解书中所述的某些观点，我们最初所受的教育可能会阻碍我们理解运动的真相。在我的研讨班上，我经常花时间来解释那些我们在标准解剖学课本上所学到的、未被承认的偏见。大多数解剖学课本上仅列出了基于开链运动的肌肉功能，并没有明确地说明肌肉功能的本质。事实上，肌肉在正常发挥功能时，要对存在着的重力、动量、地面反作用力等做出反应。可以应用的一个简单准则就是将标准解剖学课本上所列的动作反转过来，以获得肌肉的真正功能——其不合常规的动作。我们将在书中多次看到类似的情况，最简单的例子就是髋外展肌群是用来控制外展，而不是产生外展的。

标准解剖学课本的另一个问题是它们令我们认为肌肉总是跨关节产生动作。然而，当外力出现时，情况通常是相反的——关节向组织内传导力，组织做出反应以控制这些力。为了便于将这些不合常规的力可视化，我在本书中使用了肌电图分析。当一个人的动作处于向心收缩模式时，很难理解其肌电图图像，因为当这些肌肉应该是"正在拉长"时，它们却"正在收缩"。我们将在前几个章节中探寻一下为什么在步态中组织拉长对于整体效能是很有用的。这是因为"拉长"会在肌筋膜内产生预牵张和张力，并获得动能，此动能可以被循环使用且可以提升肌力的输出。

肌电图图像被展示在步行周期下方，目的是更好地展示这些组织在每个步态阶段发生了什么。在高效运动的、"天性自然的行走"模式下，肌筋膜拉长提供了许多效能机制。这就引出了"基本事件"，即一系列的关节活动将有效地使相关组织产生负荷，并且通常是相互依赖的。缺失任一"事件"都会产生代偿模式，从而增加

其他组织的工作负荷。

熟悉每一个基本事件，就可以让治疗师在评估步态时有的放矢，检查一系列相关的关节和组织，然后开出处方，适当增加功能障碍组织或关节的灵活性，或者强化其力量，以尽可能恢复其流动性。

"基本事件"模式帮助了全球许多治疗师，并且提供了分析长链运动的原则。通过理解书中的运动概念，治疗师可以将其治疗领域扩展至运动、体能或杂技训练。事实上，人体不仅仅是"生而行走"，更是"生而运动"。

想要美丽的眼睛，请寻找他人的优点；

想要美丽的双唇，请只讲善意的语言；

想要优雅的姿态，请与知识同行，你再不会感到孤单。

——奥黛丽·赫本（Audrey Hepburn）

目录

第一章

行走系统

边走路边顾及一只受伤并打了石膏的胳膊会让你失去平衡，且会使行走姿态扭曲变形，产生各种张力和不对称性，这些张力和不对称性会产生更多的疼痛。断臂的疼痛，也会让身体的其他部位疼痛。

——杰弗里·尼科尔森（Geoffrey Nicholson），《失去的行走艺术》（*The Lost Art of Walking*）

或者

人体分为两个单元：乘客单元与运动单元……乘客单元只负责其自身姿势的整体性。

——杰奎琳·佩里（Jacqueline Perry），《步态分析》（*Gait Analysis*）

■ 引言

我们用两句引述来开头。它们阐述了对身体迥然不同的观点——哪一个能引起你的共鸣呢？

第一句引述认为身体是整体互连的，而第二句引述则清晰明确地把身体一分为二。第二句很

典型，临床上就是把身体分为各个部分，这也是近来业界通行的标准。虽然还原论解剖学对于我们认识身体各个部分非常强大且实用，但它也让我们忽视了许多人所体会到的、人体内部是个整体的观念。有趣的是，第一句引述所反映的观点，即人体是相互联系、相互依赖的，来自一位作家，而不是一位临床医师。

在本章中，我们将漫步于界限的两边，这条界限位于艺术家与学过解剖学的临床医师之间。只有理解了局部，我们才能欣赏整体之美；同样地，只有珍视整体，我们才能理解局部的真正作用。值得庆幸的是，最近20多年出现了一个改进的词汇表，它可以将这两种身体观点编织在一起。从20世纪90年代后期开始，人们越来越意识到肌筋膜组织在运动中的作用，张拉整体结构的概念越来越普及，功能解剖越来越接地气。将肌筋膜、张拉整体结构和功能解剖这三者结合在一起，使我们有了新的视角来思考人体是如何"真正"运转的。理解这个学术"三角形"的每条边上的术语与概念有助于我们更好地理解"行走系统"。

我们需要一个系统的方法以充分理解双腿行走，这就是为什么我们必须在整体与局部之间转换我们的视角，并补充许多词汇以不同的"滤镜"来描述这些视角。通常，我们试着设计动作与治疗干预手法，这可能基于还原论解剖学，也

可能基于我们应该如何行走的类比与强加的美学。正确行走方式的理念通常基于一些源于文化的、家庭的、宗教的价值观，或者表现性的理想典范，很少基于对解剖学的真正理解。无论是还原论解剖学还是运动典范理念都无法提供一个令人满意的模型，这是因为一方缺少另一方的深度，而且两者看起来都无法满足研究步态的第一原则，即整个身体究竟发生了什么。

本书的其他章节是对身体在步行过程中真正发生的事情及其原因的探讨。这不是从无重力、少动量的解剖学来阐释，也不是从强加的运动美学角度来探讨，而是通过观察身体究竟如何运动来开始我们的旅程。通过运用一系列的工具和词汇，我们可以画出一幅示意图，看看在步行周期中发生了什么、何时发生的。我们将建立一个模型以理解解剖学的真正含义，并认识肌筋膜组织及其连接的真正作用。

身体系统

> 新的神话在我们的每一步脚下形成。
>
> ——路易·阿拉贡（Louis Aragon）

我们经常认为对那些四足行走的动物朋友来说，行走一定会轻松很多，因为它们总是至少有两个点接触地面。对于人类来说，行走需要单脚着地的能力，并且在我们又高又直又不稳定的身体结构内保持一定的平衡。我们靠行走来位移，把头和手带到另一个位置，以满足需求和欲望。这个十分简单的动作需要大脑和神经系统参与；它需要内部计划，并有能力去预测动作与反应；它需要运用我们数百万年进化而来的其他多种协调性感觉。为了优雅高效地行走，身体的每一个"系统"——尤其是视觉系统、平衡系统、感觉系统，必须和谐地沟通合作。这需要大脑和神经系统的协调能力。

解剖学研究中的一个固有问题就是我们常依照"系统"来区分组织。我们把整个人体分成相似的组织类型，一次只专注研究一个系统。按照理想的做法，我们应该贯穿全书讲述"行走系统"，但是，那将会是一本超厚的大部头著作，其所需的知识超出了我的能力范围。因此，我必须限制自己只分析身体的神经-肌筋膜-骨骼-前庭系统，而且本书的重点是肌筋膜要素及其协作。

智人（homo sapiens）进化成了"通才"，使我们能够适应多种状况，并弥补发展中的虚弱和残疾。瞥一眼城市街头的人群，我们可以快速发现不同的"行走"方式。有多种因素（神经的、内脏的、情绪的、文化的以及结构的）可以改变我们的行走方式。在这些因素中可能发生相互作用的数量实在太多了，无法一一列举出来，可能需要足够多的专家来讨论才能说清。因此，本书将重点集中在"正常"、非病态的步态模型上。

本书讲述的是当整个身体动起来时会发生什么事。我不愿意称之为"正常"，但它是我们大多数人内在的固有模式——存在于我们先天性解剖结构的力线和凹槽、轮廓和形式内。正是这轻松、重复而又乏味的行走模式使得我们的大脑可以做其他事情，释放我们的天赋去"边走边聊"、高谈阔论、作曲、恋爱、沉浸在许多重要的事情上。这是被许多人——从逍遥学派哲学家到华兹华斯（Wordsworth）和狄更斯（Dickens）——所赞美的一种天赋，也是被伯恩斯坦（Bernstein）（肌肉控制理论创始人）所称的"B级功能"所带来的一种天赋。伯恩斯坦认为行走需要许多不同肌肉的协同作用，这不需要大脑的任何指令，只需要依靠本体感受系统的自我调控（Latash，2012）。当我们探索肌筋膜系统时，将会看到如何在肌筋膜组织内定位机械感受器，并且可以发现一套让行走变成一种潜意识行为的计算系统。

你的身体是用来行走的。
——加里·扬克（Gary Yanker）

我相信是整个身体在行走。这听起来好像在说一件荒唐浅显的事，但在步态模型上，许多学派的视野较窄，只分析一个方面。正如我们在本章开头所看到的那样，一种最被广泛接受的理论是将身体分为"运动"和"乘客"两个部分——骨盆和下肢承载着头、手臂和躯干（Perry and Burnfield，2010）。而格雷卡沃斯基（Gracovetsky）学派认为我们只需要脊柱深层肌肉来运动（2008）。他认为，多裂肌的交替收缩给了推动人体向任何方向行走所需的旋转运动。

虽然每一种理论都有道理，但我认为它们都不完整。我们是运用整个身体来行走的：躯干和双臂协助骨盆和双腿。通过增加或者减少传导于软组织中的力，有助于整个身体平衡和运动。整个身体也会减轻传导至头部的动作的扭曲力。我们需要使我们的眼睛保持相对水平，此外，当足跟着地时，尽量不要让这种冲击力影响我们的大脑，因此，我们需要躯干和肩带时刻调整以保持头部的稳定。

在行走系统中，我最关注的3个要素是筋膜、肌肉和骨骼。它们一起构成了贯穿全身的、精彩共生的力学图。骨骼的形状、线条和关节形成了路径，就像泄洪时干枯河床将会引导洪水沿着指定路径走行。骨骼和关节通过一种可控的冲击力吸收（减震）模式来帮助身体，关节屈伸时所产生的力将沿着预定路线进入半液态的肌筋膜组织内。

我们探寻人体行走奥秘的起点是第二章中所讲述的关于骨骼和关节的一系列知识。了解骨骼的自然趋向和它们遇到冲击力时的运动方式，将有助于我们理解软组织的作用。如果其他系统正常，软组织会对冲击力做出反应以保持身体直立并向前行走。

肌筋膜组织不会总是被有意识地引导（像大多数解剖学书上所讲的那样），也会在行为上做出反射。例如，在摆动相，胫骨前肌主动收缩以产生足背伸和足内翻，从而抬高前足并避免行进中的危险，但在足跟着地后，其角色转变为阻止、控制或放缓足跖屈和足外翻。当全足底着地时，胫骨前肌的收缩是对周围组织拉长后所做的反射——这完全是无意识的反应（图1.1）。这种反应由筋膜内的机械感受器所控制，因此，在这个越来越复杂的行为中，我们看到了神经系统的角色。

只要你有时间，就可以到处行走。
——史蒂夫·赖特（Steven Wright）

体内众多的机械感受器持续不断地感受着张力和相对位置的变化，并把这些信息发送给相应的肌肉。惠景（Huijing）教授精彩的研究已经证明：一条肌腱所受的机械力不仅仅会沿着所在的肌肉传递，还会分散到周围的筋膜内，因

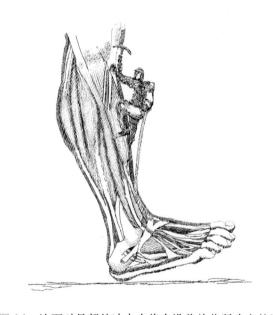

图1.1　地面对足部的冲击力将会沿着关节所确定的路径进入软组织。机械感受器感觉到这些变化，神经肌肉系统就会自动做出反应，以控制此动作。在整个步行周期，胫骨前肌（和所有其他肌肉单元）会持续不断地根据周围情况调整自身张力，首先是对跟骨外翻的反应，其次是对踝跖屈的反应（更多分析请看第三章）

此，周围肌肉中的机械感受器也能感受到机械力（1999a and 1999b，图1.2）。通过这种方式，肌肉一端的变化就可以根据动作模式而导致周围许多肌肉受到刺激。

这就意味着，胫骨前肌的筋膜组织不但能够从其"邻居"（踇长伸肌、趾长伸肌、腓骨长肌、腓骨短肌）那里，而且能够从胫骨后肌或腿上其他任何肌肉处感知到力学信号。它持续不断地接收周围组织内的三维信号，并对这些信号做出反应，对这些机械力做出一个四维的评估与反射（时间是第四个维度）。第六章将详述机械感受器的作用。

时间这一维度使得描述行走变得很复杂，当身体随着时间推移前行而不停改变位置时，我们不得不在三个平面上（矢状面、冠状面、水平面）想象和分析我们身体的变化。我希望书中对此提出的分析更有助于读者理解。

■ 我们与重力的关系

站直了，骄傲地行走，有点儿自信心。

——加斯·布鲁克斯（Garth Brooks）

在结构整合课程培训期间，我经常听到这句格言（对一些人来说，这就是咒语）："我们要与重力共生，与重力结盟，重力既是我们的朋友，又是我们的敌人。"做静态姿势评估时，这句格言让我感觉非常正确，因为我们可以看到重力所导致的身体结构失衡与高张力。

我相信这句格言有十足的生命力，然而，当我们将身体看作由骨骼、关节韧带和神经肌筋膜链所组成的"行走系统"时，我们的眼睛自然就被高效、流畅、优雅的动作所吸引：关节在预设的范围内和方向上自由运动；肌筋膜从躯体神经

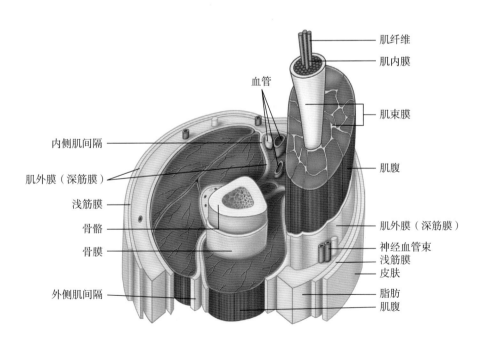

图1.2 牵拉或者延长任何肌肉的止点，这个拉力都将会传至周围的筋膜，从而被机械感受器感知。其他肌筋膜要素也会对该拉力做出适当的反应，从而与其从自身四维环境中所接收到的机械信号保持一致

系统和周围组织的机械感受器接收适当的信号。当这些一起出现时，我们可以感知到身体内部的和谐，也可以感知到身体与重力的和谐。

这看起来容易是因为它真的很容易。身体内没有浪费一丝能量，没有过度伸展，哪里都有运动。整个身体协调一致以实现目标。当这种情况发生时，我们实现了高效运动。令人奇怪的是，正是两腿站立所固有的不稳定性实现了这种高效率。

然而，在行进中，重力并不是唯一作用在身体上的力。当身体开始行进时，我们还要考虑动量和地面反作用力。这三种力给大多数人既带来了益处，也带来了坏处。保持直立、向前行进、对抗足跟着地时的地面反作用力，这些都需要消耗我们的能量。由于人体独特的设计，我们可以将每一项任务中所需的能量降到最低。

■ 节约能量

也许可以将行走看作是最好的——用生态学家的术语来说——"指示物种"。一个指示物种意味着生态系统的健康状况，其濒危或减少可以视为系统出现问题的早期预警信号。行走是各种自由与快乐的"指示物种"：时间自由、空间自由、身体不受阻碍。

——丽贝卡·索尔尼特（Rebecca Solnit）

进化与经济性

直立行走既是人类与其他灵长类动物区分的要点之一，又是人类进化为智人的主要驱动力之一。创造一种稳定的、具有弹性的、热量消耗最少的形式一直是自然界的驱动力。不同的动物采用不同的策略来达到这种平衡；进化是一个多方面的进程，不能局限于某一维度讨论。犀牛的

步态笨拙迟缓，企鹅的步态蹒跚摇摆，而舞者的舞步优雅流畅。这些都是生命之树不同枝杈经历数百万年进化的结果。犀牛牺牲了优雅以获得力量和防御，使得它找寻食物时可以赢得绝大多数争斗。企鹅在陆地上看起来滑稽，但是在水中追逐猎物和逃避天敌时，它的形体像子弹一样流畅。

智人放弃了力量与速度，转而追求效率与平衡。在搜寻食物时最小化能量消耗，在捕捉、寻找或种植食物时最大限度地利用应对策略，这成就了现在的人类。我们充分利用人体许多固有因素，特别是当我们有能力双足站立、行走和奔跑时所释放的潜能。

耐力跑经常被视为使人身解剖发生变化的主要驱动因素之一，而这些解剖变化导致了智人出现。虽然这可能是事实，并且也有强有力的论据来支持这一观点，但是，人类学家赫尔曼·庞策（Herman Pontzer）指出，我们应该阐明效率与耐力之间的区别。在他的论文《人类进化中的经济性与耐力性》（*Economy and Endurance in human Evolution*，2017）中，庞策将耐力定义为个体可以保持某个速度的时间长短。能够在一定距离内保持相同的速度当然与效率和肌筋膜经济性相关，但是，耐力也使用了其他重要力学因素。我们的效率在于直立的姿势（用更少的能量对抗重力）、长长的四肢（步幅更大），以及关节活动范围之间的相互关系（我们将其视为"基本事件"，将会在后续章节探讨它们）。对耐力长跑来说，其他必要的解剖学特征还包括肌肉体积、纤维类型、热量管理（出汗降温的能力）。

在研究运动消耗时，庞策发现，大猩猩从行走转变为奔跑时，其能量需求并没有很大提升。然而，人类则不同，从走到跑，其能量需求大幅提升。对人类来说，行走是极其高效的运动模式。虽然我们能够长跑，但长跑是极度消耗能量的。能量消耗大幅提升的原因是跑步时要屈髋屈膝，而行走时是直腿足跟着地，比较节能。接下

来，我们将探讨行走时关节之间的相互作用，因为是这些关节的总活动范围和对位对线（足趾、膝、髋、腰椎的伸展）才使得适当定向和构造的组织可以共同承受应力，同时为腿部向前摆动加载弹性能量。腿部摆动，足跟着地，在这一系列动作中足部骨骼只是轻微弯曲（至少足以使组织变硬）。直腿足跟着地，可以使骨骼系统来应付大部分的应力，并减少关节处的力矩，从而节省大量的能量。

步态的两个重要阶段——足趾离地后的摆动相前期与紧随其后的足跟着地期——都需要一定的能量。幸运的是，足趾离地时的伸展姿势已经可以从身体前侧的许多弹性组织中获得动能，直腿足跟着地使得骨骼系统可以吸收大部分冲击力。其他哺乳类动物基本上都无法将这两种力结合在一起，因为它们是四足行走的。

能走时，绝不跑。

能站时，绝不走。

能坐时，绝不站。

能躺时，绝不坐。

能睡时，绝不躺。

【尤其是如果你是一只狗狗！】

——这被认为是安德鲁·霍尔丹上尉（Capt. Andrew Haldane）的台词，但实际上改编自温斯顿·丘吉尔（Winston Churchill）的"少费力气。能坐时，绝不站；能躺时，绝不坐。"（但是，我加了最后那行字。）

显然，双足站立或四足站立都比躺着要消耗更多的能量。阿维特沃尔（Abitbol）的研究（1988）表明，人类跳跃所需的能量介于躺和站之间，与狗狗相比，人类跳跃所需的能量远远少于狗狗。主要原因就是我们的关节排列。如图1.3所示，在这一排动物中，体重越大，它们的四肢就会越直。主要原因是简单的物理学知识——对

于动物来说，屈膝行走需要消耗更多的能量，由于它们体重较大，加上奔跑时额外的动量，能量消耗会呈指数级上升。

根据图1.3中的体重排列，尽管人类体重较轻，但我们仍倾向于用直腿姿势站立和行走。通过增加"有效的力学优势"（即四肢屈曲更少一些），我们创造了站立与移动的高效能模式。在阿维特沃尔的实验中，他展示了智人在站立和移动时，手足着地比双足着地消耗的能量更多，而狗狗则是相反的模式。当训练狗狗双足站立和行走时，与自然四足站姿相比，狗狗要消耗更多的能量，因为下肢弯曲较大从而需要它们将躯体置于后肢的上方（图1.4）。本文的目的是要说明，许多进化的机制，通过将移动时的能量消耗最小化，赋予人类优势。

在阿巴拉契亚山道上，卡茨（Katz）和我每20分钟所走的距离就超越了普通美国人1周所走的距离。如今，美国人出门在外，无论距离多远，出于什么目的，93%的出行方式都是开车。从车到办公室、从办公室到车、逛超市和购物中心，这些是美国人行走的所有场景。平均算下来，1个美国人1周的行走距离总计为1.4英里（约2.2 km）……这很可笑。

——比尔·布赖森（Bill Bryson），
《行走在丛林中》（*A Walk in the Woods*）

然而，减少移动时的能量消耗并不一定是一件好事；尽管行走是有益的，且非常有利于健康，但是我们不仅要考虑到效率，还要考虑到热量更容易获得这件事，这会导致人们仅通过走路很难消耗掉热量。当热量更难消耗时，热量就重新导向更大、更复杂的大脑，效率的进化优势就产生了。肌肉是化学物质到力学能量的转换器。人脑所需的热量比肌肉多了16倍。每天摄

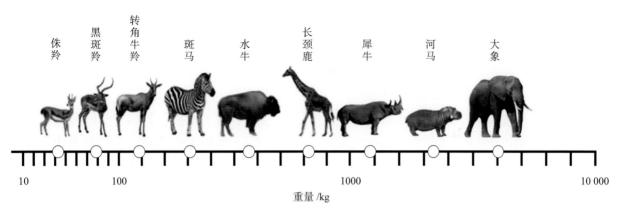

图 1.3 动物体重越大，腿越直。移动时，随着速度的增加，地面反作用力也会增加，这需要骨骼系统提供更大的支撑力，关节的屈曲需要调动更多的肌肉以稳定和控制其运动。在步态中缩短杠杆可以减少对软组织的压力，从而可以节约能量

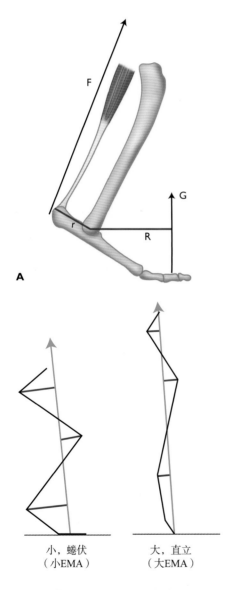

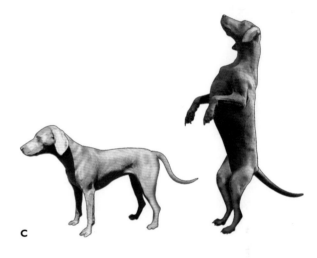

图 1.4（续） C.虽然很多四足动物可以双足站立和行走，但它们需要增加关节弯曲度才能如此

图 1.4 A 和 B.肢体关节的弯曲数与弯曲程度会影响有效的力学优势，特别是对那些体重更大的动物（Beiwener et al.，2005）

取的热量中有 20%~25% 都被用于大脑，故而我们采取多种措施以确保将食物中的热量供应给这个重要的器官。目前普通美国人的策略就是尽量少动，如每天只是间歇性行走 350 码（约 318.5m）（McCredie，2007）。但这可不是个好策略。短距离走走停停比持续性匀速行走消耗的肌肉能量更多，因为这会损失动量，而动量对于我们后文探讨的肌筋膜效率机制来说是一个重要的力。

效率对于我们的生存至关重要：如果我们能够将热量消耗最小化，热量吸收最大化，那么我们生存的可能性就更大。在解剖上有助于改善这种比率的变化更有可能遗传给下一代——这将是

对人体有利的选择。科克伦（Cochran）和哈本丁（Harpending）在其趣文《万年爆炸》中写道，基因变异可以在人群中快速传递，其自然倾向是偏爱更高效率或更加积极的影响因素（2010）。例如，他们认为抗肌萎缩蛋白可以影响肌肉与大脑的比例，这种比例上的变化可以在相当短的时间内被选择出来。大约 10 万年前，人类有更多的肌肉和更小的大脑，但在相当短的时间内，大脑所消耗的热量与肌肉所消耗的热量就变得更加平衡了。（但在第四章中，我们会看到尼安德特穴居人实际上拥有比我们今天更大的大脑。）

非人灵长类动物已经进化出多种运动策略，如大猩猩和黑猩猩靠指关节行走，红毛猩猩靠四肢在树上攀行。但是，它们在运动中都是采用屈膝屈髋的姿势。这并不是因为其髋屈肌和屈膝肌长度的限制，而是因为其腰椎的限制，其腰椎无法做到足够的伸展以使得骨盆、膝关节、双足成一条直线（图 1.5）。

直立姿势的影响之一就是竖脊肌大量减少，而竖脊肌在其他人科动物常用于前倾姿势中（图1.6）。竖脊肌减少的代价就是使得腰椎处于一种更加不稳定的姿态，更易产生脊柱前移和脊柱侧

凸（Lovejoy，in Vleeming et al.，2007）。起初，这可能不是一个代价巨大的进化，因为早期的采猎人寿命短，组织退行性病变并不像今天这么常见。

在双足行走的进化过程中有两个重要的骨骼变化，一个是髂骨侧向位移，另一个是坐骨结节延长，使得腘绳肌有了更大的杠杆作用以支持直立步态（图 1.7）。髂骨侧向位移使得髋外展肌可以稳定骨盆，换句话说，当在单支撑期时（步行周期 80% 的时间是单足着地），髋外展肌可以防止我们向侧方摔倒。其他灵长类动物的髂骨是向后的，它们的髋外展肌，特别是臀大肌和臀中肌，更多的是起着伸肌的作用（给出向前的推力），基本上没有侧向稳定功能。其他灵长类动物缺乏侧向稳定，这意味着它们单腿支撑的能力较弱，而单腿支撑是双足行走的关键所在。

骨盆的第二个变化，即坐骨结节的突出，为腘绳肌提供了一个有利的角度，使其可以在躯干直立时避免屈曲。如图 1.7A 所示，比较人类、南方古猿和黑猩猩三者的坐骨结节到髋臼的角度，你能看到在人类骨盆中，腘绳肌的角度较大。而南方古猿和黑猩猩的骨盆接近于垂直；这意味着只有当骨盆前倾（即四足站立）时，腘绳肌才会处于一个具有力学优势的位置。

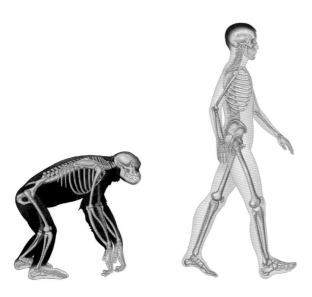

图 1.5　正是人类的腰椎伸展能力形成了脊柱的次生曲线，以适应直立姿势。这可以保证头、胸廓、骨盆、膝和双足呈直立状分布

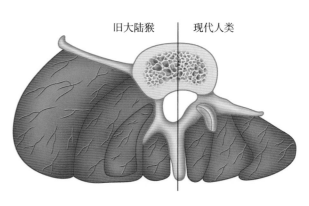

图 1.6　由于不需要持续地对抗屈肌，人类的竖脊肌周长比旧大陆猴的竖脊肌周长小很多（注意，这里的插图是各种物种的"杂交"）。我们还可以看到，人类的脊柱横突更加靠后，位于椎间盘中心的后侧，故而有更大的伸展能力

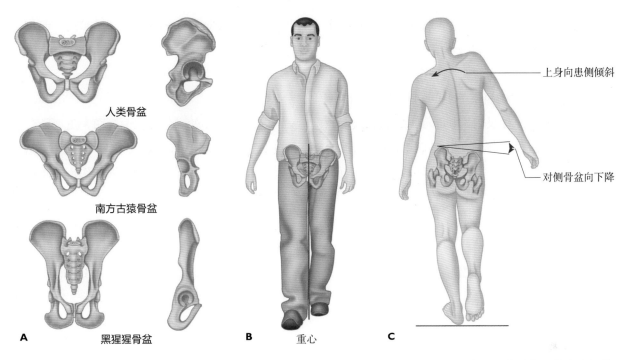

人类骨盆

南方古猿骨盆

A 黑猩猩骨盆   **B** 重心   **C**

上身向患侧倾斜

对侧骨盆向下降

图 1.7 由于非人灵长类动物的髂骨是向后的（A），其臀肌肌束方向主要是在矢状面上，因此其功能是作为髋部伸肌，这与人类髂骨侧向位移不同（B）。当臀肌附着在身体的侧面，它们就能够在冠状面上支撑骨盆，并且阻止骨盆向侧方倾斜。在特伦德伦堡（Trendelenburg）摇摆步态中（C），骨盆向一侧或者双侧倾斜，就是因为臀肌功能存在障碍

许多人相信双足行走是加快人类进化的主要机制。什么使得我们成为"人"？智力、语言、团结协作、社会、拇指对掌等，虽然答案有许多争论，但是双腿直立与行走被认为是加快人类进化的主要机制。它解放了我们的双手，令其可以操作工具、用手势沟通。由于肌力相对较弱、童年成长期较长，因此在狩猎这样的群体活动中需要更好的沟通、保护和合作。理查德·兰厄姆（Richard Wrangham）认为身体直立、双手解放，使得我们可以操控火，从而有了烹饪的独特能力（2009）。烹饪中食物被初步分解增加了热量的可用性，同时减少了消化时的能量消耗。因此，我们从食物中吸收了更多的热量，更容易满足大脑的能量消耗。

事实上，并不是某一个单一因素使我们成为人，在大多数理论中，有一个共识是我们逐渐获得了多种适应改变以变得更加高效。正如布兰布尔（Bramble）和利伯曼（Lieberman）所阐述的那样，身体内力学上的变化可以带来高效，这使得我们变成不懈追逐的猎手，将猎物追逐至死（2004）。此外，我们还能够充分利用变小的胃（因为烹饪食物？）、更好的温度调节（人体比其他动物出汗更多）、更强大的呼吸能力，以及最后一点，也是非常重要的一点——筋膜的高弹性。

我们体内骨骼排列上的变化使得我们能够高效利用重力、动量和地面反作用力，使得身体结构周围的力之间可以更高效地互动。当我们比较企鹅的摇摆步态和人类的优雅步态时，就可以看到这一点。但是我们并不是总能识别不同步态之间的力学，因此本书将会继续关注这个焦点：关节、力和身体组织之间的协调对齐。

当我们只把目光聚焦在直腿站立的高效性上，也就产生了"反向钟摆模型"理论。此模型假设：当我们行走时，一侧足落地，骨盆（即钟摆的重量）会跳摆到这侧足上方。但是，这一假设有许多问题。第一个问题，同时也是最明显的问题——我们并不是上下颠倒的钟摆。第二个问题，当我们比较反向钟摆模型推测出来的受力与真实步态中的受力情况时（图 1.8A），我们可以

看到两者并不匹配：反向钟摆模型显示，在曲线顶点时受力是增加的，而在真实步态中受力却是减少的。我认为一个模型虽然不必完全精确，但它必须反映真实情况，这样才有实用性；当其与真实情况相反时，那么其实用性必然会受到质疑。值得庆幸的是，当软组织被考虑在内时，如最近所说的"弹簧质量系统"（spring-mass system）（图1.8A），我们获得了一个更加精确的模型，这一模型可以反映真实的移动。

弹簧、应力、应变与刚度

我的大多数旅行都靠步行完成，所以如果我有打赌的爱好，人们可能会发现我已在体育报刊以《弹力新手》为题

登记，到比赛中去挑战11石人。
——查尔斯·狄更斯（Charles Dickens）
"害羞的街区"（"Shy Neighourhoods"）

在"弹簧质量系统"中有许多弹簧，但是只有一小部分弹簧被研究过，最典型的例子就是跟腱。这些"弹簧"由许多结缔组织组成，如肌腱和腱膜，这里聚集着胶原纤维。胶原蛋白（特别是含有第三类纤维的胶原蛋白）可以在应力下拉长并可以回弹，这与橡皮筋和弹簧类似。我们将在后文详细探讨这些重要的组织，但现在我们必须首先明确它们的一些特性，熟悉一些术语以描述各种肌筋膜机制。

我们都很熟悉普通弹簧对于负荷的反应：施加负荷，它会拉长；去掉负荷，它会回弹。图

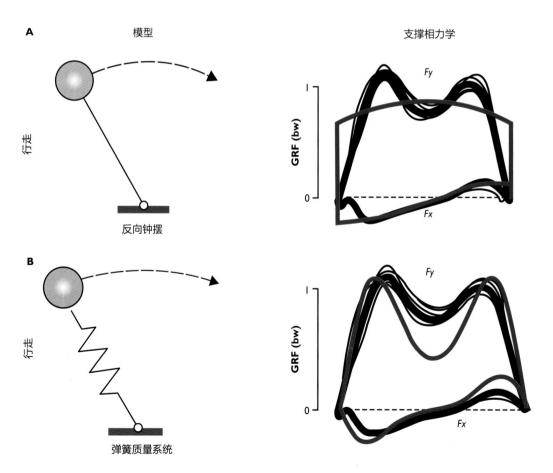

图1.8　反向钟摆模型（A）的输出（红色）与真实的力学（显示为黑色）并不匹配，事实上，当反作用力在曲线顶点下降时，模型中的反作用力却在上升。弹簧质量系统（B）表明此模型与真实力学的表现更加接近（Roberts and Azizi，2011）

1.9 表明了负荷与机械弹簧之间的长度关系。沿着图片底部的横轴，我们可以看到弹簧长度增加，在纵轴，可以看到负荷的增加。在这个例子中，两个变量之间是线性关系，即负荷增加，长度也随之增加。如图中两条直线所示，上方的直线倾斜度更大，表示其弹簧的刚度更大。

应变（strain）代表每个弹簧的长度变化，图中两个弹簧的长度均随着应力的增加而增加。但这两个弹簧需要不同大小的力改变其长度。图中上方直线所代表的弹簧需要更大的力才能获得同样长度的变化，故而认为其刚度更大。一个极端的例子是将钢笔内的弹簧与汽车悬挂的弹簧相比较：汽车悬挂弹簧的刚度要大很多。

应力（stress）是指每平方米所受的力（以"N"为单位）的大小（N/m^2）。这需要一些数学知识，但由于我们将要探讨的大多数内容没

有测量数据，所以只要知道应力就是作用在组织上的力，它可以导致组织应变，即拉长，就够了。[1]

组织的应力来自施加其上的力——重力、反作用力和动量——这3种力中的每一种力都受第4种力（肌肉收缩）控制。这些肌肉并不会自我作用，因为它们被包裹在一系列富含胶原蛋白的肌筋膜中（见图1.13）。罗伯特·胡克观察人造机械弹簧时，提出了应力与应变之间的线性关系，但生物组织的弹性并不遵循这一简单的线性关系（图1.9，图0.3）。在线性关系下，长度变化（应变）与负荷（应力）之间成正比关系，但是生物组织结构显示了多种类型的关系（图1.10）。

大多数肌筋膜组织长度增加时，其刚度也会增加，但到达某个刚度之后，它们就会失效，或者遭到灾难性的破坏，或者失去可塑性变化。[2]组织失效或失去可塑性变化这两个事件最令人担忧，因为它们会导致病理变化，关于这部分内容我们将在其他部分做进一步的探讨。

就像图1.9中的弹簧那样，身体弹簧也有多种多样的构造：一些组织具有或多或少的第一类或第三类胶原纤维，而有些则是又厚又短的肌腱（刚度更大），还有一些则是又长又软的肌腱（刚度更小）。当然，各种弹簧都是由肌肉控制的，这些肌肉构造各不相同，它们所含的快缩型肌纤维与慢缩型肌纤维的量各不相同。由于变量太多，很难获得单个组织的力学数据，但是，了解每一个组织的整体构造的确会让我们获得其功能关系的线索，我们将在后文探讨这些。

胶原组织促进运动效率的关键特征之一是它的弹性——可以捕获能量，且可以将能量回归到系统内，就像一个砝码在弹簧上弹跳一样。肌

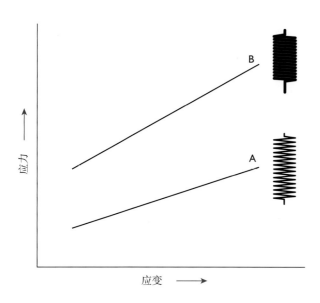

图1.9　机械弹簧显示了应力与应变之间的线性关系。图中两条直线，A代表刚度小的弹簧，B代表刚度大的弹簧。当纵轴的应力增加时，弹簧在横轴上的应变长度也随之增加。上方的弹簧需要更大的力以获得同样的应变长度，故而被认为刚度更大

---

1 应力也可以使组织变短，因为应力也可以是压力、剪切力、张拉力。但是，为了便于研究，我们将只探讨在应力下拉长的情形。如果你希望学习更多的力学知识，可以去阅读大量关于力学的文章。

2 可塑性变化是指材料不再保持其最初的形状——它失去了回归最初长度的弹性能力。

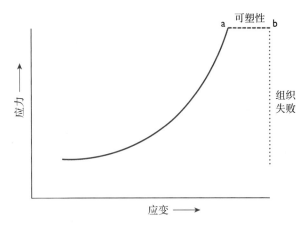

图 1.10　许多生物组织结构并不遵循线性的应力 / 应变关系。图中曲线刚开始是平滑的，随着长度增加，其倾斜度上升。这意味着随着组织变长，它需要更多的应力以产生更大的变化，即随着长度增加，其刚度也增加。在某个点上，组织的完整性开始被破坏，它就失去了弹性，应力增加也不会变形，且无法回到最初的形态。当组织不能进一步变长，其完整性受损时，将会出现组织完整性受损

腱要做出弹性反应，必须对其施加一个力（应力），这个力必须在某个点上释放出来，使得应变组织捕获的能量能够回归。一旦我们有更多的力施加到位，拉伸与释放的行为就是我们在身体内反复看到的主要机制。

　　没有组织能够把应变时吸收的能量全部回弹，总有一些能量因为热和摩擦而损失（见图 1.11）。组织的弹性存储能力被称为"回弹性"（resilience），不同组织之间、不同个体之间的回弹性各不相同，肌腱组织最常被引用的回弹性数据大约是 93%（McNeil Alexander，2002）。也就是说，拉伸肌腱所获能量的 93% 将回归组织，这是非常高效的，这意味着仅有 7% 的能量作为热、摩擦或噪声而"消失"[1] 了。

　　因为内部摩擦而使能量消失，或使能量转变为热或噪声，这种情况被称为迟滞现象（如图 1.11 中负荷曲线与卸载曲线之间的差距），对于同一肌腱，迟滞量是可以改变的，这取决于负荷

与卸载的速度。如果应变释放被推迟，迟滞效应通常会被放大（图 1.11B 和 C）。因此，当考虑到效能率时，时机与节奏是很重要的，如果我们失去了应变筋膜组织所储存的能量，那么我们将不得不用肌肉做更多向心收缩以补偿此能量。

刚度调节系统

　　刚度（stiffness），不是指随着年龄增长而增加的晨起时的僵硬度，而是指组织抵抗变形时的抵抗力，这是人体组织的一个基本特征。从肌纤维到肌腱和骨骼，每一个要素都有不同的刚度。虽然身体骨骼的刚度相对于软组织来说是先天坚硬的，但骨骼间的接触面均是曲面且光滑，因此这一特性使得骨骼不能将身体变成一个整体。软

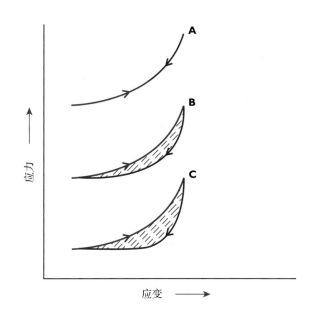

图 1.11　一个弹性组织承受负荷所产生的应变将被用于回归到最初的长度。如果卸载曲线与负荷曲线相匹配（A），则说明该组织具有完美弹性，且没有任何能量丢失至周围环境中。生物组织多会遇到阻力，且在运动过程中产热（B 和 C），负荷曲线与卸载曲线之间的不重叠之处代表着丢失的能量。在本例中，C 的能量丢失得更多

1　能量永远不会"消失"，它只是转变了形式。然而，在我们的语境中，它失去了意义，不再是动能，也就不会有助于步态。

组织的作用之一就是为系统提供回弹性或刚度，以确保身体受到外部压力时不会崩塌。

由于肌腱和骨骼的刚度是相对固定的，[1]我们只有通过肌肉的主动收缩来调节整个身体的刚度。众所周知，肌肉可以做向心收缩、离心收缩和等长收缩，即肌肉可以缩短、拉长或保持同样的刚度。通过肌动蛋白丝与肌球蛋白丝的聚合或离散，肌纤维可以缩短或变长，但这种情形需要更大的能量代谢交换，并且会影响作用力输出的潜力（见图1.12）。一条向心缩短的肌肉或离心拉长的肌肉会降低其作用力输出的潜力，而且会因改变长度而需要消耗更多的代谢资源。

为解释其重要性，我们需要先了解正常的运动。许多实验已经表明，在重复运动中，如在行走中，肌纤维长度基本上没有变化，这通常被称为等长收缩（即肌纤维收缩时并没有变短，而是维持在原来的长度，见图1.14）。行走时，大部分的拉长现象发生于筋膜组织、胶原纤维和弹性纤维，它们可以像弹簧一样，伸展后再回归到静息长度。

这种安排的好处是：筋膜组织回弹提供了免费的能量，且肌肉保持最佳的力–长度关系。由于肌肉保持在接近于等长的状态，身体动量中的力将使胶原组织应变。胶原组织通过吸收能量，将动能转化为势能，然后将其释放回系统内，再次产生动能。通过允许筋膜组织拉长，肌肉就不会进入代谢耗能大、弱而短、弱而长的状态。

我们再一次看到了身体对于效率的追求，但是只有当外部作用力存在时，它才能采用这种机制：动量和地面反作用力是必要的，目的是让胶原组织产生足够的应变。肌肉主动向心收缩和离心收缩的耗能很高，需要三磷酸腺苷（ATP）和

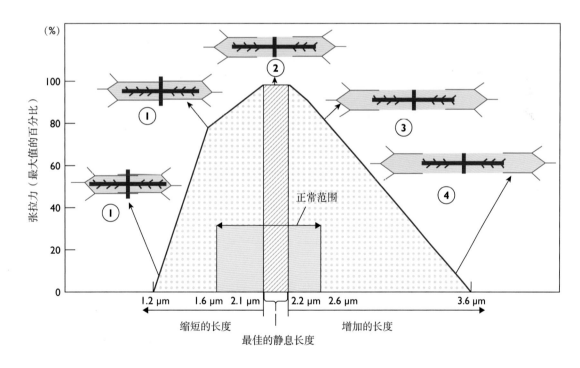

图1.12 肌肉的力–长度关系。由于肌动蛋白丝（红色）和肌球蛋白丝（深蓝色）的关系，力输出受到肌肉长度的影响，且在最佳长度范围内可以输出最大的力。①肌动蛋白丝重叠，减少了进一步缩短的能力。②肌动蛋白丝与肌球蛋白丝之间最佳重叠。③和④随着肌肉拉长，肌球蛋白丝与肌动蛋白丝重叠减少，收缩能力减弱

---

1 由于人体变化，如疾病、衰老、营养缺失等，组织刚度可随着时间而变化。此外，肌肉的刚度几乎是可以瞬间调节的。

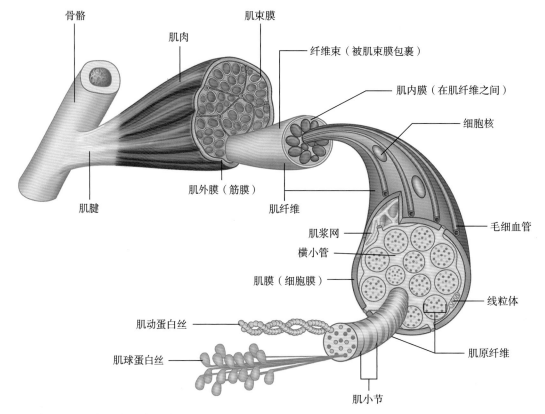

图 1.13 每条肌肉外面都包裹着多层筋膜——肌外膜、肌束膜和肌内膜，这些筋膜由多种胶原纤维、弹性纤维和更液化的基质构成

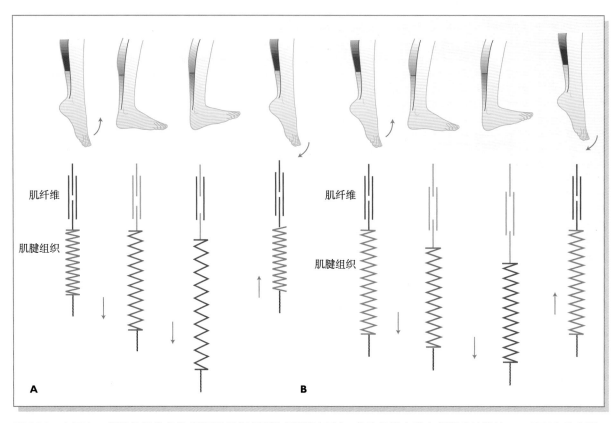

图 1.14 在图中，筋膜组织代表着"弹性"组织（用胡克弹簧表示），收缩的肌肉代表着滑动的肌丝。一系列实验表明，在周期性运动中，肌肉主要保持等长收缩（A），而不会做额外的向心收缩和离心收缩（B）（kawakami et al., 2006）

葡萄糖的交换，但是当肌纤维做等长收缩时，所需的能量就大大减少。高效行走的标志就是肌肉工作量最小，而筋膜组织回弹效率最高。如果走得更慢些，并且失去了动量，那么肌肉将不得不用向心收缩或离心收缩以替代丢失的弹性。

在探寻人体对效率的追求方面，萨维吉（Sawicki）等人（2009）、法利（Farley）等人（1998）及其他研究者发现：肌肉会持续不断地微调其长度以适应作用力的变化，这样做可以最小化代谢消耗。例如，萨维吉和同事先测量出受试者正常步态下的肌肉工作量，然后让受试者穿上机器人外骨骼，它可以提供额外的弹力，就像跟腱的弹力作用。他们发现，受试者很快重新微调了身体的腓肠肌以减少做功，使整体代谢量下降。他们的研究工作表明，肌肉组织可以感知到外部资源为其提供的辅助，并且调整其肌张力，从而最大化动能的回收，最小化自身的消耗。看起来肌肉有点儿不爱"工作"。

为了避免改变长度，肌肉需要外部应力以应变胶原组织。在运动中，组织应变源于动量、重力和反作用力。每一种作用力都可以穿行在系统内，在身体组织间传导负荷。在其后的章节中，我们将探寻力传导的多种途径，以使软组织保持最佳的力－长度关系。

前文所描述的机制就是节能机制——弹性能量加载或卸载到肌腱内可以提高整个运动效率。筋膜组织在运动中有3个主要作用（图1.15）：能量节约、功率放大和功率损耗。我们将在下文探讨功率放大，但它与行走的关联性较小，所以我们只用少量时间来阐明当减缓或停止一个动作时，就会出现功率损耗。行走时，当双足着地或者驻足停下，肌腱就会吸收一部分能量，肌肉就是通过离心收缩将能量分散至应变的肌腱中。

放大力量

今天是一月份最好的一天，天空有些云彩，阳光照在意想不到的风景上，像做了镀金装饰，接着，云影又将阳光一扫而空。你知道你还活着。你迈开大步，试图用双脚来感受地球的圆弧。

——安妮·迪拉德（Annie Dillard）
《汀克溪朝圣者》
（*Pilgrim at Tinker Greek*）

正如我们已经看到的那样，当动量存在时，

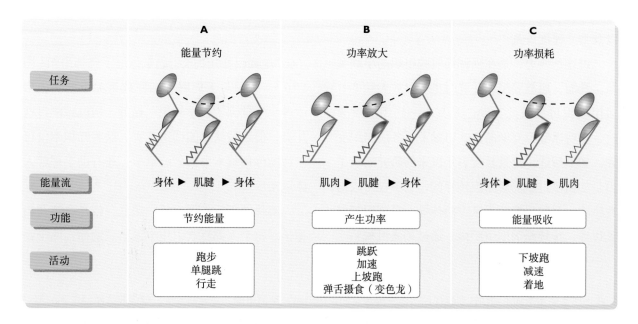

	A	**B**	**C**
	能量节约	功率放大	功率损耗
任务			
能量流	身体 ▶ 肌腱 ▶ 身体	肌肉 ▶ 肌腱 ▶ 身体	身体 ▶ 肌腱 ▶ 肌肉
功能	节约能量	产生功率	能量吸收
活动	跑步 单腿跳 行走	跳跃 加速 上坡跑 弹舌摄食（变色龙）	下坡跑 减速 着地

图 1.15　肌筋膜组织在运动中的 3 个主要作用（Roberts and Azizi，2011）

肌纤维能够保持最佳力 – 长度关系。胶原组织的应变也将加载能量，这些能量可以被用在回弹运动中，帮助进一步减少肌肉做功。动量可以预先将胶原组织变硬，这意味着运动将占据应变的早期阶段（见图 1.10，坡底平滑处）。如果动量无法利用这种轻度硬化，就需要肌肉向心收缩以预先将胶原组织变硬，这使得肌纤维很可能进入力 – 长度关系中的又短又弱阶段。

由于筋膜回弹快于肌肉向心收缩，利用弹弓机制可以优化肌肉力 – 速度关系，从而获得进一步的好处。肌肉收缩越快，它能够产生的力就越小。通过在释放收缩力之前先在周围筋膜胶原组织上施加负荷，弹性负荷可以产生最初的动力，并使其中的肌纤维收缩得更慢，此时力 – 速度比是最佳的。

利用筋膜弹性反冲来放大功率，也是绝大多数动作始于一个反向运动的原因。反向运动需要肌肉减缓预备动作。动量可以预先硬化组织，并负荷额外的能量到筋膜组织内，这有助于实现预期动作。这个动作需要较少的肌肉收缩，因为肌肉已经保持着接近于等长收缩的状态；它们将在预先绷紧的"袋子"内收缩（在肌肉附着点感知到收缩之前，不必"拉紧松弛部分"）。筋膜"袋子"也能提供一些弹性能量，提升力 – 长度关系以及力 – 速度关系。

讲述这些力，是在强调筋肌膜组织的串联关系。然而，肌筋膜组织并联时也可以放大功率。多层组织可以彼此互助：当其中一层组织绷紧时，它将以互惠互助的方式协助上下各层组织变硬。如上所述，惠景教授多年以来的研究展示了力是如何经过肌筋膜组织传导的，它不仅可以沿着肌腹 – 肌腱组织向水平方向传导，还可以超越其边界，传导至周围组织内。通过刺激机械感受器，预先绷紧主动肌和拮抗肌，肌筋膜力传导很可能在运动中发挥着众多作用。[1]惠景教授的研究表明，没有什么障碍物能够阻挡作用力在肌筋膜组织的传导，它可以跨过肌间隔（如在腿部和手臂），也可以跨过肌肉边界。我们将在下文"筋膜薄膜"和第五章探讨髋关节周围的动作时会再次遇到并联式预先绷紧。

上文所述的所有力学原理若要发挥作用（串联式和并联式预先绷紧，弹性负荷和弹性反冲），反向运动就必须出现在适当的组织内。如果我们无法用反向运动负荷，那么我们将不得不以某种向心收缩来代偿以完成想要做的动作。反向运动由许多力形成，最明显的就是动量。此外，我们骨骼结构的重心与支撑中心之间的相互偏移使得地面反作用力和重力也发挥着重要作用。

■ 发挥作用的力——重力和地面反作用力

> 当你走在地球上，你一定要知道，
> 这是一个奇迹走在另一个奇迹之上！
>
> ———穆罕默德·穆拉特·伊尔丹
> （Mehmet Murat ildan）

"地面反作用力"听起来像地下恐怖组织（图 1.16），但它对于理解步态原理至关重要。很多读者会感觉到"科学知识"逼近，所以想跳过这几页，但是请认真阅读这几页。这些知识不仅可以帮助你理解本书的后续章节，还有助于理解人体运动。

解释地面反作用力的问题之一就是会涉及物理学。每个人都喜欢引用牛顿第三定律：两个物

---

1 我不愿意使用主动肌和拮抗肌这样的术语，因为它们描述的是一种简单的、二元制系统，就像我多年前学到的那一套。我更喜欢把所有组织都看作是动作的主动肌——它们都在帮助支持整个系统去做出预期动作；只是有些筋膜可能在拉长，有些可能在缩短，还有一些保持同样的长度。

沙粒没有连在一起，这些变化很像在台球桌上击球。一旦沙粒（或台球）不受力，它们就会停在那里，而不是回到起始位置。

足部着地时所蕴含的大部分能量都被用来重置这些沙粒。现在想象一下，这些沙粒被高强度的弹力带连在一起。沙粒的每一个位移都是可逆的，就像蹦床一样，暂时变形，但由于弹性，又回归到最初的形状。

到目前为止，我们一直认为身体是个比较坚硬的物体——当想象身体在蹦床上跳动时，我们的讨论焦点只是蹦床的延展。实际上，当身体落在蹦床上时，它也会被"重置"——伸展并移动。骨骼就像沙粒，每块骨骼通过对重力、动量和地面反作用力做出反应，以不同的方式移动。但是，人体中的骨骼被弹性组织（肌筋膜）连在一起，肌筋膜可以从三个维度吸收这些力。

全面研究地面反作用力是个非常复杂的任务（这可以引出许多"令人恐怖"的方程式）。虽然为了整体了解行走的经济性与协调性，我们不需要全面掌握地面反作用力原理，但是简单了解其原理将会有助于我们理解当身体与地面发生相互作用时，身体内部发生了什么。

如果我们看一副骨架，我们能够看到骨骼堆叠在彼此上方且有所偏移，表面还非常光滑（见下文"张拉整体结构"）。所以骨架无法为我们的身体提供固有稳定性；相反，每一块骨骼都是肌筋膜调节刚度的锚点。由于其不稳定性，这些骨骼也可以协助反向运动预先绷紧。骨骼的偏移导致向上的反作用力与向下的重力之间的偏移。力的偏移导致每块骨骼都发生倾斜、旋转或移动，从而产生另一个局部反向运动，使骨骼周围的组织预先绷紧。这看起来违反常识，但反向运动（但不要太远）有助于提高我们的运动效率。正如你将看到的那样，反向运动对于我们理解行走是至关重要的，我们必须能够想象步态向前的动量、向下的重力和向上的反作用力之间的相互作用。

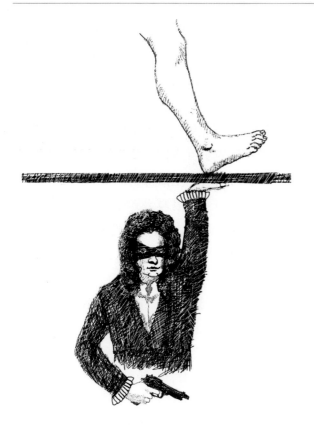

图 1.16　地面反作用力比简单的能量反弹要复杂很多，当简单理解了牛顿第三定律，我们就能预测到这一点

体之间的作用力与反作用力，在同一条直线上，大小相等，方向相反。这意味着，当你脚踩地面时，地面会给你一个同样大小的力，但是方向相反，这有助于你保持身体直立。有时候，在运动课上，老师会鼓励学生："踩在地上，感觉地面的反作用力。"然而，这有点儿过于简单了。

首先我们看一下走在柏油路和走在沙地上的区别——众所周知，漫步在沙滩上需要多费些力气。先看柏油路：当我们给它一个推力，其表面将会微微形变（我们感觉不到这个形变，但它确实存在），当推力消失，形变也消失。

但是，当我们走在沙滩上，我们给地面的推力会将成千上万的沙粒推开。由于这些沙粒彼此独立，所以沙滩没有弹性能力，不能恢复到原来的形态。当我们走在沙地上，大部分的力都被分散掉，消散在沙粒的运动中。

如果我们认真观察这些沙粒，我们能够看到每粒沙子的运动取决于其形状和受力角度。因为例如，当一个人静态站立时，足与地面之间的相互关系比较简单。但是，在行走中，地面反作用力并不像重力总是垂直于地面。正是冲击力的角度导致了全身关节的屈曲。随着我们对本书的学习，我们将了解到正是关节的可控性调节"加载"到了组织，才可以协助复原与回弹（相当于蹦床的弹簧。当有人在蹦床上跳跃时，弹簧被拉伸——"加载"了回弹力）。

为了充分理解反作用力，我们必须考虑到其他变量，这些变量有重力、动量、地面硬度等。重力的大小与方向是恒定的（图 1.17），但是地面反作用力可以调整其方向，这取决于和地面接触的角度（图 1.18）。地面反作用力对身体产生的冲击力取决于动量和地面硬度之间的相互作用——足跟用同样的力分别踩在沙滩上和水泥地上，沙滩所给的冲击力更小。

■ 肌筋膜设计

由吸收冲击力所产生的组织的偏心延长，有助于身体组织反方向回弹，就像蹦床上的弹簧一样。行走时产生的向前的推力、旋转力以及重力会加载到肌筋膜上。这种相对被动的机制（不是通过肌肉主动收缩）使得弹性肌筋膜组织在三个运动平面上延伸。正如惠景和弗利明（Vleeming）等所展示的那样，由于关节的角度和位置，这些力并不是只作用于单个肌肉。

当肌筋膜组织在关节上延展时，它可以跨过关节将力从一个组织传递到另一个组织。当关节在活动范围中段时，筋膜组织是放松的，力传递仅局限在关节一侧的单个肌筋膜单元内（练习 1.1），但是在某些拉伸位置上，接近于关节活动范围末端时，力很容易沿着肌筋膜线跨关节传导。

> 练习 1.1　首先，伸展腕关节和指关节以感受拉伸；然后，再次伸展腕关节和指关节，同时伸展肘关节，比较拉伸感受和关节活动范围（图 1.19）；最后，肩关节向后伸并水平外展，同时伸展肘关节和腕关节。

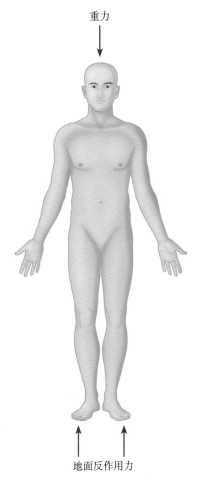

图 1.17　当一个人静态站立时，重力将重心向下拉，而地面反作用力与重力"相对"，使身体挺直

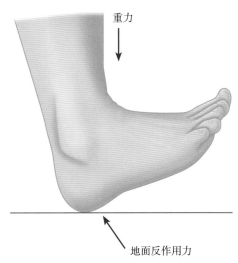

图 1.18　当足跟着地时，反作用力向相反方向作用于足跟处；这使得跟骨运动速度降低

这些动作依次使得更多的跨关节组织参与其中。它们可能影响，也可能不影响关节活动范围，但是每个动作下的感受是不同的，因为关节伸展，越来越多的肌筋膜组织会参与其中。随着每个关节的伸展，跨关节的力传导就更加容易，这是我们高效行走的基础要素——将弹性能量加载到被动组织中需要每个关节的充分运动，从而将力分散和分配。如果不能分配动能，将导致组织的过度使用，因为它们要么吸收了太多的动能，要么必须反复向心收缩以产生力量来移动。

当更长的肌筋膜线参与其中，身体的一部分就可以影响另一部分。就像在练习 1.1 中，肩关节的位置可以影响手和腕。同样地，骨盆也可以影响足、头和胸廓。通过想象这些贯穿全身、连绵不断的力线，我们能够解释身体一部分对另一部分的影响，如可以理解肩关节的位置是如何影响膝关节的运动轨迹的。这让我们有希望找到纠正低效行走的方法。

为了理解行走的原理，我们需要考虑两个方面：肌筋膜系统的有意识动作与无意识的反射反应。同样地，观察肌筋膜系统时也需要考虑两个方面：局部肌肉和整个肌筋膜链。这些肌筋膜链使得身体多个部位——而不是腿部单个肌肉——来协助吸收冲击力，提供了更长的弹性链以吸收运动中的能量，然后以弹性反冲的方式作用于人体，从而节约更多的能量（图 1.20）。

▉ 张拉整体结构

现在我们开始观察骨骼系统的强度和稳定性与肌筋膜系统的可适应性、浮力和张力性能之间的相互作用。人体张拉整体结构模型给了我们一个新视角来理解人体整合系统，以及它们是如何协作以分散张力并做出反应的（图 1.21）。每当我们运动时，"张拉整体结构"都在发挥作用；它是我们人体先天固有的结构，在细胞水平也是如此，但是其日常最佳表现方式是全身性的运动——行走。

利用固体要素（骨骼）和弹性要素（肌筋膜）需要有一定量的预应力。正是"张力（tension）"的作用赋予了结构"完整性（intengrity）" [富勒（Fuller）就是用这两个词合成了新词"tensegrity"——张拉整体]。

张拉整体结构的特性之一就是它可以将压力

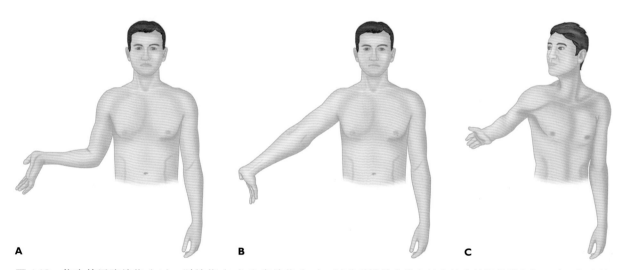

A　　　　　　**B**　　　　　　**C**

图 1.19　依次伸展腕关节（A）、肘关节（B）和肩关节（C），随着手臂前表线上越来越多的肌筋膜参与运动，每次伸展腕关节的感觉都不同。进一步尝试改变肱骨的位置和角度，并且要注意其对腕屈肌拉伸的影响。你会发现，在某个角度和位置上，整个肌筋膜线都参与其中。我们在行走时希望利用的就是这种机制——适当位置下整个肌筋膜线都参与行走

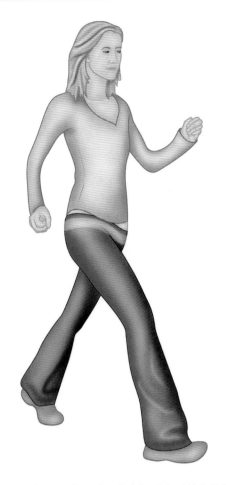

图 1.20 右侧足跟着地时，来自躯干向下的力使得骨盆向左侧倾斜。这个"加速度"（突然向左倾斜）将会被右侧髋外展肌（足跟着地侧）和左侧腹肌所感知和掌控。肌肉的收缩和筋膜的负荷都不会限定在某几块肌肉上，而会沿着躯干和大腿的侧面来传导

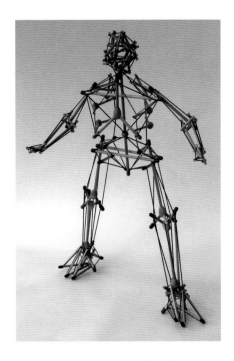

图 1.21 我们认为图中的张拉整体结构模型代表的是人体肌肉骨骼要素（与真实状况比较接近），这让我们更容易理解人体是如何与周围环境互动以分散受力和产生动力的

或者张力变化分散至整个结构。这种特性是好是坏，要取决于变化的性质。张力太大就会导致刚度增加，甚至有可能导致结构崩塌；而张力不足可能导致结构失去部分完整性。平衡的张力允许系统内有弹力，使得系统可以整体分散、传导和储存受力并且保持均衡性。这也是治疗师干预患者的步态时所想要达到的目标，首先我们需要确定其传导力的不平衡处或障碍处，然后通过适当的干预让客户的系统恢复弹性。

在生物结构上完全应用张拉整体结构理论仍然存在一些争议，但是现在越来越多的人开始接受这个理论。张拉整体结构给了我们一个理论框架用以解释人和动物运动的多个方面。这样一

来，我们又走到了古人那个循环之中，再次用建筑结构和几何学的知识来描述人体，但这次用了新的、改进过的词汇。

哈佛医学院研究员唐·英格博（Don Ingber）在 20 世纪 80 年代首先将这一新的几何学概念应用于人体。英格博展示了如何用张拉整体结构理论解释细胞结构及其力学。细胞有其自身的内部支撑，以允许机械力的传递。这些力可以将细胞形状传达给细胞核，从而影响细胞表达（Ingber，1998）。

退休的骨科医师史蒂夫·列文（Steven Levin）更进一步表明：骨盆、肩带和膝关节利用了相似的工程学原理。他认为，张拉整体是细胞、组织和整个身体水平的基本构建机制。许多人进一步发展了英格博的自我组装（细胞结合的方式）法则，认为张拉整体的要素会遵循其自然的力学原理，并且彼此连接以成长为一个更加复杂的整体，所有这些都遵循"张力的完整性"原则。

例如，骶骨通常被视为楔石，它给了骨盆一个压缩性的锁紧力，利用上方骨骼的累积性重力将骨盆固定在一起。另一种说法认为它像箭头一样，将骨盆分为两部分。但是，当我们观察骨盆纵截面时（图1.22），很明显，骶骨是悬挂在髂骨之间的。所以，它才能利用来自肌筋膜的张力将骨盆两侧连在一起。在第五章中，我们将会了解到，"浮"在髂骨之间的骶骨是调节来自身体上下部位各种力的关键所在。骶髂关节是骨盆力学调节的枢纽。

如上所述，任何一个作用于张拉整体结构的力都会被分散至整个结构，当我们更进一步观察变形时，我们可以看到两个现象。首先，拉力元件沿着拉力线分布，这有助于增加此条力线上的阻力——随着更多力线参与其中以抵抗压力，结构的刚性有效增强（所以更加强大）。这是许多生物组织的一个重要特征——它们在压力下刚度增强，这意味着压力越大，它们产生的阻力就越大。

接着，一旦应变消失，张拉整体结构就会恢复到正常的静息平衡状态。因此，张拉整体结构是自我支撑的，不需要增加重力以维持其形态（对比一座砖塔，它需要重力形成的压力，当砖塔与重力形成一定角度时，砖塔就会丧失其整体性而坍塌）。张拉整体结构内部有弹性，它可以吸收外力的能量，然后利用此能量恢复到中立平衡状态。在高效行走时，人体应用了这种动力，利用行走的动量、重力和地面反作用力之间的相互作用以调节组织张力，随着身体姿态的变化，这种张力被释放出来以协助回动，这有点儿像钟表上发条的工作机制。

■ 三角形架构

通过身体直立，人类更好地利用了张拉整体结构的动态特性。由于和地面只有两个接触点，人体的稳定性下降了；行走时80%的阶段和奔

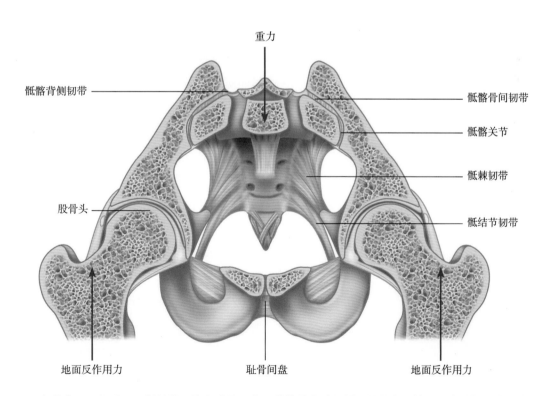

图1.22　观察纵截面，很明显，骶骨是悬挂在髂骨上的，就像挂在髂骨树上的吊床一样；骶髂背侧韧带就像吊床上的挂绳。莱文（Levin）认为，骶骨在关节内发挥作用以调节来自上下各方的力——重力和地面反作用力。而且，他还主张骶骨的支撑力来自骶髂背侧韧带的"闭合"力（将两部分连在一起的力），而不是来自髂骨的压缩力。也就是说，这是一个张拉整体结构（in Vleeming et al., 2007）

跑时100%的阶段（跑步时的腾空阶段没有计算在内，此时与地面没有接触），我们只靠一条腿来保持平衡，这使得稳定性进一步下降。为了做好这个杂技般的动作，我们改变了力在人体内传导的方式，考虑了三维以上的变化。

身体直立时的张拉整体结构中，压缩要素（骨骼）被弹性张力（肌筋膜）所支撑。支撑力的矢量方向类似于结晶形成时的状况，以三角形模式、遵循数学法则来分布。正如莱文所指出的那样，三角形架构能够比四边形架构更好地在其内部分散受力（in Vleeming et al., 2007，图1.23）。我们要牢记，身体基本上不会只在一个平面上运动，这使得我们追寻动作轨迹时比较困难。冠状面、矢状面和水平面，每个平面上都会有张力。在书中，我会依次讲解每个平面，以将其简化，但实际上它们是同时发生的动作。

当身体内的张力平衡时，就会有毫不费力的感觉；压力元件成为张力海洋的小岛（Buckminster Fuller，1961），而且这种平衡态的任何改变都会

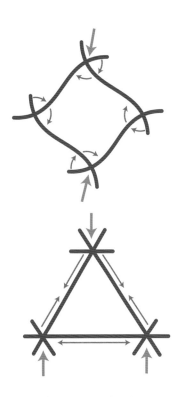

图1.23 四边形架构在压力下易于变形，而三角形架构可以沿着轴线应付压力和张力

被轻松地吸收，并借助组织的自然弹性而回归到平衡态。我们很容易想象肌肉系统是这种张力的控制者，但是在维持骨骼位置的支撑组织中，肌肉仅仅是其中一个要素而已。肌肉是该系统的核心精密调节器，在必要时可以通过筋膜组织增减张力。

■ 筋膜薄膜

前文提过，身体的每个部分都被结缔组织的纤维性筋膜网包裹，筋膜主要由胶原蛋白、弹性蛋白和基质组成。基质是果冻状液体，由水分、黏多糖和蛋白质构成。筋膜将人体的每个部分连在一起，为我们提供保护，既有力学上的，又有化学上的——筋膜形成了物理屏障，并且筋膜中的液体含有许多淋巴细胞。筋膜的纤维性成分可以传递力（由肌肉收缩或者外力所产生），但是它们还带有弹性，这就给了我们一个"行走中的弹簧"。筋膜单元彼此相连，更长的筋膜线提供了更好的延展性。

力线通常被认为是直的，沿着肌纤维，并且沿肌腱和韧带分布。这种偏见也存在于大多数解剖学书籍中，但这是一种误解，因为我们需要进一步理解筋膜中的腱膜。许多筋膜包裹形成的鞘膜是肌肉组织的延伸。它们就像"液压放大器"，在分散受力上扮演重要角色（Gracovetsky，2008；DeRosa and Porterfield，in Vleeming et al.，2007）。要理解"液压放大器"，请想象一下气球：外部橡胶膜的张力和内部空气的压力在结构内产生了环形的"绷紧"动力。但是，如果气球没有被完全充气的话，就不会产生外部张力，气球的回弹力也会下降，外形会保持一定的塑形，而不是膨胀。相反地，如果气球过度膨胀，橡胶膜就会变得疲劳，并且将会丧失适应张力的能力——最终，它爆了。包裹人体的筋膜也会出现类似的情况。

人们主要研究了胸腰椎和大腿区域的筋膜，

在这里，骨盆和下背部的肌肉要承受不同方向和不同解剖深度的高应力负荷（图 1.24）。在横截面，我们可以看到胸腰部筋膜包裹着肌肉，其后侧和中层筋膜连在一起——稳定、支撑或移动下背部。

行走的对侧模式通过胸腰筋膜在臀大肌的对角线上与相对的背阔肌之间产生张力（Willard et al.，2012）。阔筋膜张肌及其深层组织就像气球的橡胶膜一样，也会产生张力，并且这个"收缩性包裹（shrink wrapping）"形成的力会遇上其内部肌肉的膨胀力，这使得"气球"绷紧，力的

传递和回弹变得更容易。据估算，这种液压放大器可以将肌肉收缩效率提升 30%。在筋膜切开术（切开筋膜以释放其下的压力）中，如果筋膜层受到损伤，其效率会降低 10%~16%（Parker and Briggs，2007）。

虽然在深度和传导受力方面各自分离，但是所有的筋膜层都通过另一种富含液体的筋膜组织彼此相连，这种筋膜组织被称为蜂窝组织或疏松结缔组织（图 1.25）。这种组织在系统内提供润滑液，使得筋膜层之间可以彼此相对滑动。但是，该组织在局部水合作用下可能会发生改变，

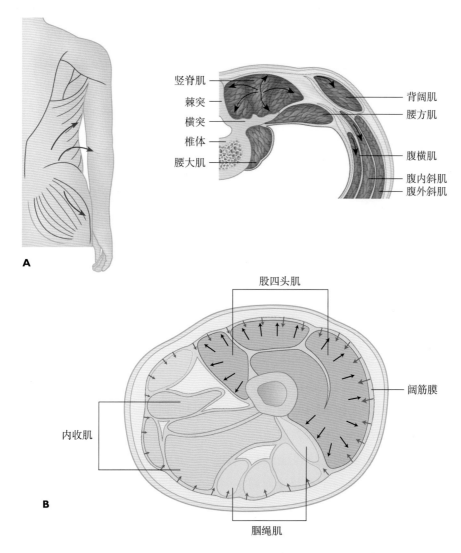

图 1.24　行走时，胸腰筋膜的张力由对侧的臀大肌和背阔肌通过收缩来调节（A）。这就在包裹下背部肌肉的筋膜内产生了张力，当这些肌肉收缩以支撑脊柱时，这个张力反过来会通过推挤筋膜而将筋膜"吹起来"。这产生了一个分散受力的系统，也是全身多个部位，包括大腿（B），所采用的一种机制。包裹大腿的筋膜——阔筋膜，是由阔筋膜张肌和臀大肌来调节张力的。事实上，这两块肌肉包裹在那层筋膜组织内。筋膜向内的力与其下肌肉向外扩张的力大小相当，这些肌肉收缩以支撑膝关节和髋关节

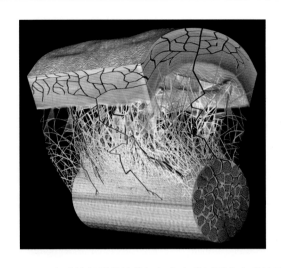

图 1.25　流动性很强的结缔组织含有胶原蛋白和弹性蛋白，就像筋膜一样，但是基质含量异常高。这种顺应性组织连接了多个筋膜层，通过适应受力矢量以促进运动（Dr. J.C. Guimberteau and Endovivo Productions 授 权 许可复制）

造成局部粘连，从而无法实现筋膜层之间的相对滑动。

■ 筋膜效率

> 我记得小孩子行走时很少说累，总是能够完成远行的目标。
>
> ——凯瑟琳·赫本（Katharine Hepburn）

理解筋膜在行走中的作用会使我们对肌肉有新的认识。旧观念认为运动需要肌肉的向心收缩、离心收缩和偶尔的等长收缩，但这并不是身体运动的实际状况。肌肉是人体的刚度调节系统。就像普拉提教练调整滑动架上的弹簧以适应客户的训练需求一样，神经筋膜系统也会调整"弹簧"以匹配受力需求，这是一个不断计算调整的工作，目前我们仍然无法完全理解。

如上所述，身体需要某些结构将其连在一起；骨骼两端的滑动性特征要求周围组织为其提供额外的支持。关节——骨骼间的接触面——在可预见的方向上屈曲、伸展、旋转，所以它们可以引导力的方向：当股四头肌收缩时，力通过髌骨传递，使膝关节伸展。然而，当我们观察身体和地面的相互作用时，发现这种关系是相反的：地面反作用力使得膝关节屈曲，膝关节屈曲产生的力进而使得股四头肌收缩。

这种反向的功能是非常重要的。当我们观察那些涉及平面反作用力的运动时，正是关节（而不是肌肉）的渠道引导效应产生了运动。关节就像干枯的河床，引导着河水通过阻力最小的地面。任何对人体产生正常冲击力的运动，如行走时足跟着地，都需要对其动量减速（在第二章中，通过追溯行走时运动的跨关节轨迹，概述了多种减速方法）。

如果每一步都需要肌肉进行等长收缩和向心收缩，那将需要巨大的能量消耗。身体将不得不持续收缩和舒张肌肉内的肌动蛋白丝和肌球蛋白丝。当我们走走停停时，如周六下午去逛博物馆或者和爱人购物，我们经常能感受到这种运动效果。走走停停需要更多的肌肉参与，比匀速长距离散步更加令人疲惫，这是因为匀速行走有着更高效的机制。

在行走的重复运动中，我们身体内部弹簧的调节是无意识的。显然，即使是脊髓也很少参与控制运动——这主要由筋膜组织的机械感受器和肌肉周围的"调节器"来负责。通过找到最高效率的刚度水平，我们的身体可以最大化地利用弹性反冲力，最小化地消耗代谢能量。

变形和弹性

> 如果年轻人能够意识到他们很快将会受到习惯的束缚，他们将会更加关注可塑性期的行为。
>
> ——威廉·詹姆斯（William James）

正如我们在图 1.14 中所看到的那样，关节的受力引导效应将会使得肌筋膜在行走这样的重复运动中变形。变形是指受到了压力、剪切力或者张力。我们将重点关注张力的作用，张力可以在组织内产生压力并使其延展。身体组织的延展度取决于多个因素，包括年龄、水合作用、营养等，但是这也取决于组织的成分，因为筋膜并不都是一样的。一些筋膜有更多的结缔组织，这将会影响它的弹性（即延展并回弹至原位的能力）。例如，腓肠肌、缝匠肌和半膜肌的结构显然不同（图1.26）。被动受力曲线（衡量每块肌肉结缔组织的弹性）表明：腓肠肌有更大的刚度，其延展时产生阻力的时间要早于缝匠肌或半膜肌。这意味着腓肠肌的结缔组织可以在运动中更早地延展，同时也意味着需要更多的能量用于延展，这是步态经济性的一个重要特征。

例如，通过拉长腓肠肌的结缔组织，我们可以创造一个可储存的能量。绝大多数有机物都有一定的弹性，它们都可以延展，然后回归到原始长度。一个明显的例子就是橡皮圈，它需要能量以获得延展，但是只靠自身的力量就可以回到最初的状态。如果你拉一个橡皮圈，你会感觉到需要用力才能将其拉长；如果你不小心把它拉断，疼痛会告诉你它回弹的能量有多大。行走时，在

自然的重力、地面反作用力和动量作用下，身体的弹性组织呈现被动延展（即"负荷"）。

在弹性反冲中返回的能量值并不总是与最初产生的能量值相匹配（系统中有能量消耗），但是从经济性角度来看，结缔组织是非常高效的：高达93%的能量回归至系统。这就意味着行走中所需的大部分能量几乎是"免费的"——它不需要肌肉主动收缩，也不需要消耗氧气。一些测量表明，跑步中所需的大约17%的力来自足弓的弹性反冲，而行走中所需的大约16%的力来自跟腱（Blazevich，2011）。

系统中的能量损失或迟滞效应（图1.27，图1.11）是由组织的黏性造成的。组织黏性即组织抗拒变形的能力。组织黏性取决于组织的化学特性与构成，这些也会造成组织弹性反冲的轻微迟滞。

黏弹性

结缔组织的黏弹性是一把双刃剑：它不但会夺走一部分弹性反冲能量，而且会吸收一部分身

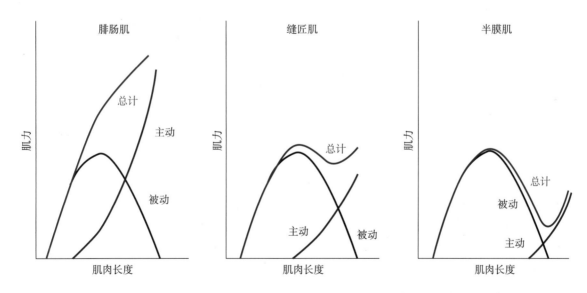

图1.26　基于威尔基（Wilkie）在1968年所做的工作，科米（Komi）在2011年指出，腓肠肌有较短的肌束，这意味着其延展性弱于有着长肌纤维的缝匠肌和半膜肌。在较小的关节活动范围内，就会有延展力传入腓肠肌的结缔组织（正是因为这个原因，腓肠肌有更多的结缔组织）。身体的高张力部位将会采取多种策略以应付额外的负荷。策略之一就是有大量的结缔组织保护这个部位，吸收力，并将其作为能量返还身体。我们也将会在后文中看到，羽状肌——肌纤维以倾斜的角度附着在肌腱上——为这个系统增加了效率

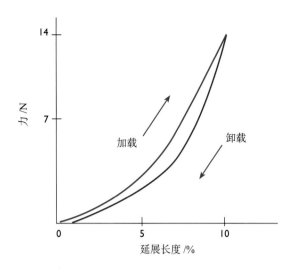

图 1.27　图中表明了延展结缔组织所需力的非线性性质（即延展第 2 cm 要比第 1 cm 需要更多的力）。下方的蓝线表示组织回弹至静息长度。在一个真正高效的系统中，这两条线是重合的（即同样大小的力将回归系统）。两条线之间的差距表明由于迟滞效应所造成的能量损失，迟滞是系统的一个固有属性

体的动量，尤其是当我们和重力做斗争时，通过这种方式，它也会减轻肌肉的一部分工作量。由于材料性能，结缔组织通常被认为具有黏弹性。

基质是筋膜内的液体性要素，它由蛋白和糖（糖胺聚糖）组成，也有非线性的特质。有时候被称为非牛顿流体（之所以这么称呼是因为它对力的反应不是线性的"牛顿式"风格），基质可以变得"更黏"，当快速施加力时，基质可以为系统提供更大的刚度。

当比较哈他瑜伽慢拉伸和快速伸缩复合训练时，你就可以感受到这种反应。快速伸缩复合训练中的动作更干脆、更快，在组织内可以产生强烈的、常呈线性的反应，而慢速拉伸动作可以更好地分散受力。许多因素可以影响黏性，包括高温（想象一下，在北极的高温瑜伽班里拉伸）和组织的水合作用（基质有极度亲水性，需要结合水分子以保持液态）。这种机制在行走时发挥作用：当一个关节在减速阶段运动时——足跟着地之后，系统开始吸收重力和地面反作用力——黏性的基质会硬化组织，使得肌纤维可以负荷更多，以便更好地利用弹性反冲力。

牵张反射

组织的弹性拉伸也会激活体内的机械感受器，即身体的本体感受器。特别是感知到肌筋膜拉伸的肌梭将会引发牵张反射弧（图 1.28）。

反射弧导致肌肉收缩，这种收缩主要是等长收缩。于是，身体运动的进一步减速使结缔组织负荷最终到达一个点，在该点上，进一步拉长筋膜的力被弹性纤维不断增加的刚度所吸收。一旦到达这个拉伸力与内部张力相等的点上，组织就像弹簧一样开始回弹。系统损失的能量取决于关节在活动范围末端的时长。这个摊销或过渡阶段将会影响弹性反冲力的大小。

练习 1.2——摊销练习

下面这 3 个跳跃练习体现的是弹性组织负荷上的变化与差异。请注意感觉什么动作让你觉得舒服，同时也注意每次跳跃的高度。

A. 首先，跳跃的时候不要让你的头向地面靠近（即跳跃前不要屈膝）。这很困难，因为你只能用踝跖屈的力量。请留意你利用这些肌肉能够跳跃的高度。

B. 现在利用屈膝完成跳跃，并且在屈膝时稍做停顿。在这次跳跃中，你将会利用髋部和膝部伸肌的力量，以及小腿肌肉的力量。

C. 最后，像步骤 B 中那样屈膝，但是接着马上流畅地下蹲，接着立刻蹬地跳起（像你在步骤 A 中所做的那样）。你会感觉到额外增加的回弹力。

步骤 B 中的跳跃跳加入了强壮的大腿肌肉，但没有增加弹性负荷能量，因为在过渡阶段花费了太多时间。这也是"走走停停散步"的效果之一：走走停停，无法利用弹性组织的免费能量。所以节奏很重要，这一点可以在双足跳或单足跳这样的运动中感觉

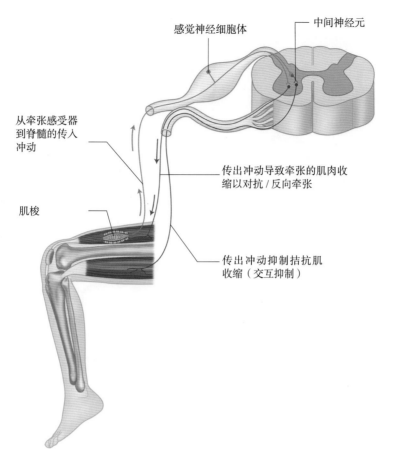

感觉神经细胞体　　　　中间神经元

从牵张感受器
到脊髓的传入
冲动

传出冲动导致牵张的肌肉收
缩以对抗 / 反向牵张

肌梭

传出冲动抑制拮抗肌
收缩（交互抑制）

图 1.28　　感知到肌筋膜拉伸的肌梭向脊髓发出信号，然后脊髓利用传出神经向肌肉发出收缩信号

到：当你跳得太慢或太快，劳累的都是肌肉，但如果节奏适中，跳跃时利用回弹力，你就会感觉到"很对"。

　　这并不是说没有肌肉能量参与其中，而是说弹性能量占比更高。当然，这也取决于运动类型、身体组织的类型以及哪一部分肌筋膜区域被拉紧。

　　节奏将会影响我们从筋膜组织获得能量（就像在练习 1.2 中看到的那样）。这可能因人而异，且取决于多个因素，其中包括组织类型（如松散的韧带或致密的韧带）、水合作用、年龄以及组织的整体状况。许多试验对我们为什么在不同速度下会采用不同的运动形式进行了观察。行走的策略与跑步的策略不同，而且它们又与冲刺跑不同。通过研究不同运动的能量消耗，人们发

现不同的运动方式匹配不同的速度，可以带来高效的恢复——即消耗的能量更少。

　　由于组织的负荷方式不同，低速跑比行走的效率低。这也许是因为在过渡阶段用时过多，因为跑步时更大的步幅会增加向下的动量，从而强迫肌肉去参与恢复。与跑步相比，行走时身体上下起伏更小。当速度低于每小时 7.25~7.4 km 时，行走是高效的。大于这个速度，我们更倾向于跑步（McArdle，2010）。跑步时速度增加，身体上下起伏的动量就会加载到组织上，同时在过渡阶段的时间会缩短。人们已经研究了马的不同步态，从行走到小步跑，到慢跑，最后到飞奔（图 1.29）。速度的渐增不可避免地带来了肌肉工作量的增加，但是，随着步态的改变，通过更好地利用筋膜组织的回弹能量，可以有一个相对效率会得到恢复（Biewener，1998）。

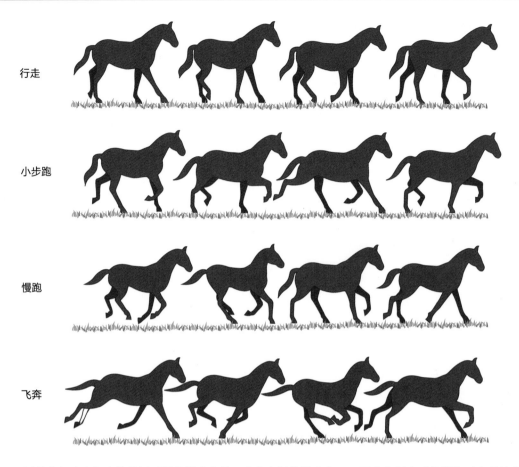

行走

小步跑

慢跑

飞奔

图 1.29　不同的步行速度与身体使用不同的模式有关。改变步幅是策略之一，可以在每次"换档"时实现效率最大化

　　在不同速度下采用不同的运动策略可以保持弹性效率，同样地，当重力和地面反作用力改变时，我们也要做出调整以适应这种变化。一些研究表明，部分非洲女性即使头顶自身体重20%的重量，行走时仍然可以保持同样的效率（Maloiy et al.，1986；McArdle，2010）。对其原因的分析还不够全面，但是看起来女性可以将额外增加的动量转化为弹性能量，而不需要肌肉额外做功。我们在本书中将会看到身体重量的位移是如何协助弹性负荷与弹性反冲的。节奏、动量和组织类型可以结合起来使迟滞效应最小化（图1.11）和运动效率最大化。

■ 拉长 - 缩短循环与行走

　　拉长 - 缩短循环（stretch-shortening cycle）是许多常规动作的基础，它要利用上述所有的机制：牵张反射、弹性反冲和黏弹性。它需要预备动作（或反向动作）以激活肌梭做等长收缩，这会迫使弹性组织拉伸。行走时，这是通过关节自然屈曲来实现的，但是在其他动作中，如投掷，它需要借助反向动作，利用反向运动以使组织承受负荷；对某些动作来说，它比肌肉单独收缩的速度更快。

　　肌肉的完整性很重要，因为肌肉必须足够强壮才能减缓动作，以确保筋膜组织被动量所拉伸。对身体来说，肌腱的作用不仅仅是简单的拉长和缩短，"它们可以作为刚性支柱传递机械能，作为发动机以产生机械能，作为阻尼器以分散机械能，或者作为弹簧以储存并返还弹性能"（Sawicki et al.，2009）。

　　所有这些肌肉 - 肌腱单元必须协调一致。任何一个部位弹性的损耗，都会增加另一个部位的肌肉活动。例如，如果足趾离地时距屈减少，就失去了非常重要的弹性反冲，腿部的其他部位将不得不代偿所失去的动能（很可能是一块肌肉多做功，而这种肌肉向心收缩会产生代谢成本）。

■ 总结

1. 为了满足大脑的能量需求，人体试图将肌肉的能量消耗最小化。

2. 直立行走解放了我们的双手以完成其他任务，其中许多任务都可能节约能量或消耗能量。

3. 直立使我们的骨架排列得更加紧密以适应重力，减少关节屈曲，提高我们的机械优势。

4. 拉长－缩短循环是我们在日常动作中偏爱的动力方式。另一种方式——肌肉不断地拉长和缩短——需要肌动蛋白丝和肌球蛋白丝反复接合和释放，这将消耗人体更多的能量。拉长－缩短循环通过利用三个机制减少了能量消耗：利用组织的黏弹性以开始减速；利用牵张反射以等长收缩肌肉；最后利用了筋膜组织的弹性延长与反冲。

5. 身体内的肌筋膜构造具有天然的多样性。适当的运动策略可以利用每个组织的自然构造以提高运动效率。

6. 筋膜组织有助于分散受力和最大化弹性负荷，但各个关节需要有足够的活动性，以便于力的传导。

7. 通过"三角形"架构——利用力线的组合——身体也可以更高效地控制运动，这比只依赖一条力线要好很多。吸收不同角度的力可以取得更好的控制以应对偏离的影响。

8. 当身体的任何一个部位与一个表面相冲击时（最常见的是足部着地），关节的方向可以将冲击力沿着可预测的路线传递到软组织。随着时间推移，这些路线已经调整适应并发挥作用，可以将应力分散至具有合适肌纤维和筋膜构造的组织内。

9. 关节屈伸的顺序和方向是可以预测的，这为牵张肌筋膜创造了适当的条件，使其在回动运动中最大限度地节省能量。

第二章

力学传导链

> 如果你在寻求创造性的想法，就去散步吧！当你散步的时候，天使会对你耳语。
>
> ——雷蒙德·I.迈尔斯（Raymond I. Myers）

■ 引言

我们之所以是以现在这种方式行走，其原因有很多。在第一章，我们了解了肌筋膜系统的进化优势与节能优势。接下来我们将通过解析步态每个阶段的动作与复杂性，继续构建这一美景，我们将运用比较解剖学的一些例子来加强我们对形态与功能之间关系的理解。我们将看到力、关节活动与关节排列是如何交织在一起，以及软组织是如何在行走的人体内形成一种共生性力传导。

我们将介绍行走的功能，然后探寻步态的各个阶段和它们的意义。步行周期的每个阶段都对人体提出了新的需求，但是，人体系统已经适应了使用应力——如果人体组织能够合作配合的话。在步态中，足是应力的主要区域，因为它必须在不同阶段提供灵活性与稳定性。我们将研究足部分配与控制力的机制。

描述运动很困难，并且可能使人更加困惑，所以在本章，我们将定义实际运动与相对运动，它们也被称为骨骼运动与关节运动。这有助于阐明身体实际上发生了什么事、何时发生的。熟悉这些术语和概念不但有助于读者研读此书，而且有助于分析复杂的运动。

■ 行走的功能

佩里（Perry）列出了行走的4种功能：推进、节能、稳定支撑、减震（2010）。每一种功能都有助于阐明软组织在行走中的作用。

推进

人类的许多动作都是以目标为导向的：当我们想要一个结果，我们的身体就会引领我们去实现（牢记：行走通常是一种方法，使得我们的头和手可以到达我们想要到达的地方）。我们的大脑没有空间和能量将每一个信号依次发送到相关的肌肉组织。因此，如同前面章节所述的那样，人类让躯体神经系统接管了这项工作，并且发出启动和推进指令。

为了理解何为推进，我们必须了解自主动作、反射动作和肌筋膜系统的能力。正如第一章所提到的那样，关节的自然屈伸将运动中的力传导到软组织路线中，局部筋膜组织中的机械感受器会产生相应的反射。这些反射会根据组织周围的各种力快速地控制局部，从而减少了将信号发送至脊髓或者——带来更大延迟——发送至大脑再反射回来的需要。

节能

人们很容易将推进看作是一系列持续的、交替出现的向心或离心收缩。但是，一旦推进开始，动量就提供了单调重复步态所需的大部分能量，即动量提供了运动的经济性。第一章我们已经探寻了能量循环的首要机制，但是，它值得我们在此再讲一遍：弹性组织负载从外部来源（包含肌肉收缩）所获得的能量，并且能量的主要提供者就是动量。与四足动物相比，在人类步态中，由于骨架的排列方式提供了稳定性，堆叠直立的骨架才可以在双足上方移动，因此涉及更多的组织。

稳定支撑

为了双腿行走，我们必须有能力单腿站立，且能够在单腿支撑时移动。要想成功做出这一杂技般的动作，需要我们有能力将身体重心和我们与地面的接触面保持在一条直线上。为了实现这个目标，人体在很多方面都进化了。除了髂骨的排列调整，另一个重要的变化是髋关节和膝关节之间的提携角（carrying angle）：人类的膝关节在髋关节内侧，使得双足更加靠近中线和身体的重心。在非人灵长类动物中，膝和足并没有靠近中线，这意味着它们的下肢远离重心线，如果它们单腿站立，则更容易跌倒（图2.1）。

与其他灵长类动物相比，人类髂骨的后部更宽，这增强了稳定性（图2.2）。由于臀肌的筋膜方向被改变了，所以臀肌既可以外展髋关节，又可以伸展髋关节。外展——或者我们称其为"防止内收"——对于单侧支撑至关重要。非

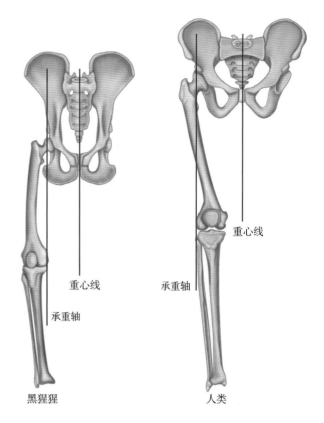

图2.1　人类腿部的倾斜角使得支撑腿距离重心线更近。而非人灵长类动物单侧支撑时，它们腿部的垂直角使得重心线在支撑腿的内侧

人灵长类动物骨盆的支撑角基本消失，其开口向后，使得臀肌主要用于伸展髋关节——这非常有助于提供向前的推动力，但不利于产生单侧支撑时的稳定性。

当人类行走时，双足更靠近中线。男性双足横向平均距离为8cm，女性为7cm，这有助于将支撑线放在重心之下。

减震

当足跟着地时，人类步态的自然起落会产生冲击力，此力必须在传到头部之前被分散吸收掉，以保持头部的相对稳定。正常步态模式下，足跟着地时会产生向上和向后的力，必须控制好这些力。对冲击力的吸收、分散和循环利用是我们探寻研究的基本要素，也是关节和其周围软组织所擅长的。

足跟一着地，关节就会根据地面反作用力、运动动量和身体重心位置之间的相互作用而自然屈伸。关节的自然屈伸将冲击的机械信号传递至软组织中，筋膜内的机械感受器可以感知到此信号。如果机械信号沟通正常，就会激活相应的肌肉以阻止身体倾倒。

当外力跨关节作用时，关节的自然倾向将决定软组织的动作——换句话说，软组织的动作是对关节运动的反应。例如，有人教你跳跃着地时要屈膝，但事实上，膝关节也只能这么做；膝关节仅有的另一个选择就是保持直立。膝关节屈曲，将力传导至强壮的股四头肌，股四头肌做等长收缩以吸收向下的力，从而使身体减速（图2.3）。

正如我们在生物力学链中将要看到的那样，许多关节都可以在3个维度上吸收各种力，这不仅可以维持运动平衡，更有助于运动效率的提升。关节决定着力的矢量，这些力由神经肌筋膜

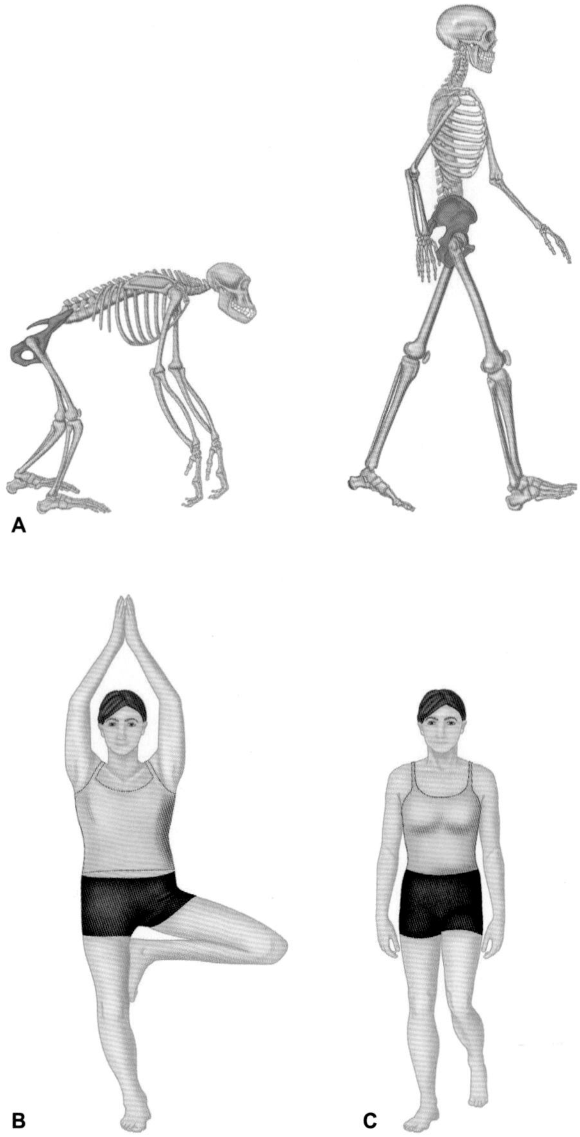

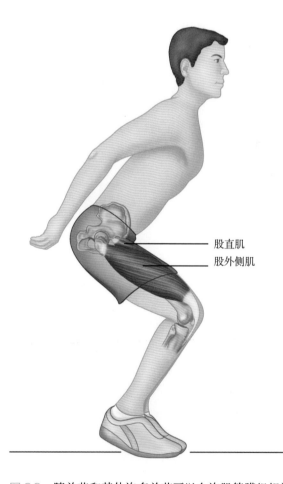

股直肌
股外侧肌

图 2.2 在图 A 中，我们能够看到进化过程中角度的改变，这使得非人灵长类动物的髋伸肌朝向侧方，从而产生单侧支撑的能力，这是双足行走步态中的核心部分。在图 B 中，为了获得并保持任意时长的这种姿势，我们可以看到，前述的提携角（膝和足位于髋内侧）和侧方外展肌收缩的力线是如何帮助身体的重心没有倒向左侧。在图 C 中，我们可以看到，当一侧腿与地面接触，而另一侧腿屈伸摆动时，必须保持侧方稳定

图 2.3 膝关节和其他许多关节可以允许肌筋膜组织沿着预定的矢量折叠吸收跳跃着地时的大部分力。这将冲击力传导至软组织，软组织通过等长收缩可使身体减速

网控制，而且如果周围软组织有适当的刚度，冲击力就会被吸收。但是，如果关节活动性过大或者肌肉组织没有足够的力量，关节就会发生相对屈曲崩塌，造成关节过度活动，并且需要身体其他部位的肌肉来代偿弹性能量的损失。

■ 步行周期

步态分析的难点之一就是出现在整个步行周期中的、持续性的三维变化。

本文中，我们将步行周期分为8个基本阶段[1]：① 足跟着地期（0~2%）；② 承重期（2%~12%）；③ 支撑相中期（12%~31%）；④ 支撑相末期（31%~50%）；⑤摆动相前期（50%~62%[2]）；⑥ 摆动相早期（62%~75%）；⑦ 摆动相中期（75%~87%）；⑧ 摆动相末期（87%~100%）。最后，我们又回到了足跟着地。我们将用这些术语来描述一个完整的步行周期，实际上，这个步行周期由两小步组成——我们从右足跟着地开始，向前走一步，然后左足跟着地，然后又回到了右足跟着地。熟悉步行周期与区间的术语（图2.4，图2.5）将对你非常有帮助，但不需要你现在就牢记它们。当你读完此书并且理解每个阶段所发生的事情，这些术语的含义就会变得很清晰。

一个完整的步行周期由支撑相（此时足在地面上）与摆动相（此时足在空中划过）两部分组成。支撑相需要承重且只有单侧下肢支撑，出现在前4个阶段；摆动相出现在足趾离地到足跟着地之间（图2.4，图2.5）。

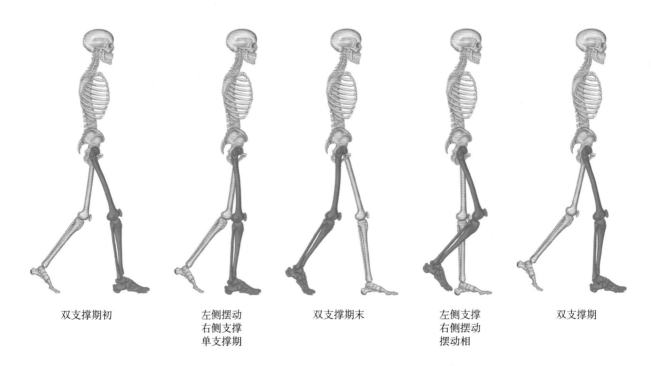

双支撑期初　　　　左侧摆动　　　　双支撑期末　　　　左侧支撑　　　　双支撑期
　　　　　　　　　右侧支撑　　　　　　　　　　　右侧摆动
　　　　　　　　　单支撑期　　　　　　　　　　　摆动相

图 2.4　步行周期（Perry and Burnfield，2010）

---

1 各阶段与时长基于 Perry 和 Burnfield 的研究（2010）；其他文字参考资料在时长上可能各不相同，但是些许的不同对我们来说意义并不大。

2 足趾离地将出现在步行周期的62%。

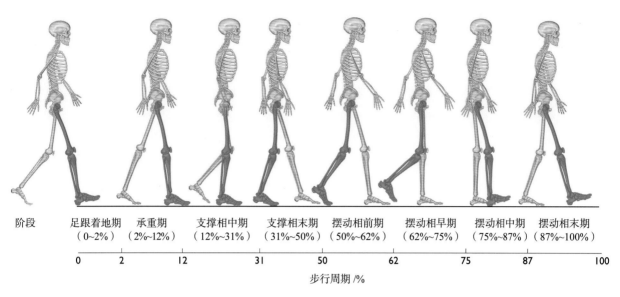

阶段	足跟着地期 （0~2%）	承重期 （2%~12%）	支撑相中期 （12%~31%）	支撑相末期 （31%~50%）	摆动相前期 （50%~62%）	摆动相早期 （62%~75%）	摆动相中期 （75%~87%）	摆动相末期 （87%~100%）

步行周期 /%

图2.5 步行周期划分

骨骼链

足的作用

> 人类的脚是工程学的杰作，也是一件艺术品。
>
> ——莱昂那多·达·芬奇
> （Leonardo da Vinci）

为了响应赤脚跑步的热潮，我们把目光聚集在足上。它位于腿的底部，有着美丽而复杂的工程学构造。足必须能够处理足跟着地后所产生的各种作用力：必须能够承受我们的体重，还要建立一个稳定的、能够再次出发的平台。为了处理这些作用力，从足跟到足趾的滚动发生在一系列圆形骨骼与关节平面上（见后文），此时我们的身体在足的上方移动，产生各种扭转与旋转。在从足跟着地到足趾离地这个转换过程中，足首先是一个稳定基础，然后快速打开并解锁以吸收和分配冲击力；在准备好足趾离地之前，它再次建立了其完整性。因为足可以完成足跟着地、承重、足趾离地——这一过程中出现了旋后、旋前、再旋后的动作，所以正是足的多任务属性

才使得我们能够完成一个长长的、高效的步行周期。

由于足经历了从旋后（稳定）到旋前（解锁和调整），再回到旋后稳定的全过程，它充分利用了内在与外在的多种机制以支持每一次转换。通过首先探寻其内在机制，我们将能够更好地理解身体其他部分在步行周期的各个阶段的重要性；我建议大家反复研读本节与后面的章节。

> 了解一片土地的唯一方法就走遍它。真正陶醉于这片土地的唯一方法就是将它牢牢地踩在脚下……只有不断行走才能获得更广阔的视野。
>
> ——辛克莱·麦凯（Sinclair McKay）
> 《继续漫步：遍行英国的故事》
> （Ramble on：The Story of Our Love for Walking Britain）

用跟骨、跖骨和足趾着地行走（跖行；图2.6）并不是人类独有的；许多其他动物，如袋鼠和熊，也是用整个脚掌与地面接触。但是，人类所独有的是直腿长步幅行走。长步幅行走需要调整许多骨和关节。继续研读本书，我们将探索

其中的许多方面。虽然我们已经看到了髂骨侧向的一个重要特征（图2.2，图2.7），但是，我们先从足开始探寻。

足趾伸展的能力是高效直立步态的基本标准。它也经常被用来辨别灭绝的古人类物种的运动模式。树栖灵长类动物需要用足趾抓住圆形的表面，足部骨骼呈自然的"屈曲"状就是例证（图2.8）。智人跖骨相对更直，这对我们直立步态的功能范围有重要影响。其重要性存在于相对开始位置：重要的不是整个关节活动范围，而是起始角度。黑猩猩跖骨的远端关节面朝向下方，而人类的则朝向正前方。当黑猩猩的脚在地面休息时，跖趾关节已经处于相对伸展位，所以无法进一步伸展。相反地，人类站立时，跖趾关节处于中立位，所以通过伸展动作就可以轻松前行。

人类的足趾之所以能够伸展，是因为骨的排列与其他非人灵长类动物不同（图2.9）。由于人类很少用�趾抓握，第一跖列（内侧楔骨、跖骨、趾骨、籽骨）内收，且第一跖趾关节和第二跖趾关节都位于矢状面上。在足趾离地阶段，通过足趾伸展使第一跖骨、第二跖骨的头部与地面有一个相对稳定的两点接触，更重要的是，这一动作使跖趾关节与髋关节前侧对齐。

你可以通过下面的练习来感知跖趾关节矢状面排列的重要性：向前一步，做弓箭步动作，双脚平行，然后，后侧脚上前一步，外旋，再做一个弓箭步。当向正前方位移时，拉伸的是髋关节的前侧；当足外旋时，拉伸的是髋关节的内侧，相当于内收肌群。这一简单的练习说明了跖趾关

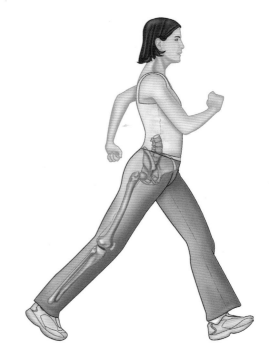

图2.7　长步幅行走需要后侧脚足趾伸展、双腿膝关节伸直、髋与腰椎伸展、前侧脚足跟着地。为了完成这一任务，每一个关节的活动范围都需要适应性改变

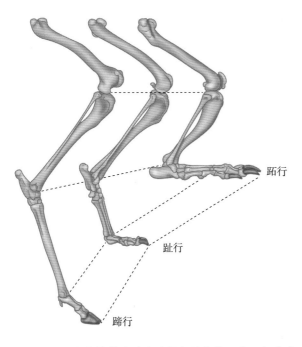

图2.6　大多数其他哺乳类动物都是靠前足的一部分来行走，要么是蹄（蹄行），要么是足趾（趾行）。足跟着地，可以使更少的关节来吸收冲击力

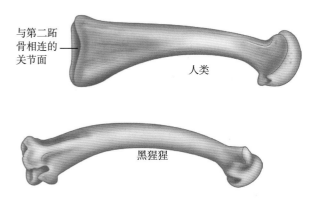

与第二跖骨相连的关节面

人类

黑猩猩

图2.8　现代人与黑猩猩第一跖骨的侧面观（Aiello and Dean，2002）

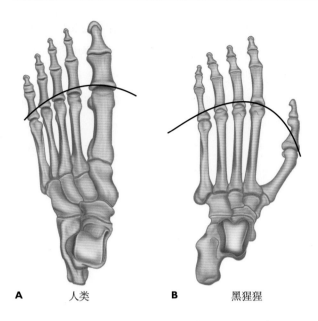

A 人类　　**B** 黑猩猩

图 2.9　腿和足部的骨骼发生了许多改变，从而使人类足部骨骼（A）呈现为更加一致的矢状面排列。与其他灵长类动物相比，黑猩猩的跖趾关节（B）排列呈弧状

节排列对于髋关节周围组织是很重要的，也例证了本文中即将遇到的众多独立关节关系之一。

适当的关节排列与关节活动范围是至关重要的，它可以使动量传导至正确的组织，沿着肌筋膜链传至更远。正如前述练习所示，足部的错误方向影响了髋关节的反应，而且踝关节与足趾必须有充足的关节活动范围才能使足趾与髋关节同时伸展。足趾排列对于其他灵长类动物来说没有那么重要，因为它们无法在矢状面上同时伸展足趾和髋关节。此外，对人类来说，足趾与髋关节在同一个平面上同时伸展创造了重要的效率机制，它可以使髋屈肌、跖屈肌和趾屈肌同时参与，且在运动期间保持关节的完整性。

足趾关节排列与直立站姿是我们保持高移动效率的主要原因。当我们研读本书其他章节时，将会看到：当我们迈一大步时，身体在足部上方平行于矢状面前移，这使得动量贯穿髋关节和腹部的组织，使其变硬且产生应变。这一大步要求后侧脚的足趾伸展、前侧脚的足跟着地，同时腿要比较直（图 2.7）。但是，直腿着地要求可以吸收冲击力，以避免大脑受到振动。

如第一章所述，体重较轻的动物行走时会利用一系列的关节弯曲，但正如我们所看到的，那是一种昂贵的新陈代谢策略。我们的直腿行走策略使得骨骼对齐以减少做功，这是因为人体的一些解剖部位有相对的弯曲与偏移，从而可以吸收冲击力；然而，通过将这些偏移最小化，我们可以保持一个高效的力学优势。

吸收冲击力的一个明显区域就是人体足部的拱形排列（图 2.10）。升高的跗骨表面填满了许多强韧组织，足跟着地后，可以允许足部打开且伸展、旋前。旋前有许多作用：可以解锁关节，给予足部一定的可变性以适应路面，并且使足底筋膜负载能量。

足趾直线排列和足弓的穹顶形状，这两者之间有结构上的相关性。当与其他非人灵长类动物相比较时，人类胫骨向侧方扭转的角度更大，这影响了第一跖列与距下关节轴之间的夹角（图 2.11）。胫骨扭曲在足部定位中发挥着重要作用：当胫骨向侧方旋转时，足会旋后；相反地，当胫骨向内旋转时，足会旋前。这种水平面上的关系是通过胫距关节耦合的（图 2.10A）。对齐胫距

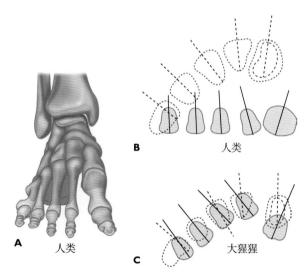

图 2.10　人类（A 和 B）与大猩猩（C）的距骨底部与距骨头部的分布。人类距骨的头部更低，可以落在地面上，距骨的近端则升高成为足部穹顶结构的一部分。大猩猩的距骨则保持在同一个平面上，这意味着大猩猩是扁平足（图 B 和 C 来自 Aiello and Dean，2002）

关节，以便于跖屈与背伸；但是，由于距骨和内踝、外踝的位置关系，胫距关节只有很小的旋转范围。由于胫距关节在水平面上的自由度有限，某块骨（距骨、腓骨或胫骨）的横向运动就会在

耦合作用下转移到另一块骨上。

跨关节运动的耦合是我们步态中的另一个基本要素，也是本书在其他章节中将要探讨的。在胫距关节这个例子中，我们将会看到足对地面的

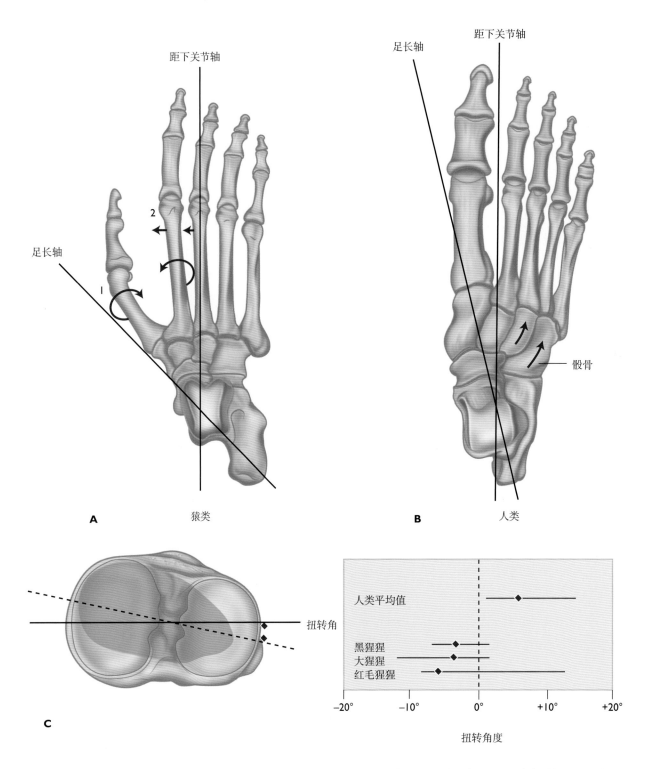

图 2.11　A. 距下关节轴离足长轴更近一些。B. 对齐的变化是由骰骨、外侧楔骨长度增加和胫骨外旋引起的。C. 与其他非人灵长类动物相比，人类胫骨外旋的角度更大，有助于距下关节角度的变化

适应性导致了一系列可预测的反应，这些反应通过下肢向上行；在支撑相末期，足对下肢的旋转向相反方向做出反应。

对足部弓形结构的通用描述性术语其实并不公正。下肢是复杂且相互关联的结构（事实上，身体其他部位也是复杂且相互关联的，但此刻只讨论足和腿），需要我们理解内侧纵弓、外侧纵弓和横弓之外的概念，要把足看作一个功能性的半穹顶结构。半穹顶概念是麦肯基（McKenzie）在1955年首次提出的，2015年麦基翁（McKeon）等发表的论文使这一概念再次进入到大众视野中（图2.12）。将足视为一个功能单位是有意义的，因为在行走时，不可能将足的任一部位独立出来——整个足都会在运动中做出反应。

诚然，足这个功能单位在某些方面比其他方面做出的反应或多或少，但事实上，是整个肢体都在不断地对力环境做出反应。正如图2.12B所示，持续的骨小梁模式，使力从一块骨传递到另一块骨。

在《生长与形态》（*On Growth and Form*）这本书中，作者达西·温特沃斯·汤普森（D'Arcy Wentworth Thompson）探寻了物种之间

骨小梁模式多样性的意义。他将人类踝关节描述为"两个压缩构件倾斜着要彼此分开；必须要用一个'绳子'或受拉构件将它们捆在一起，以与第三个水平构件相一致"（1940）。在1942年出版的第2版《生长与形态》一书中，汤普森使用受拉构件和压缩构件来描述解剖，比肯尼斯·斯内尔森（Kenneth Snelson）使用"结构"一词早了6年，他还完美描述了人体用以获得稳定性和灵活性的三角形构造。

半穹顶结构赋予人类足部闭锁与解锁的能力，以应对所受的各种作用力。当我们研究地面反作用力的节奏时（图2.13A和B），可以在人类步态中看到一个特色的双峰形态，这和其他非人灵长类动物不同。双峰对应足跟着地和足趾离地，也可以被视为对距骨压力的解读（图2.13C）。足需要在双峰时保持稳定，而且必须在这两个阶段之间分散一些作用力。

距骨与跟骨之间的偏移也会导致作用力之间的抵消：一个是质量和动量所带来的、从上向下、从下肢到距骨的力；另一个是足跟着地时，从下向上、来自跟骨的地面反作用力（如第一章所述）。足跟着地后，作用力的抵消导致跟骨外翻（或者说，向内倾斜）。跟骨外翻使得载距

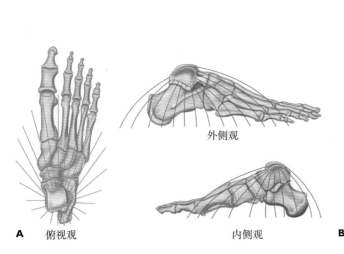

外侧观

A 俯视观　　　　　　　　内侧观

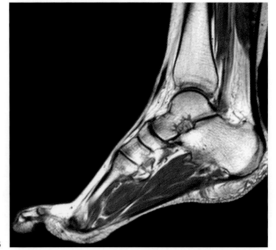

B

图2.12　A.麦肯基和麦基翁等分别在1955年和2015年提出：足是功能性半穹顶结构。B.X线片显示骨小梁模式的持续性

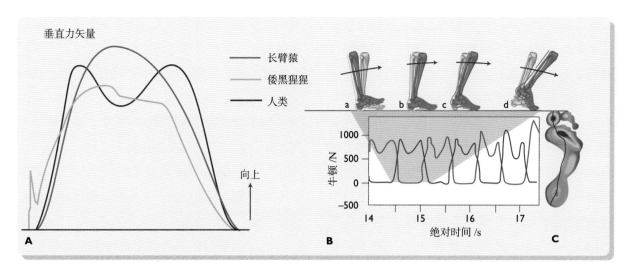

图 2.13 　A. 比较人类、长臂猿和倭黑猩猩在直立行走时所受的地面反作用力。B. 正常步态下，左足（绿色）与右足（紫色）的地面反作用力。表明在足跟着地后和足趾离地前，交替的节奏体现为特征性的双峰图。阴影部分与一个支撑相相关联，此阶段从足跟着地到足趾离地。C. 距骨压力解读（Crompton et al., 2008）

突倾斜，于是，距骨向下滑动并向内旋转（图 2.14）。因为胫距关节的耦合效应，距骨内旋是影响足部远端反应与下肢近端反应的关键。

图 2.13A 所示的地面反作用力的双峰图说明足可以从一个坚硬的杠杆（波峰）转变为一个灵活的适配器（波谷），然后再变成一个坚硬的杠杆（波峰）。其他非人灵长类动物已经为它们的双足"选择"了灵活性与移动性（在树栖行为中是优势），但这样的双足无法展示人类双足所拥有的坚固性，当足趾离地时，人类的双足可以变成一个坚固的平台。非人灵长类动物的踇趾要抓握，这要求距跟舟关节与跟骰关节具有灵活性，每一块骨骼都要有各自的肌肉附着点以实现单个控制（Conroy and Pontzer, 2012，图 2.15）。例如，黑猩猩的胫骨前肌和腓骨长肌仅仅附着在单个骨头上，而人类的这两条肌肉同时附着在第一跖骨和内侧楔骨这两块肌肉上（Aiello and Dean, 2002）。肌腱附着点跨越了相邻的骨骼，这削弱了每块骨骼的独立性，使得精细控制变得更弱；但是，对人类的双足来说，这不是什么大事。人类是陆栖生物，不是树栖生物，双足是用来高效行走的。

足部第一跖列上的各个骨骼独立性的减弱并

不是坏事——生物学上的一切进化都是成本与收益的妥协。我们失去了机动性和活动度，但是收获了坚固半穹顶结构的稳定性，可以做足趾离地的动作。在半穹顶结构内有许多结构要素，它们提供了必要的稳定性。第一个要素是楔骨的楔形排列与同样是楔形的距骨底部相接（图 2.10）。第二个要素是跟骰关节在足旋后时，产生的突起可以"锁住"跗骨间线（图 2.15）。这两个结构要素给了足一些骨性支撑，但它们也需要软组织的额外协助，从而在骨骼与软组织系统之间产生一种共生关系。

足部的形封闭与力封闭

"形封闭"和"力封闭"这两个术语常与骶髂关节相联系，但是我发现当描述步态支撑相的硬－软－硬变化过程时，这两个术语也很有用。形封闭是指骨骼和韧带的结构与排列所提供的自然支撑，而力封闭是指肌肉和肌腱所提供的额外支撑和稳定性。以骶髂关节为例，骨骼的楔形排列提供了先天固有的支撑（这是形），臀大肌下部和梨状肌也提供了支撑（这是力）。

足部半穹顶结构的骨骼稳定性来源于楔形的

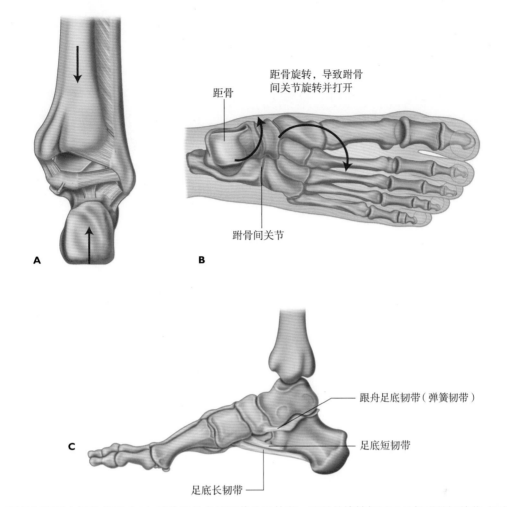

图 2.14　跟骨与距骨之间的偏移（A）导致跟骨在足跟着地后外翻。距骨的旋转打开了足部跗骨间关节（B），且使得足底组织（特别是 C 中所示的韧带）吸收了大部分冲击力

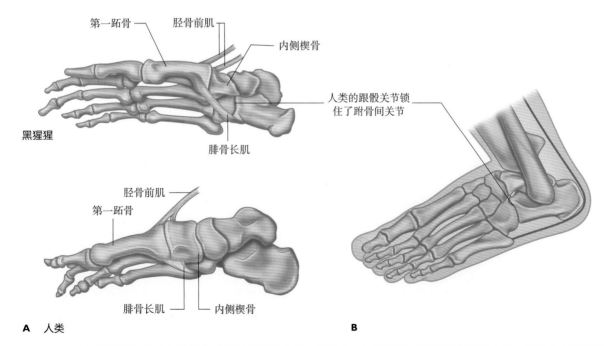

图 2.15　A. 黑猩猩的胫骨前肌和腓骨长肌都只是附着在第一跖骨上，而人类的这两块肌肉附着在第一跖骨和内侧楔骨上（Conroy and Pontzer, 2012）。B. 跟骰关节轻微地缩进去，使得跗骨间线可以锁住并且在足部产生一个坚固的杠杆

楔骨和跟骰关节对跗骨间关节的锁定。但是，我们在上文可以看到，由于距骨和跟骨之间有偏移，特别是足跟着地后，足形态也可以解锁。距跟偏移是足部解锁的关键，它也启动了一系列可预测的、在足部和下肢其他部位的反应。距骨在载距突处向下的滑动导致了一系列的、经过足部各个关节的外旋（图 2.14B），同时伴随着胫骨、腓骨和股骨的一系列内旋。[1]

在支撑相早期和支撑相中期，足跟着地后的足部"形打开"可以让各个关节打开，组织就可以对冲击力做出反应，但从支撑相中期开始，足必须恢复其坚硬。支撑相中期之后，摆动腿来到身体前面，将骨盆向着支撑足的方向牵拉，导致同侧股骨外旋。胫骨与腓骨跟随上方股骨也外旋，并将外旋传到距骨。距骨外旋逆转了其在足旋前时所做的内旋，于是促进了足部骨骼的"形封闭"（图 2.15B）。

在支撑相中期和足趾离地之间，随着足底筋膜组织的张力增加，足部的"力封闭"形成。当踝背伸时，所有的跖屈肌都将会收缩，以控制并减缓运动。这些肌肉包括两块腓骨肌、胫骨后肌、蹬屈肌和趾长屈肌，还有比目鱼肌和腓肠肌，通过跟腱拉紧足底筋膜（图 2.16）。在支撑相末期和足趾伸展时，足跟开始抬起，前述的每一块肌肉都有助于将骨骼连在一起压缩并助力足部的稳定性；这是个脆弱的阶段，因为距骨头部的支撑点之间已经形成了长长的杠杆，同时身体的重量经过距骨向下传导。

随着足跟继续升高，跖趾关节伸展，进一步牵拉趾长屈肌、趾短屈肌和足底筋膜。对蹬长屈肌的牵拉特别重要，因为其穿行在半穹顶结构内部，并且跨过载距突的下方（见图 2.16）。蹬长屈肌长长的肌腱有助于提升和支撑倾斜的载距突，但只有当蹬趾能够伸展时，蹬长屈肌才能轻

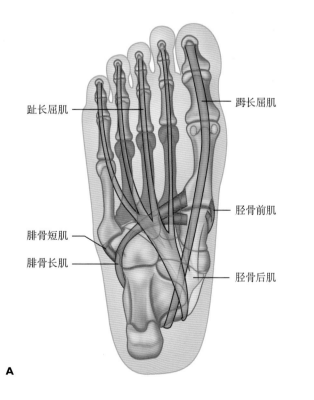

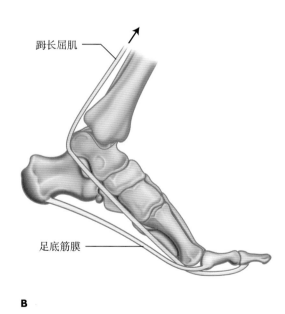

图 2.16　A. 当踝背伸时，足底所有的屈肌均有助于足部力封闭。B. 当足跟提升，从而形成足趾伸展时，蹬长屈肌腱牵拉有助于支撑足部半穹顶结构

---

1 学完下文"真实运动与相对运动"之后，再来复习本部分，可能会更好地理解本部分内容。

松高效地提供支撑；足趾伸展能力不足时，会降低蹬长屈肌腱协助跟骨纠偏的能力。

如前所述，通过牵张软组织来支持足旋后通常被称为"绞盘机制"，很多资料上对其有各种各样的描述。我选择不用这个术语，因为没有几个人知道"绞盘"是什么，[1] 所以这个名字并不会有助于想象这一机制。我更喜欢的术语是"形封闭"和"力封闭"，因为它们更容易理解；此外，这两个机制是同时出现的，当下肢移动且对重力、地面反作用力和动量做出反应时，软组织（力）也会依据骨骼（形）动力学做出反应。

关节与软组织

正是灵活性与稳定性之间的平衡——充分运动而又不过分——定义了何为健康的行走。治疗师就是要有能力先看出患者行走方面的缺陷，然后再用适当的手法进行干预。因此，当我们形成每个阶段动作的画面时，要将其分解为一系列的"基本事件"。所谓"基本事件"就是必然会在每个关节出现的、能够让肌筋膜跨越骨骼和软组织表面以恰当的方式参与或传递力的事件。

一个简单的例子就是腘绳肌：当膝关节伸展时，腓肠肌和腘绳肌将会相互作用，锁住膝关节。只需简单地直膝向前弯一下腰，你就可以感觉到这一点；但是，如果向前弯腰时屈膝，向前弯腰的活动度就会大幅增加，因为打开了这部分的肌筋膜（图 2.17）。

肌筋膜组织具有潜在连续性，所以它能够为我们提供一张身体在相关组织参与的情况下，如何跨部位传导力学的地图。这种力的传导与捕获，要求每个关节达到正确的活动度（"基本事件"）。正如我们将要看到的那样，肌筋膜组织

也提供了力学信息的传递轨道。遵循这些由重力、地面反作用力、运动动量和关节排列之间相互作用形成的力学矢量，我们可以轻松地看到肌筋膜组织对弹性效率、推进力、稳定性和吸收冲击力的贡献。

多方向、三维立体的肌筋膜组织通过吸收冲击力使得恰当的组织在与地面接触时沿着力学矢量方向硬化，然后它利用储存的能量在相反方向上协助产生推进力。为了充分理解这一点，首先，我们必须分析在步行周期内骨骼和关节的运动。

关节运动——实际运动与相对运动

为了更好地理解步态中组织的反应，我们必须慎重选择描述性语言。许多治疗师和运动讲师将骨骼运动与关节运动混为一谈，很难精确地描述到底发生了什么。我们必须熟悉两个描述性词汇：关节运动分析法和骨骼运动分析法，尽管它们在描述运动时是一个强大的工具，但它们现在很少被使用。

要想在步行周期中使软组织的运动与反应可视化，就需要清楚地知道各个骨骼与关节在步行周期中调整的顺序。我们将从足以及通常最先和地面接触的足跟开始讲述。分析骨骼系统的运动，我们通常采用两种方法：骨骼的实际运动与关节的相对运动。例如，正如我们前面所看到的，足跟着地以后，胫骨会向内侧旋转，这使得股骨也向内侧旋转。这是骨骼的真实运动。然而，股骨和胫骨向内侧旋转的角度却不一定相同，从而在关节处产生相对运动。如果胫骨比股骨运动得更多、更快，我们会说胫骨在膝关节处内旋。关节的运动将会由相对运动来决定，即一

---

1 我自己都要去查一下字典才知道其意思。绞盘是一个由滑轮、曲柄和缆索组成的系统，用以提升重物；对于肌腱跨过踝关节和趾关节的情形，"绞盘"似乎是个理想的描述性用语。但如果它是一个更为大众所熟知的系统就好了。由于这个原因，我更喜欢用足部"力封闭"。

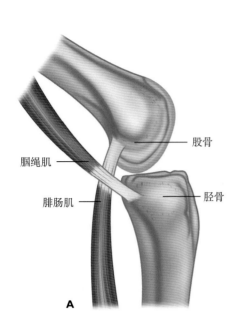
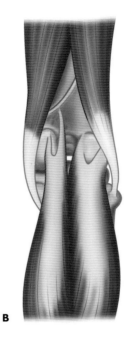
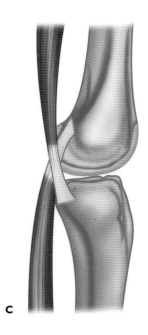

股骨

腘绳肌

腓肠肌

胫骨

A   B   C

图 2.17 当屈曲的膝关节（A）伸展至极限（B和C）时，跨越膝关节的组织呈一直线，可以将力从一侧传递到另一侧。这种动力可以通过运动的每一个平面在任何方向传递。我们将会看到，这对于肌筋膜弹性"触发器（triggers）"的产生至关重要。触发器可以带来弹弓效应，释放的筋膜弹力有助于产生向前的推进力（见第三章）。尽管例子中只谈到了膝关节，但是相同的原则可以适用于身体的其他关节——跨关节传导力，当然，这些关节必须达到一定的活动范围

块骨骼相对于另一块骨骼运动的量。但是，如果股骨比胫骨内旋的角度更大并且（或者）更快，会导致在膝关节处产生相对外旋（图2.18）。

这两种分析骨骼系统运动的方法也被称为关节运动（arthrokinematic）分析法（以关节为中心，看两块骨骼的相对运动）或骨骼运动（osteokinematic）分析法（以骨骼为中心并且"真实"，即看骨骼在空间上的实际运动）。为了充分描述步态的事件，我们将偶尔会采用这两种方法来观察软组织中的情况。

理解真实运动与相对运动的不同之处不仅仅是一个学术练习题，它对我们了解应力是如何跨关节或通过关节传导也是非常重要的。我们将会看到：导致某关节同样相对运动的、每一种可能的变化会在一模一样的矢量方向上施加到组织上，我们不用管上述5种真实运动的情况（图2.18 C~G）。正如我们之前所看到的，跨越距骨关节的应力导致潜在的耦合效应，因为踝骨与距骨是部分重叠的。既然距骨关节在水平面上是相对固定的，一个骨骼的运动将直接耦合另一个

骨骼。但是，在膝关节，没有骨骼部分重叠，只有通过相关的软组织，才能出现跨关节的耦合。在下文，我们将了解到软组织应力方向的重要性。

足跟着地与足部调整

图2.13和图2.19已经说明足有能力应付地面反作用力，这是足跟着地之后身体反应的首要决定因素。但是，正如我们在下文中看到的那样，足需要身体其他部位的协助以恢复到旋后的状态，为足趾离地做好准备。足与地面的首次接触也许是整个链条中最重要的事件。这是"支撑相"的第一步（见图2.5），如果身体能够接受并适应这种冲击力，如运动中的张拉整体结构，那么这个第一步将定义身体的其他部位将发生什么事。

在一系列的关节中，踝关节是第一个吸收部分冲击力的关节。膝关节和其后的髋关节是冲击力的主要吸收者，然后是脊柱。因此，这些关节

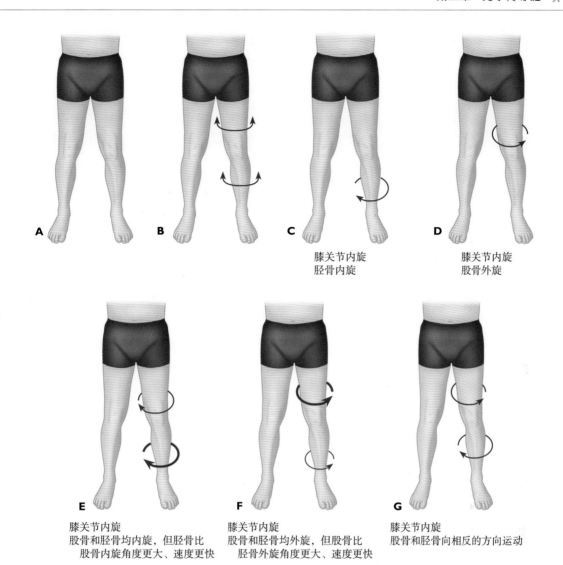

图 2.18　如果我们从双下肢中立位（A）开始，我们将会有 6 种运动选择。如果股骨和胫骨运动方向和速度均相同（B），那么它们就不会在关节处产生相对运动。为了在膝关节处产生相对内旋运动，我们要么内旋胫骨（C），要么外旋股骨（D）。如果股骨和胫骨同时运动，胫骨比股骨内旋的角度更大并且（或者）速度更快（E），我们可以在关节处获得同样的相对关系。如果股骨运动的角度更大、速度更快，即使实际运动都是向相同方向，膝关节也可以相对内旋（F）。如果股骨和胫骨向相反方向运动（G），相对运动由远端骨骼运动的方向来定义。注意：身体关节处的关系通常由远端骨骼的位置来定义，而脊柱是例外，椎体之间的运动关系由上一椎体决定

小调整的累积既传导了冲击力的负荷，又激活了相应肌筋膜的反应。

　　足部摆动至身体前侧，足跟与地面首次接触，地面反作用力将会沿着向后和向上的角度传导，使得踝关节跖屈并减速（图 2.20A）。

　　一些学者认为后足部的构造有缺陷，因为人体大部分的重量是通过距骨来传导的，而距骨却并不完全在跟骨的正上方（图 2.20B）。但是，这种构造是解锁足部半穹顶骨骼结构的关键，对

于我们行走时所追求的轻松、经济和吸收冲击力至关重要（见图 2.14）。在一个坚硬的平面上，跟骨将会有一个急停，但是身体的动量仍然会给跟骨增加负荷。身体相当大的体重将会加载至载距突——有时候也被称为"侍者的托盘"——这种安排使得跟骨在承受由距骨传导下来的重力时发生倾斜（图 2.20B）。

　　跟骨倾斜，或称跟骨外翻（大约 5°），导致距骨向内倾斜并向内旋转。距下关节内的运动影

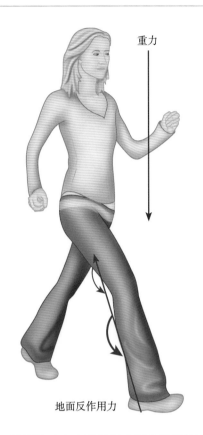

图 2.19 　地面的冲击力使得摆动腿的足部快速减速，足部向前的动量与地面反作用力之间的相互作用使减速加剧

响了距骨和舟骨、骰骨之间的关节。因此，更近端的跗骨将会更快地旋转，导致跗骨间关节相对外旋（图 2.21B）。足部距骨的这一动作解锁了跗骨间线，并赋予了足更大的自由度以适应各种地面。足部"形封闭"的松解也有助于将冲击力传导至厚厚的足底筋膜组织，从而在更大范围内传导力（见图 2.14C）。

> 练习 2.1 　为了体会足部关节的打开，双足并拢并平行站立。将一只手或者双手放于身体前侧，在舒适的前提下尽量向左旋转至最大范围（图 2.22），双足保持在地面上。一定要确保骨盆也跟着旋转。试着动一下右足中部的跗骨，左足做同样的运动，比较一下两者的不同，你应该感觉右足动得更多，因为右足跟内旋得更多，很像步行中足跟着地时的动作。

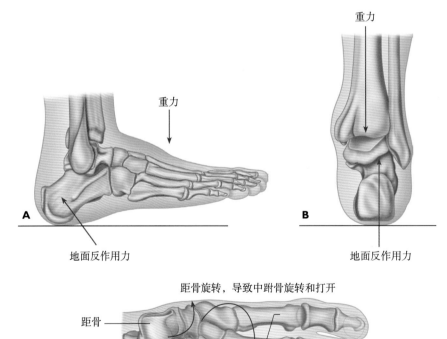

图 2.20 　足跟着地时，跟骨的位置就像跷跷板的一端，强迫足底进行突然跖屈（A）、向内侧倾斜跟骨（这也被称为"外翻"）（B），并且最终向内侧旋转跟骨——然后是距骨和下肢——因为距骨在载距突上向下滑动（C）

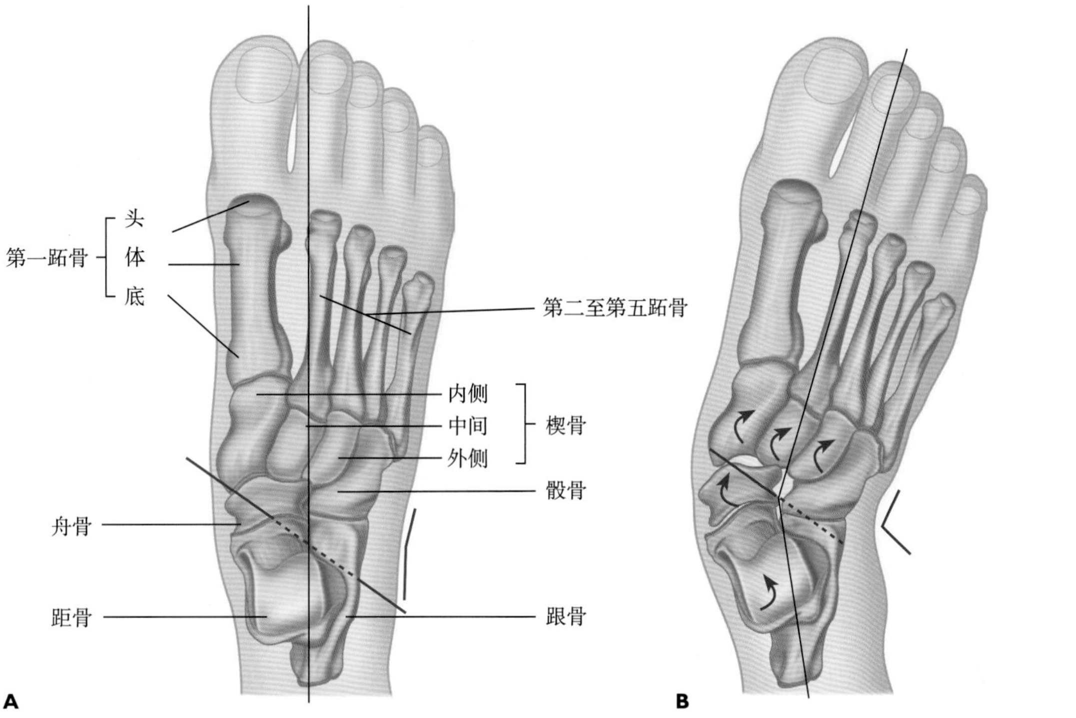

头
第一跖骨　体
底

第二至第五跖骨

内侧
中间　　楔骨
外侧

骰骨

舟骨

距骨

跟骨

A

B

图 2.21　足跟一着地，跟骨和距骨就会快速地内旋。舟骨和骰骨会慢速跟随，导致它们与距骨之间的关节相对外旋。这就打开了跗骨间关节，使得跗骨打开并适应地面

承接体重与腿部调整

　　跟骨外翻导致距骨内旋，由于距骨位于两腿骨所组成的榫卯关节内，这又反过来导致了胫骨和腓骨的内旋（图 2.23）。当膝关节屈曲并且跨越过身体前侧时，胫骨和腓骨内旋 4°~8°，这就在膝关节处出现了外翻的关系（外翻是指构成膝关节的两块骨骼之间的角度。在外翻位置下，胫骨会向下向外远离股骨，图 2.24）。

　　胫骨内旋也会引发股骨内旋，但是，胫骨比股骨运动的速度更快且角度更大。这意味着这两块骨骼之间的相对关系是：在膝关节（胫骨相对于股骨）内旋。在髋关节，股骨和骨盆向同一个方向旋转（内旋），但是骨盆在跨步期间旋转方向是远离摆动腿的，所以髋关节是外旋的。

　　足跟着地后，随着体重传导至下肢，膝关节在足跟着地那一刻会从比较直的角度（高达20°）屈曲，而且随着骨盆承接了上半身的体重，髋关节将会内收（4°~5°）（图 2.25）。

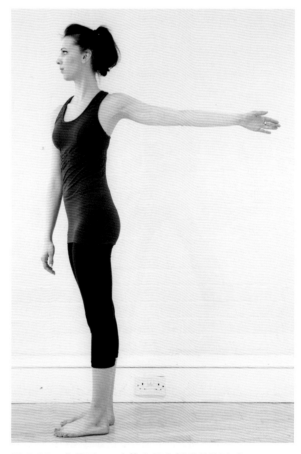

图 2.22　在练习 2.1 中体会足中部跗骨的运动

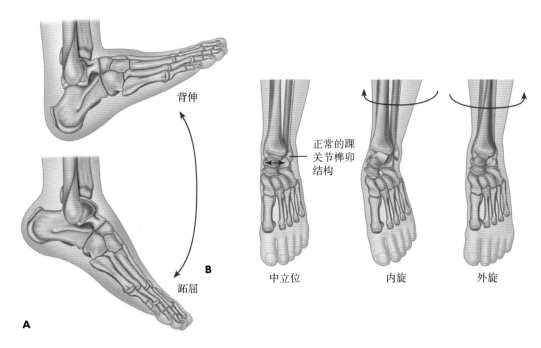

图 2.23   跟骨关节的榫卯结构使得足部在矢状面上可以独立运动——跖屈和背伸（A）。当进行水平面运动时，由于这种关节内在的安全性（B），这 3 块骨骼将会彼此跟随。这就是练习 2.1 中双足有不同运动感觉的原因。如果再做一遍这个练习，你会感觉到你的右腿和左腿分别在做内旋和外旋。小腿的旋转影响了距骨的位置

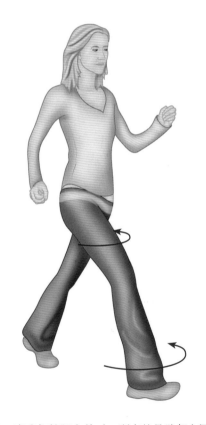

图 2.24   当我们抬腿向前时，所有的骨骼都向同一个方向运动（骨骼运动分析法），多个关节处的关系（关节运动分析）是内旋：所有骨骼都是内旋，但是因为运动的速度和角度不同，每个关节中下方的骨骼相对于上方的骨骼内旋

虽然调整腰椎可以减轻骨盆的大部分侧倾（见第四章），但是腰椎很难减轻骨盆的旋转。身体有许多机制来减少旋转，其中主要的机制是靠对侧上半身向前摆动，这有助于在与骨盆旋转相反的方向上旋转上胸廓。来自骨盆与下肢的旋转"遇见了"上胸廓的反向旋转，它们互相抵消，使得旋转无法到达头颈部（见第五章，图 2.26）。

足跟着地（0~2%），上述所有动作都会发生，足部承接上半身的体重（2%~12%）。当足跟接触地面时，足部开始减速，这使得跟骨做滚动动作，踝关节跖屈。现在足部牢牢地站在地面上，不能向前移动（除非走在冰上），所以身体的动量迫使胫骨和腓骨以距骨关节为中心运动，就像撑竿跳运动员的撑竿那样。胫骨和腓骨依靠支点使得踝关节做背伸运动，直到足踝后侧的组织达到活动范围的极限。在这个点上，身体向前的运动导致足部在第一跖趾关节上滚动（图 2.27）。

请注意，当足跟抬起，从而形成前足滚动与足趾滚动时，在踝关节和足的远端接触点之间产

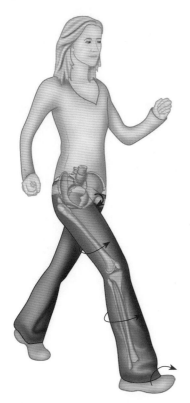

图 2.25 随着体重被传导至前侧下肢，膝关节为了吸收冲击力而屈曲。因为身体的重心在髋关节的内侧，随着外侧的髋外展肌承接了上半身的体重而收缩以保持直立，这会促使骨盆内旋。在旋转传导至头部之前，需要矫正骨盆的倾斜——主要靠下 3 节腰椎运动来实现

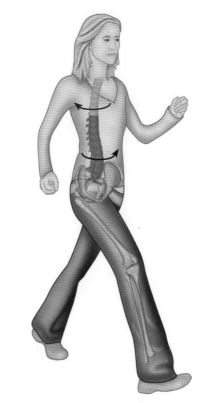

图 2.26 右足跟着地时，骨盆将向左侧旋转，这使得骶骨和腰椎也向左侧旋转。双臂的反向摆动抵消了一部分，使得上胸廓向右侧旋转。这两种旋转力大约在第 8 胸椎处彼此抵消

生了一个长长的杠杆。身体的重量和一些向下的动量将向下压向足踝，而此时前足在支撑着身体。经过这些阶段，从支撑相末期到足趾离地（31%~62%），我们需要足部额外的稳定性。形封闭与力封闭机制必须出现，目的是恢复足部骨骼结构的完整性，否则，软组织将不得不通过承担额外的应力来代偿（图 2.28）。

摆动对侧腿可以驱动矫正足跟着地后出现的旋转。随着摆动腿从身体后方来到身体前方，这必将使得骨盆向对侧旋转。于是，骨盆的运动使支撑腿的股骨外旋，这将旋转其下的胫骨和腓骨，最终旋转距骨和跟骨。

这让我们回到了练习 2.1 中所感知到的旋前与旋后。下肢内旋，其足部的骨骼处于一种松散可调的状态；而下肢外旋，其足部骨骼则更加坚硬、稳定且紧凑。我们需要这种矫正，使足部恢

复到稳定协调的状态，为即将到来的足趾离地准备更多的作用力。在支撑相早期，松散的足部对于冲击面来说是理想的力学模型；在足趾离地之前，松散的足部变得更加坚固，从而可以在第一跖趾关节上向前滚动（图 2.29）。

足部再次旋后，其驱动力就是形封闭与力封闭。相对背伸和最终的足趾伸展牵拉足底跖屈肌和趾屈肌，从而形成了力封闭，而距骨外旋形成了形封闭。摆动腿导致骨盆旋转，从而导致支撑腿骨骼的外旋。在这种情况下，骨盆比股骨旋转得更多，从而导致髋关节内旋，而且，由于股骨比胫骨旋转得更多，所以跨膝关节也形成了内旋。

花些时间理清关节的相对运动是值得的，因为它可以帮助我们看到软组织内到底发生了什么。足跟着地后，跟骨倾斜，由此向上产生内

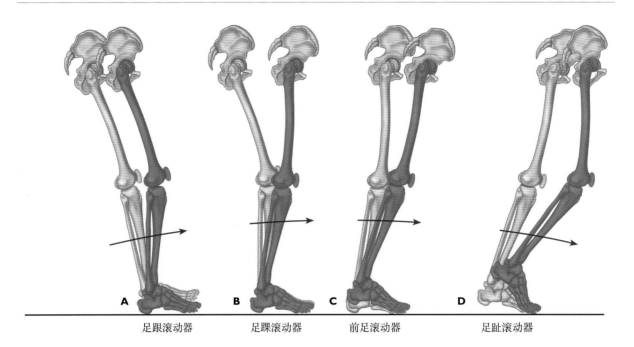

A 足跟滚动器　　B 足踝滚动器　　C 前足滚动器　　D 足趾滚动器

图 2.27　产生向前推进力的 4 个阶段。初始时，足跟着地（A）并承接体重，使得足部减速，产生跖屈，然后足与地面全接触。这一过程导致足中部的跗骨间关节打开，足弓略微降低，也将冲击力传导至超越足底筋膜的深层组织。摆动对侧腿（B）同时骨盆和躯干向前，这导致胫骨和腓骨在足上方背伸，于是足跟抬起，第一跖趾关节滚动（C），使得距骨和足趾蹬地产生推进力（D）

旋，于是，胫骨比股骨向内旋转得更多一些，显然，这被视为"膝关节内旋"。然而，在支撑相末期阶段，随着另一条腿摆动，骨盆旋转，外旋力从骨盆向下传导至股骨、胫骨，直至距骨，这意味着上方的骨骼比下方的骨骼旋转得更多。如果我们回到图 2.7，将会看到：如果两块骨骼向

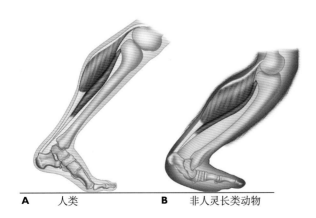

A 人类　　B 非人灵长类动物

图 2.28　人类跗骨间关节（A）锁定机制的益处是可以在支撑相后半程创造一个坚固的杠杆，为足趾离地做好准备。其他非人灵长类动物的足（B）与地面接触的时间更长，因为其跗骨间关节是分离的（使得足跟独立于足的其他部位）

内旋转，但是下方的骨骼旋转得更多，膝关节就会出现向内旋转；如果两块骨骼向外旋转，但是上方的骨骼旋转得更多，膝关节也会出现向内旋转。

当观察到膝关节交叉韧带的排列时，其意义就会变得更加清晰。交叉韧带在水平面上呈一个斜角（图 2.30），主要作用是协助膝关节的前后稳定性。膝关节向内旋转时，交叉韧带耦合；膝关节向外旋转时，交叉韧带分离去耦合。文字可能无法精确表达这种关系与耦合的意义，但是，如果我们看一下交叉韧带在耦合运动中的运动角度（图 2.30D），就可以想象到向外旋转股骨将牵拉胫骨，向内牵拉胫骨也将牵拉股骨。

足再次旋后得益于形封闭所带来的额外稳定性，而形封闭是上方各个骨骼向外旋转形成的。因此，支撑腿之所以出现再次旋后，是因为摆动腿发挥了非常重要的作用，但正是因为跨膝关节的耦合机制，才能让其重要作用发挥得如此成功。

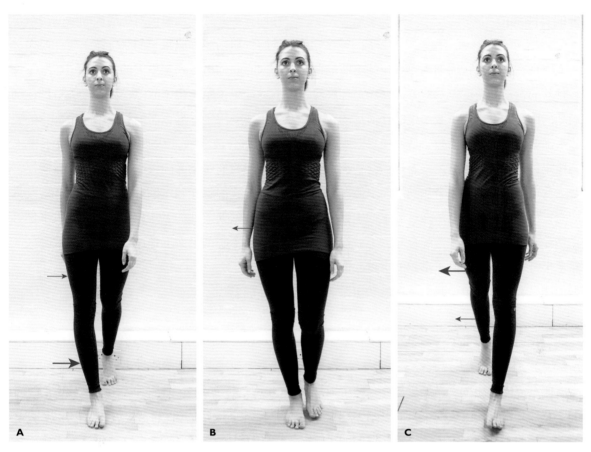

图 2.29　在任何时候，旋转都是由身体运动最快的部位来决定的。如上所述，在足跟着地那一刻，正是跟骨外翻决定了上方一系列事件对身体其他部位的影响。一旦前足全面稳定着地（A），后侧腿就会加速蹬地，其动量和向前的摆动使得骨盆转向对侧，矫正了前侧腿带来的旋转（B 和 C）

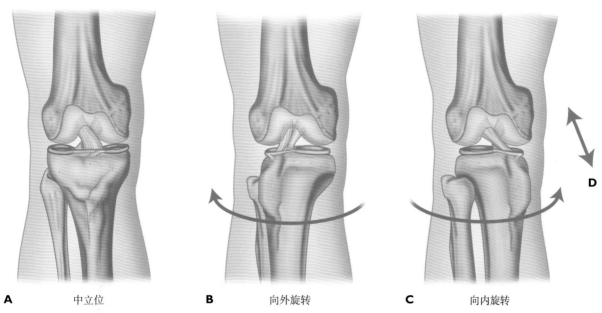

A	**B**	**C**
中立位	向外旋转	向内旋转

图 2.30　膝关节交叉韧带（A）在膝关节向外旋转（B）期间会打开，在膝关节向内旋转（C）期间会闭锁。有 5 种原因可以导致膝关节相对内旋——我们需要参考图 2.18C~G。有时候，更易看出穿行膝关节的力的矢量方向（D），这是源于胫骨、股骨或其两者在各种情况下的运动

身体的其他部位

上半身在整个步行周期内也在持续不断的调整。骨盆的运动和角度以及双臂的摆动是理解身体运动的两大关键点。下肢产生的任何运动在其到达头部之前必须被抵消掉，从而使得双眼视线保持稳定，大脑不会因为足跟着地而受到损伤。双臂运动可被用来抵消各个运动平面上传导至头部的力，但是它们也有助于通过躯干产生弹力，特别是在斜向上。每侧手臂配合对侧下肢运动。虽然上半身对于行走做出了卓越的贡献，但是它的运动还是有点太简单，我们将在后文探讨。

■ 向前行进

后面章节的关注重点是分析身体在两个极点上的姿态：足跟着地（包括承重的过程）和足趾离地。在这两个极点上，由于身体与地面的接触点距离身体重心更远，所以软组织参与度最高，它们跨关节延伸以传递更多的力。

在足跟着地和足趾离地的那一刻，身体组织正在为各种反应做准备，这些反应是由身体其他部位的关节排列来决定的。首先，通过理解骨骼和关节的运动模式，我们可以观察冲击力被引导至软组织的什么部位。我们能够看到肌筋膜内的机械感受器系统是如何感知骨骼力学的，它可以提醒相应的肌肉作出反应以减缓身体向下运动的速度，这种向下的运动是由动量、重力和地面反作用力相互作用而产生的。在这种适当减速的机制下，身体不仅可以利用拉伸缩短周期中的所有要素，还可以利用使得行走高效、轻松和优雅的筋膜回弹力，从而最大效率地反转筋膜链上的依次形变。

关节屈伸产生了预应力——反向运动或者预备性运动——这可激活肌梭产生等长收缩。绷紧的肌肉使得相关肌筋膜可以吸收更大的减速力。一旦筋膜到达其弹力转变点，它就可以像弹簧一样回弹。此外，当肌肉对抗周围绷紧的组织（肌外膜、肌内膜和肌束膜的联合体）时，肌肉必要的向心收缩可以产生更大的力。

如果该系统出了故障，如一个关节的运动缺失了或受限了，那么肌筋膜链上某个部位的肌纤维就不会被激活，从而导致其他部位不得不代偿。当我们感觉必须做出额外的努力才能连续运动时，我们就能确定该系统存在故障。后续章节将详述各关节处的重大事件，这些重大事件可以增加各个解剖平面上弹性动能的利用效率。

■ 总结

1. 行走主要有 4 种功能：推进行走、节约能量、稳定站立和吸收冲击力。

2. 将骨骼系统和关节排列放在步行周期的背景下，我们就可以建立软组织反应的清晰图像。

3. 可以通过比较解剖学和进化解剖学了解不同的运动策略，运动策略有助于提高运动效率并且节约运动能耗。

4. 骨骼的进化改变，特别是足与脊柱的变化，使得长步幅更容易，并且，当身体向前移动时，这些变化使得动量可以对更多的组织施加应力。

5. 一个长步幅需要足趾伸展、髋关节伸展、腰椎伸展，这些活动性使得肌筋膜组织可以捕获动量中所蕴含的能量。

6. 地面反作用力与重心之间的偏移，如载距突和距骨之间以及髋外侧之间的偏移，也可以被用来硬化组织以利用软组织内的预张力。

7. 当足跟着地和承重时，人类的足就是一个灵活的适配器；当准备好要足趾离地时，人类的足又变成一个坚硬的杠杆。形封闭与力封闭的概念最能描述足的功能。

8. 骨骼运动分析法和关节运动分析法可以清晰地阐明骨骼的真实运动与关节的相对运动。

第三章

矢状面

你无法教会螃蟹向前直行。
——阿里斯多芬尼斯（Aristophanes）

■ 引言

向前直行是人类的默认行走动作，但不是所有人在任何时刻都能完成这项任务。我们将在本章后续内容中探寻无法直行的众多原因。在矢状面上行进需要做屈曲和伸展的动作，这可能是我们在行走中看到的最明显的动作，也是大多数步态分析的基础。

与甲壳类动物不同，人类髋关节下方最主要的关节运动[1]就是在矢状面做屈曲和伸展运动。正是关节串联式的排列决定了我们这样的运动策略，并且允许我们"直着走"。

在冠状面和水平面上同样有重要的要素，我们将会在第四章和第五章中探讨，因为我们在后续章节中会构建更饱满、更可信的三维图像。

我们直行的能力的实现用到了贯穿整个身体的伸展运动，我们将看到伸展是如何硬化众多组织的，这些肌筋膜组织的连续性与连接性各不相同，它们精诚合作来控制动量，并且为摆动相回收能量。但是，利用矢状面行进以适当加载组织的能力需要以下基本事件。

- 足部的每一个滚动器——足跟、足踝、前足和足趾。
- 膝关节伸展。
- 髋关节伸展。
- 腰椎、胸椎和颈椎伸展。

在第一章中，我们已经介绍了步态的两大模型：反向钟摆模型与弹簧质量系统（图1.8）。正如我们看到的那样，如果软组织在髋关节屈伸时赶不上它"滴答滴答"的动作，那么反向钟摆模型是不成立的。弹簧质量系统更能匹配作用力，因为髋关节任何一侧的弹性组织都可以高效地配合骨盆的需求。骨盆的上下起伏将在下一章探讨，本章探讨的焦点是确保屈肌与伸肌达到最佳负荷的事件。最佳负荷得益于长步幅，因为长步幅会积极地影响肌筋膜组织的预先牵张，并且允许弹性能量被肌筋膜组织捕获。正如我们将在下文看到的那样，有许多相互依赖的事件会对矢状面行进产生负面影响，并且缩短步幅，或在其他两个平面的任何一个平面上产生代偿。

---

1 膝关节、距骨关节和跖趾关节，它们在矢状面上都有比较大的关节活动范围，特别是和足部较小的关节比较时。这些关节可能在其他平面上运动，但是，它们的活动度没有那么大；虽然小关节也很重要，但它们对步幅的贡献度没有那么大。

使用解剖平面的说明

需要提前说明的是，没有所谓的矢状面运动、冠状面运动和水平面运动——只有运动——运动在所有 6 个运动平面上都发生。使用运动平面是为了更容易地描述和分析动作的三维复杂性。只是说一切都是螺旋的，或者一切"只是在移动"，并不能让我们明白发生了什么和为什么发生。设定 3 个运动平面可以提供一个坐标系统，便于用解剖学术语来描述部位和动作，就像经度和纬度为导航提供了类似的作用一样。实际上地球是没有这些经线、纬线的，但经纬度让我们知道了我们在哪里，哪里是"其他地方"，以及如何从这里到那里；这 3 个运动平面也给了我们类似的能力来分析动作。当结合了真实运动与相对运动的概念时，使用运动平面会变得非常精准。对运动平面和运动学有了充分了解后，我们就能够清晰地描述我们的动作从哪里开始，到哪里结束，以及如何达成。

此外，没有纯粹的矢状面运动，可以使用术语"旁矢状面"或者"足够接近于矢状面"替代。为了避免更多术语造成混乱，并且和其他文章相一致，我选择使用矢状面，其宽泛意义是"向前直行"。

还有一点也很重要：所有的肌肉在每个平面都发挥作用以提供额外的支持或增加一条必不可少的支持线，协助调整或控制动作，但绝大多数肌肉有一个主要的纤维方向，有助于在某些特定阶段控制动作的方向。

■ 启动 1——矢状面负荷

在身体能够参与任一步态阶段之前，首先它必须启动。任何与有神经问题的患者或家庭成员一起共事的人都可以证明，有时步态的启动是困难和令人沮丧的。步态的启动是复杂的，只有多种机制到位后才能真正地开始行走。充分探讨这些机制不是本书的写作目的，但是，对分析道尔顿（Dalton）、毕舍普（Bishop）、蒂尔曼（Tillman）和哈斯（Haas）的著作（2011）是非常有帮助的。他们认为：第一次迈步前，将摆动脚放在支撑脚的稍后侧可以提高向前的推进力，并且可以缩短启动的时间。如果将摆动脚放在支撑脚后方差半脚的位置上，就可以伸展髋关节，背伸踝关节。这个简单的摆位对于老年人和帕金森患者非常有效，了解髋屈肌和足踝屈肌内的筋膜预张力可以轻松解释其中原因。

练习 3.1　一只脚后伸，用足趾轻点地板，你就能很容易地感觉到身体前侧形成的预先牵张的积极效果。尝试一下：一只脚快速后伸触碰身后的地板，然后放松，试着不主动发力将腿恢复至起始位置。你会发现，后伸脚将有自动收回的趋势，这是因为腿向后摆动，拉伸了它的弹性组织，前侧组织内储存了弹性反冲的能量。在真正获得这种感觉之前，你可能需要多做几个实验，试着用不同的速度、不同的力道，或者试着延长足趾与身后地板的接触时间。大多数人可以感觉到：速度增加，弹性反冲力也增加；后伸幅度增大，弹性反冲力也增大；但是，这种感觉的前提条件是要在对侧髋关节屈曲前收回腿，因为髋关节屈曲会降低身体前侧的张力。时间也很重要——足趾点在身后地板的时间太长，就会失去动量。这便是缓冲效应，即停顿太久，就会损失大部分弹性能量（转化为热量），需要主动做功才能将腿收回。

为什么道尔顿实验从摆动脚的位置上得到了积极的结果，练习 3.1 给了我们一种可能的解

---

1 势能被称为"潜在的"能量，因为它还没有被使用，可以转化成其他事件。在存在弹性能量的情况下，潜在的结果通常是反方向运动。

释。在组织内，甚至一点点预张力都可以减轻启动摆动腿时肌肉所需的工作量和协调量。伸展腿部可以提供弹性势能用于恢复屈曲。[1]

预先加载组织可以消除筋膜的松弛——它会"收缩包裹"肌肉周围的筋膜——这意味着一旦筋膜内的肌肉需要收缩，肌肉所产生的力会立刻沿着整个筋膜传导。正如我们在第一章中所看到的那样，组织预先加载不但有效地减轻了肌肉的工作量，还增加了肌肉的相对力量。

筋膜连续性、解剖列车或者张力线？

在练习 3.1 中，足趾触地的姿势是模拟足趾离地期的姿势，足趾蹬离时，向前的动量穿行于各个关节，沿着前侧肌筋膜组织产生预张力。练习时试着用不同的姿势：头前伸、胸廓各种倾斜或平移、手臂和肩关节进行伸展或屈曲。每个体位都会影响你在髋部所能感觉到的"弹簧"能量的大小，所以如果客户有低效的步态，我们需要及时处理那些不良体位（见下文"临床笔记"）。

在本书第 1 版中，来自解剖列车模型的前表线和前深线（图 3.1A 和 B）让我们认识到行走时上半身的结构与功能姿势的重要意义。但是，解剖列车模型的许多筋膜连接理论也倍受质疑（Wilke et al. 2015），在广泛的解剖学文献中，支持前表线的资料非常非常少。不考虑其连续性，从功能角度出发，真实的筋膜连接与运动中所形成的全身张力线相比较，前者的意义要小很多。沿着矢状面分析张力是本章的首要焦点，因为穿行身体的张力有助于作用力从一个软组织结构到另一个软组织结构的沟通交流。

作用力在软组织结构之间沟通交流的方式至少有 3 种。

- 依据后斜线直接穿行筋膜组织。后斜线内包括背阔肌、胸腰筋膜和臀大肌（Carvalhais et al.，2013；van Wingerden et al.，1993）。
- 经由骨骼的弹性（van Wingerden et al.，1993）。
- 经由骨骼，但既不考虑骨骼的弹性，也不考虑骨骼在负荷下的变形（Myers，2015；图 3.2）。

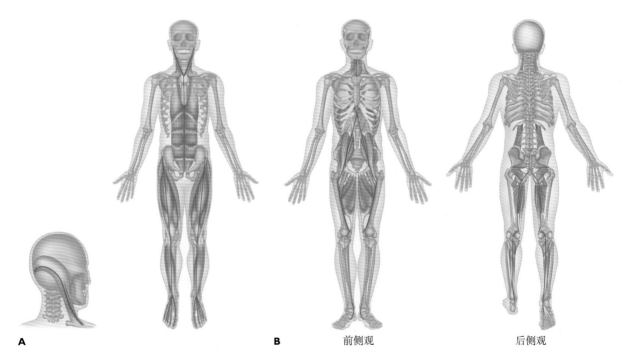

A   B   前侧观   后侧观

图 3.1 前表线（A）与前深线（B）的图示（Myers，2015）

请注意，组织之间肌筋膜连续性的存在并不一定意味着其会传导作用力。一块肌肉连接另一块肌肉，肌筋膜是可以连续的，但未必传递作用力（Schleip，2019；个人交流）。我们必须承认组织在连续性和刚度上的解剖学差异，但不能总体假定作用力是如何在每个筋膜中传导的（van Wingerden et al.，1993）。

在很多情况下，身体并不一定需要连续性，实际上也可能因作用力没有跨越附着点传导而获益，这一点我们将在下一章骨盆在冠状面上的稳定性中进行讨论。如果我们把身体视为一个张拉整体结构，骨骼附着点的上下组织之间的张力将增加骨骼的稳定性。[1] 稳定骨骼将使其能够响应运动，并且成为运动系统内部刚度更大的要素（肌腱比骨骼刚度略小，肌筋膜刚度最小）。在迈尔斯提出的前表线中，股直肌和腹直肌是分离

的，他认为骨盆可以作为一个坚硬的硬化要素在两块肌肉之间传导作用力。简单地说，因为骨盆的刚度，腹直肌和股直肌的筋膜不必彼此相连；这些肌肉是跨过骨盆来对抗的——牵拉一方就会影响另一方。

作用在骨骼上的力是重力、动量和地面反作用力的综合，该综合力与附着在骨骼上的软组织的力量、活动性和相对刚度相平衡。如果能够想象到这些作用力沿着主要肌筋膜组织的方向，你将理解肌纤维方向和运动方向在功能上的部分重合，如足趾离地时，身体的伸展与屈肌的排列相关。我们为此建立了图像，希望读者能够通过图像了解身体是一个相互连接、相互作用的整体，它可以调整刚度以应对穿行其中的作用力。当所有的拼图到位时，组织的连续性也就变得没有那么重要，重要的是在关节活动范围、肌纤维方

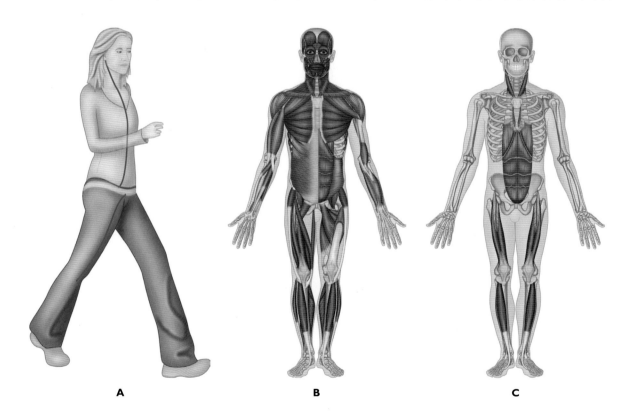

A　　　　　　　　　　**B**　　　　　　　　　　**C**

图 3.2　足趾离地的姿势可以预牵张身体前侧的绝大部分结构（A）。如果我们只关注矢状面的伸展，并忽略其他解剖平面上的软组织（B），就可以找到前表线，但是这种姿势也牵张了更多的组织（C）

---

1 在运动的情景下，骨骼需要保持稳定但并不意味着没有运动，其更接近于"受控制"——由于周围的力平衡，骨骼有能力做出适当的反应。

向、常见运动模式之间所形成的合作性联盟。

　　绝大多数的运动都发生在长链中；只有在健身房或者骨科检查时，我们才会有意地区别某些关节和组织。运动模式和软组织排列之间的部分重合并不是意外，而是必须共存——很多解剖学家都注意到了这一点。解剖列车模型就是一个起点，可以看到形态与功能之间的部分重合，但解剖列车模型只是超级复杂现实的简化版。

　　例如，已有研究表明在髋关节伸展中，许多被动弹性组织（单关节肌和双关节肌的筋膜组织、关节囊、韧带和皮肤）参与了 40% 的负功（负功可以令动作减速；Slider et al.，2007）。一旦恰当地加载了势能，这些组织就可以在足趾离地期与摆动相早期提供大约 50% 的净正功（正功就是回到屈曲位），胶原组织在这种情形下可给予协助（Whittington et al.，2008）。正如我们将在下一章看到的那样，如果我们把目光只是局限在解剖模型所列举的单个筋膜组织上，那么我们将会忽视其他重要的因素，所以我们需要扩展

视野，不再只盯着单个筋膜组织。

　　真实的情况是，身体同时综合运用多种机制。

　　1. 正如弗利明和迈尔斯所描述的那样，当作用力在肌筋膜组织之间传导时，会产生串联式预张力。

　　2. 当作用力在筋膜层之间传导时，如大腿的液压放大器效应（见第四章），会产生并联式预张力。

临床笔记

　　前侧组织的张力是导致客户胸廓后倾的部分原因吗？如果是头前伸，前侧组织会变短或刚度降低（图 3.3A），而胸廓后倾是一种常见的代偿（图 3.3B）。胸廓后倾是为了抵消头前伸而获得头部的平衡，但是它也会运用身体前侧所产生的张力帮助回弹力参与步态中的屈曲动作。

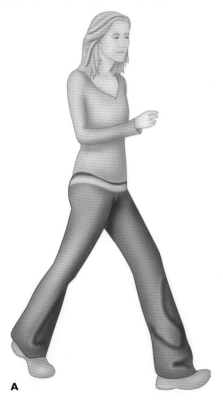 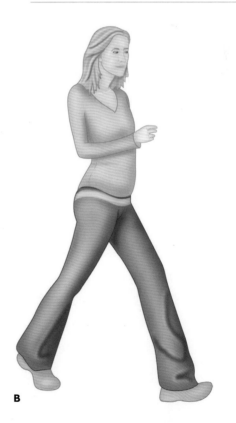

A　　　　　　　　**B**

图 3.3　如果头部向前平移，那么髋关节伸展时身体前侧肌筋膜的张力效率会降低（A），而胸廓后倾可以代偿这一点（B）。这样，身体为了达到某种平衡，前侧与后侧组织都可能形成受限区域

■ 矢状面步行周期

在矢状面内，足趾离地期可能是步行周期中最有趣的部分，因为它决定了将腿抬起进入摆动相前的伸展范围，从而决定了多少组织预先牵张。如图 3.2 所示，在伸展姿势所获得的适当的预先牵张力可以决定腿摆动时有多轻松，当足趾离地时，其释放的是弹性能量与肌肉最小向心收缩力的理想混合体。我们之前看到，矢状面的预先牵张有利于那些有神经损伤的人启动步行，但我们所有人都可以通过确保合适的步幅长度来为每一步创造类似的优势。

■ 肌电图的解读

当肌肉细胞被激活时，利用肌电图（EMG）检测肌肉细胞电位，可以记录肌肉的激活情况。在图 3.4 中，其标度为最大随意收缩百分比，这让我们看到在步态的任一阶段，与其潜力相比，肌肉做功有多不容易。

肌电图的使用存在一些限制，和步态一样复杂：当肌肉可能正在做功时，它不能给我们方向感（除非用推断法，这是我们将来不得不采用的方法），并且在步态中，不是每一块肌肉都能被测量，我们只能根据有限的资料去分析。

但是，肌电图的一个主要优势是它可以让我们看到肌肉的真实功能，且显示了肌肉通常是如何工作的，与传统描述的解剖"动作"相反。当肌肉真的被激活时，进行测量是有必要的，否则分析动作，特别是分析步态时，会有很多困惑。例如，一些学派主张在足趾离地期间，是臀大肌伸展了髋关节。然而，快速浏览一下图 3.4 中的肌电图，我们发现从足跟着地前（95%）到支撑相中期（12%），臀大肌都是活跃的，但从支撑相中期往后，臀大肌是静息状态，而此时，髋关节却是伸展的。所以，臀大肌没有伸展髋关节；相反，足跟着地后，产生了长长的杠杆，此

时髋关节被屈曲，而臀大肌阻止了髋关节进一步屈曲。

肌电图也显示在足趾离地之前，即髋关节伸展的最后一刻和屈曲的开始瞬间，股直肌是激活的——这是混合模式，但是它在运动控制与减速方面是有意义的。正如我们在之前练习中看到的那样，足趾蹬离前，髋关节伸展的角度在功能上也是很有意义的。如果我们没有足趾伸展、膝关节伸展，甚者没有腰椎伸展，那么我们不可能获得髋关节现在的活动度，因此我们也将失去股直肌由支撑相进入摆动相时所做的贡献。

注意到股直肌与其他股四头肌之间的解剖学差异也是很有趣的。股直肌与其他股四头肌的筋膜层是不一样的（Nene et al., 2002），它的羽状肌纹理朝向髋关节，说明它的潜在焦点是髋关节的伸展，而不是膝关节的伸展。

如果我们依据踝关节跖屈肌的特性来分析股直肌，就可以更好地洞察这两者的作用。跖屈肌的羽状角一致地朝向踝关节——这是它们控制的关节。股直肌的肌纤维角度是向内、向上的，在髋关节减速与膝关节伸展上，股直肌是不是在前者发挥的作用更大呢？与其他股四头肌不同，股直肌存在于一个单独的筋膜平面上，这更便于它单独滑动，且给了它必要的自由度以服务髋关节。

肌电图也证明了跖屈肌具有控制足踝运动的功能。在支撑相中期（12%），髋关节在矢状面处于中立位，向前的动量占据主导地位，跖屈肌（图 3.5）牵张以减速并在踝背伸时控制踝关节，然后在足趾伸展时控制足趾。

腘绳肌（股二头肌、半腱肌和半膜肌）的肌电图解读也很有趣，在摆动相中期，当髋关节正在屈曲时，腘绳肌开始激活，这再次表明需要同一块肌肉控制其"传统动作"的相反动作。腘绳肌继续收缩直至支撑相中期，类似臀大肌，当髋关节开始伸展时，它们就会关闭。

如果坚持每本教科书中反复所讲的"动

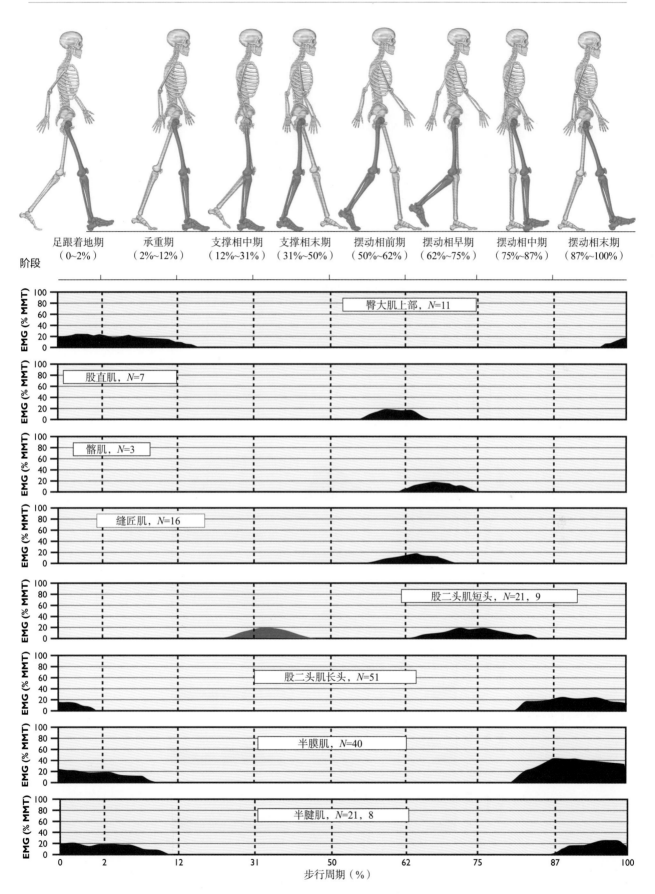

图 3.4 步行周期与相关肌电图解读。请注意：肌肉牵张时，相关关节在做反向运动，不同于有些教科书上的"动作"（*N*，测量的受试者数量；EMG，肌电图；MMT，徒手肌肉测试）（Perry and Burnfield，2010）

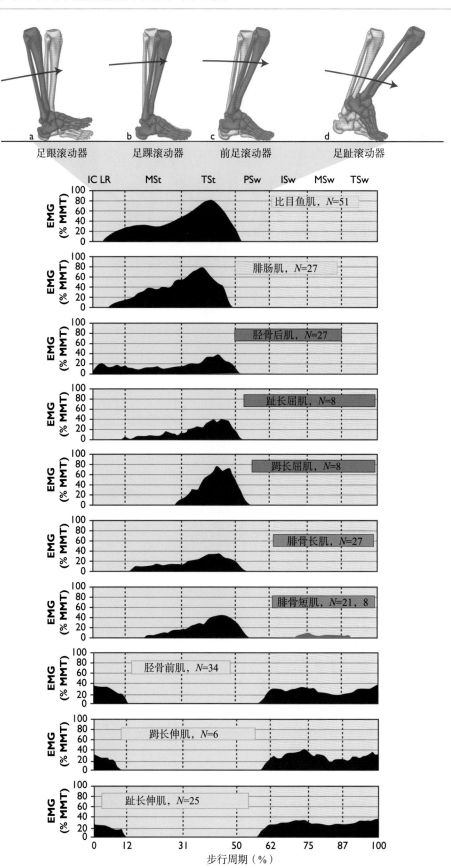

图 3.5 　从足跟着地开始，下肢的其他部位在足跟滚动器上方做"撑竿跳"（A），并且继续向前，通过距骨关节做踝背伸运动，牵张跖屈肌（B）。当达到自然活动范围时，足跟抬起，迫使地面接触点滚过前足（C），最终滚过足趾（D）（Perry and Burnfield，2010）

作"，那么肌肉收缩的明显反转就会令人困惑。教科书描述的是一个理想化的开链、无重力、无动量的动作，这会阻碍我们学习真实的肌肉功能（肌肉功能是灵活的，并且依赖于环境）。例如，人们必须质疑肌肉是否启动了动作（向心收缩），是否减缓了动作（离心收缩），或者是否与外部的动量、重力、地面反作用力共同协作（这可能需要向心、离心、等长收缩的组合，取决于力的平衡和速度调整的需求）。

■ 足趾离地与摆动相前期

我用了术语"足趾离地（toe-off）"，而没有用更常用的"蹬离（push-off）"，这是因为后者会给人一个跖屈肌主动蹬地的印象。蹬离暗示向心收缩，但实际情况更为复杂，并且需要肌肉、筋膜组织和动量的共同协作，其在能量消耗上是更经济的。

众多研究者发现，当身体体验有节奏的、重复的动作时，系统会优化自身以减少与做功有关的向心收缩与离心收缩，并且，肌纤维保持相对地等长收缩。肌肉可能正在牵张，但这并不意味着肌纤维正在缩短或拉长；它们只是调整了组织内的刚度，通过利用动量使弹性能量的捕获与释放最优化（Fukunaga et al., 2002; Sawicki et al., 2009; Robert, 2016）。正如我们在第一章所看到的那样，当与动量相结合时，肌肉力量将进一步牵张（拉长）肌腱，这个牵张提供了储存的势能，该能量在回动中可以作为动能。

人们常说，肌腱被牵张到其长度的 5% 左右时，其弹性反冲的能量效率极高，可以归还97% 的能量以用来拉伸（Alexander, 2002）。但是，还有一点也很重要：正如施莱德等（Slider et al.）证明的那样，除了肌腱，其他组织也参与了弹性机制（2007）。当系统内有动量时，所有的胶原组织都有能力循环利用动能——只是利用程度不同而已，且取决于胶原纤维的成分。

从足趾离地到摆动相早期，打开的、伸展的姿势会释放能量，释放的能量是捕获的能量，而不是肌肉向心收缩做功向前拉动或推动身体的能量。动能的捕获需要足够的动量和每个关节有足够的活动范围，从而使得组织可以产生应变。当我们在步行周期中开始行进时，关节之间会存在许多相互依赖的关系，我将它们称为"基本事件"。随着我们对步行周期不同阶段和事件的研究，我们将探寻这些基本事件的相互依赖性，特别是探寻在足趾离地时，所建立的如弹弓触发类似机制。

■ 足部滚动器、力封闭、弹弓

行走有助于解决问题——双脚就好像精神科的小医生。

——佩珀·吉亚迪诺（Pepper Giardino）

正如我们在第二章所看到的那样（图 2.13），足部在支撑相必须满足多种功能，随着行进，足部要从稳定态变为灵活态，然后在足趾离地之前，再回归形成一个坚硬的杠杆。每一种功能都会出现在不同的阶段，有不同的关节关系，也会有不同的组织牵张。支撑相通常被分为 5 个期（足跟着地期、承重期、支撑相中期、支撑相末期和摆动相前期），在此期间，足与踝在行进中用到了 4 个所谓的"滚动器"——足跟、足踝、前足和足趾。正如我们将在下文看到的那样，每个滚动器自身对于足部的调整适应都是一个重要事件，但是，它们也与另一侧足和下肢的摆动、行进相关联——身体是一个真正互相依赖的整体。

一旦足跟着地，地面反作用力、重力和身体的动量之间就会发生相互作用，使得足部以跟骨着地的方式进行滚动（图 3.5）——这就是所谓的足跟滚动器。这种力的变化很像撑竿跳运动员所做的那样，将竿撑在地上，就可以将撑竿向下的运动变为向前和向上的运动。跟骨和地面之间的相互作用形成了刹车机制，鼓励腿部"撑竿"在跟骨上方通过。

随着骨盆在支撑足上方向前移动，踝关节从跖屈变为背伸——足踝滚动器。最终踝关节到达其关节活动范围的极限，使得足跟抬起，支撑足先滚过跖骨头，接着快速滚过足趾——前足滚动器和足趾滚动器。

为了顺利通过这 4 个滚动器，各个关节必须有足够的活动性，跖屈肌群必须有足够的长度，这样才能实现全部的运动。内、外踝周围的各条肌腱也要处于平衡状态，以使足部从足跟着地和承重所导致的足外翻或足内翻中恢复原状。

当我们借助肌电图来分析足部滚动器时（图 3.5），肌肉的作用变得更加明显。在足跟着地（0）和足趾离地（62%）之间，所有的跖屈肌都处于不同程度的激活状态，它们的作用是控制和减缓足部上方身体的行进——即首先减缓踝背伸，然后减缓足趾伸展。正是减缓足部上方的"撑竿跳"，跖屈肌和大腿上方的前侧组织才能捕获来自身体动量的动能。在步态的这些阶段，我们可以想象跖屈肌的功能，它们就像一根根橡皮筋，从足跟着地到足趾离地，随着行进而变长。

身体中弹性组织的刚度和动量各不相同，也会随着步态速度不同而变化。因此，在持续变化的变量产生非常复杂的相互作用时，肌肉是张力和刚度的瞬间调制器。我们能够看到，向心收缩和离心收缩比等长收缩更消耗能量，当行走出现超越"首选转变速度"[1] 时，肌肉会消耗更多的能量（Shih et al.，2016；图 1.29）。萨维吉等认为：通过最优化等长收缩，肌肉张力将能量消耗最小化（2009）。然而，当身体在足部上方行进时，踝关节周围的肌肉张力会出现变化，并且在

肌腱自然刚度的背景下，为应对动量，肌纤维通过向心、离心、等长收缩"微调"系统的刚度。周围组织内肌肉张力起到了"刚度调节系统"的作用。如果动量太大或不足（如向上爬坡时），肌肉就不得不代偿，并且主动额外做功，或者肌肉可能需要控制额外的负功（即通过向心收缩或离心收缩以控制和减弱动量）。

肌纤维可以向心收缩以加速或减缓动量，但是收缩力是通过关联的肌腱转变的。每个肌腱的刚度受多个因素的影响，其中包括长度和厚度。一个短而厚的肌腱比一个长而细的肌腱更硬，并且，肌肉必须控制与动量和所需关节活动范围相关的适当应变。当整个组织拉长时，肌纤维进行等长收缩，这也是可能的。

无论肌肉是拉长、缩短，还是保持等长（我们更喜欢等长，可以保持高效率），比目鱼肌、腓肠肌和腓骨长肌在支撑相中期（12%）（图 3.4）都随着踝背伸的进展而增加了刚度。踝部滚动器动作拉长了比目鱼肌和腓肠肌（图 3.6），足通过旋后和重新参与跗骨间关节而回归到中立位。踝背伸使比目鱼肌、腓肠肌和足底筋膜连在一起运动，以进一步支撑足部众多关节顺利滚过前足和足趾。如果中足不能正常恢复（即跗骨间关节无法重新闭锁），过量的压力将会加载到足底筋膜上，足底筋膜将被迫成为足部的主要稳定器。

比目鱼肌位于小腿肌肉的深层，附着在跟骨的内侧，所以它可以协助跟骨避免外翻（见第五章）。由于胫骨后肌、姆长屈肌和趾长屈肌的肌腱跨过距下关节的有一定角度，比目鱼肌将和后侧深层肌间隔共同防止足外翻。从足跟着地（胫骨后肌——下文进一步探讨），经过支撑相中期（趾长屈肌），到支撑相末期（姆长屈肌），后侧深层肌肉也依次牵张，因为在支撑相末期（31%~62%）每一条肌肉都在减缓背伸（12%~

---

1 首选转变速度是指动物改变它们步态模式的速度，如从走到跑。行走的快慢影响弹性负荷，并且需要加强肌肉调节。

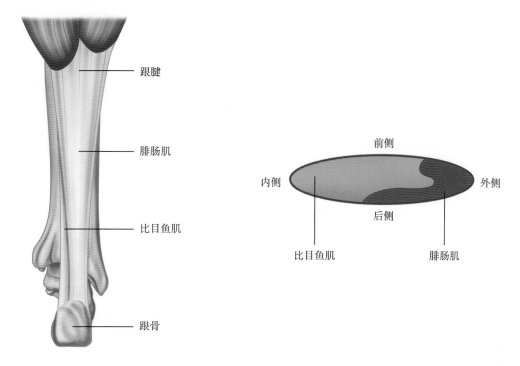

图 3.6 由于比目鱼肌位于肌肉深层且附着在内侧，所以它可以使跟骨内翻，从而帮助跗骨恢复排列。腓肠肌附着点位于外侧和浅层，它的大部分筋膜组织包绕着足跟，连接着足底筋膜（图 3.8）（Perry and Burnfield，2010）

31%）和足趾伸展方面发挥了作用。

任何一个"滚动器"失效都会阻止足滚动至足趾，从而无法产生高效的足趾离地。步幅自然会缩短，并且行走时需要提升髋来代偿，即同侧的骨盆"抬高"下肢并使其屈曲。这种代偿可以因为多种原因（如髋关节伸展不足、膝关节伸展不足、踝背伸不足，或者足部滚动器缺失任何一个）而出现，因此我们要采用多种方法以鉴别诊断，从而为客户制订一个矫正方案。

滑轮、绞盘效应和力封闭

正如我们在第二章所看到的，足部在足跟着地（0~2%）后和足趾着地前的准备阶段（支撑相末期 31%~50%），承受很强的作用力。足得益于在这两个阶段的相对稳定与旋后运动，但在这两个期（足跟着地期和支撑相末期）创造稳定性的机制却不一样。在足跟着地之前，就牵张了胫骨前肌、蹈长伸肌和趾长伸肌，使得足在摆动相背伸并内翻（图 3.4）。这 3 条肌肉的牵张力支撑了足旋后，为足跟着地做好准备。

然而，通过牵张所有的跖屈肌才创造了足的再旋后，为足趾离地做好准备，此时，在支撑相，身体在足部滚动器上方行进，跖屈肌控制踝背伸和足趾伸展。

在支撑相中期，一旦足跟开始提升，足部应该保持稳定以应对力的偏移（图 2.28）。随着进展至前足滚动器，支撑点（前足）位于身体重心的前方，此时身体的重量向下传到足踝，一个长长的"杠杆"就形成了。如果足部不稳定，它将很难在这个阶段转变，也就无法将合力分配至整个足和踝的肌筋膜组织。踝背伸与趾伸展的能力是基本事件，它们可以提供软组织支撑和足部的力封闭，以协助这种机制（图 3.7）。足部滚动器缺失了关节活动度，就会对足旋后与稳定性产生不利影响。

踝背伸与足内翻是共生的关系，它们可以帮助足底筋膜牵张（图 3.8）。将足部各个骨骼牵拉在一起，并且牵张弹性组织，这就产生了力封闭，从而使支撑足作为一个坚硬的杠杆。

跟腱可能是阿喀琉斯（希腊神话中的英雄）的弱点，但幸好它是我们身体上最强壮的区域之一。来自比目鱼肌和腓肠肌的肌纤维旋转大约 90° 进入跟腱（图 3.6）。这使得比目鱼肌附着在跟骨的内侧，有助于产生足内翻（Doral et al.，2010）。然而，尽管跟腱力量强大，但它仍然是体内排名第三的易损伤的肌腱，仅次于肩袖和膝部肌腱。考虑到跟腱可以承受的力高达人体体重的 12 倍，其易受伤也就有据可依了，但是，正如我们在第一章中看到的那样（图 1.26），随着跟腱拉长到正常的范围，刚度会持续不断地上升，这是跟腱筋膜排列的特性。

跟腱与身体的其他部位一样，也有很好的适应性，用得越多，其横截面积就越大。人们发现运动员的跟腱比非运动员的跟腱粗大许多。但是，其中的因果关系还没有定论；也许是更粗大的跟腱带来了更优秀的运动表现（Malvankar and Khan，2011）。研究还表明，肌腱的刚度与其所附着或所控制的肌肉的张力之间有反馈机制。肌肉会调整张力以满足肌腱的弹性，从而使弹性输出的效率最大化（Lichtwark and Wilson，2007；

Sawicki et al.，2009）。

足部的力封闭取决于跟腱在足趾离地期的表现和力量。前行至足趾滚动器将会增大跟腱张力，再次锁紧跗骨间关节并拉伸足底筋膜。越来越大的背伸导致筋膜被拉长，使得组织负荷较大，其所产生的巨大能量一旦释放，就可以推动身体向前。

这使得跟腱（还有臀大肌）成为人类步态中最重要的解剖因素之一。与其他非人灵长类动物相比，人类的跟腱更长，腓肠肌更小——大部分力是通过组织弹性，而不是通过肌肉收缩来产生的。人类小腿的重量更轻，意味着可以消耗更少的能量来移动它。这也使得小腿拥有体内各部位中最快的速度和更强大的肌腱储存辅助优势。我们可以在动物肢体上更好地看到这种动力，动物们（如马、羚羊和袋鼠）可以利用强大的臀肌来控制又细又长的腱性后腿。

弹弓

踝背伸和膝伸展使得足部组织产生张力，同时驱动足部滚动器，这种效果形成了类似弹射器机制。跖屈肌的等长收缩减缓了胫骨和股骨向前

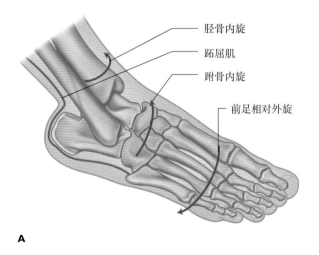

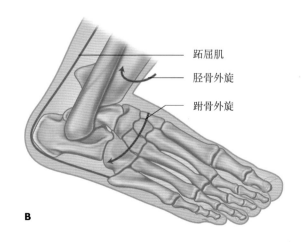

图 3.7　从跖屈到背伸的进程（从 A 到 B）可以拉紧肌腱以支撑足部"半穹顶"的内部。来自外侧肌间隔、后侧肌间隔和后侧深层肌间隔的所有跖屈肌都有助于将足部旋前的骨骼牵拉在一起，从而形成"力封闭"以协助足旋后

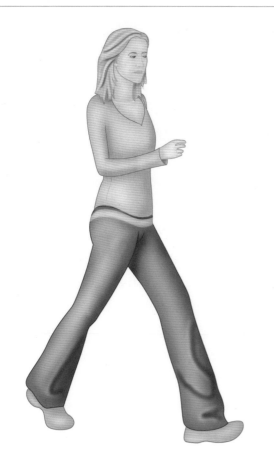

图 3.8 （前侧足）足跟着地后，足底弯曲使跖屈肌缩短，并且使得跗骨间关节和相连骨骼打开，以适应地面。（后侧足）背伸使比目鱼肌和腓肠肌产生张力，从而有助于足底筋膜产生张力。足底筋膜将跗骨重新牵拉到一起，产生了一个完整的足部以供足趾离地，这就是所谓的"绞盘效应"（本书中称其为"力封闭"）

到由于没有伸展膝关节所导致的力量损失。将这种动作和你的正常步态（如果你真的伸展了膝关节）对比，可以感觉到跨越膝关节的筋膜是如何大幅度提高跖屈的力量的。部分原因是屈膝缩短了腓肠肌，令其不再参与跖屈，但膝关节位置的一个小改变所能带来的变化也会远超你的想象。这可能是由于腘绳肌筋膜的互锁效应（Myers，2009），但更主要的原因是，当骨盆在足趾滚动器上方行进时，足趾和髋关节的活动度同时减少，这导致足趾离地的力量减少。

跨越髋关节前侧的组织内有个类似的构造可以帮助足部"弹弓"——当骨盆前移直至髋关节伸展时，将拉伸髋前侧的筋膜。之所以能这么做，是因为支撑足所创造的"锁"或"扳机"机制可以防止腿部太早向前移动。一旦足行进至足趾滚动器之上，这两个弹弓将会同时被释放——一个用于屈髋，另一个用于跖屈。在练习 3.2 中，你已经感受过这种力量的损失。当两个弹弓协调一致时，这要求相关各关节的活动度达到平衡以有效地加载并释放这些弹簧。

"组织弹簧"需要足趾滚动器的"扳机"机制以轻松地推动腿部向前直至屈曲。从理论上说，如果没有足趾滚动器所带来的足部释放，那么伸髋所产生的弹性张力会让骨盆向后，而不是让腿部向前。

弹弓机制在其他动物的运动中也被广泛探讨过，但是很少在人类运动中探讨。丛猴可以利用体内的弹弓机制飞跃，蜥蜴的卷舌可以利用体内的弹弓机制闪电出击，我们人类也采用和它们类似的策略，只是效果上没有那么戏剧化。因为人体内的弹簧没有那么强大，其具有更加沉稳的特质，但这些弹性组织在减少能量消耗上贡献良多。

力封闭与弹弓反应取决于许多事件（如所有足部滚动器要表现正常，髋和膝都要伸展），这样整个筋膜组织才能参与其中，使得动量可以帮

的动量。这带来了弹性组织的力学加载，弹性组织被拉伸，一旦足经过足趾滚动器的上方，足趾离地那一刻，弹力再次被释放出来。足趾就像最后一道闭锁装置，弹性组织内储存的能量一旦被释放，就可以协助产生向前的推进力。这由膝关节完全伸展来触发。当膝关节完全伸展时，腘绳肌和腓肠肌作为一个连续的系统连接在一起。必须伸展膝关节才能适当地给足踝组织与髋关节前侧加载力；因此，在步态中，膝关节伸展是另一个连接足与髋的"基本事件"，一个关节活动度的缺失会抑制另外两个关节的组织负荷能力。

练习 3.2　足的力封闭主要存在于小腿处，当我们不伸直腿走几步路时，就能感觉

助运动。因此，关节活动度对于优雅的步态至关重要。研究人员利用黑猩猩做了许多实验，以比较直立行走与四足行走的效率。但这个实验设计从一开始就是有缺陷的，因为黑猩猩的关节活动度与人类的不同，所以无法达到同样的筋膜参与水平。

黑猩猩足背伸可以达到 45°，这使得它们在攀爬时可以用足牢牢抓住树干。这个活动度远远超过了人类的 20°。为了使弹弓机制或者弹性机制发挥作用，筋膜组织必须处于拉伸状态，而黑猩猩需要步幅特别大时才能产生足够的足背伸以拉伸跟腱。古人类学家利用踝关节作为直立行走步态的指示器：通过观察胫骨远端的形态，可以推测出关节的活动度和力学传导的角度。在直立行走的双足步态中，人体的重量由上至下几乎垂直经过踝关节。相比之下，在四足行走步态中，动物的体重需要以一定的角度通过踝关节，因为四足动物行走时必须保持更大角度的足背伸。

我们发现的第一块具有踝关节的古人类化石是露西（Lucy）的，具有踝关节表明她可以直立行走。她可能是世界上最著名的人类祖先，是由唐纳德·约翰森（Donald Johanson）于 1974 年在埃塞俄比亚发现的。该化石是以披头士乐队知名歌曲《钻石天空下的露西》（*Lucy in the Sky with Diamonds*）来命名的。露西被确定为南方古猿阿法种（australopithecus afarensis），生活在大约 320 万年前。她个子很矮，高 3 英尺 7 英寸（约 1.1 m），她的骨骼展现了能够持续双足行走的特征，其中包括骨盆、股骨和肱骨的变化（其他许多灵长类动物只能偶尔双足行走）。露西是展示腿部骨骼变化的最古老的化石。许多更加古老的化石也展现了一些双足行走的特征，但是没有露西的全面。到目前为止，人类的小腿骨骼能够以化石形式保存下来的数量很少。

尽管露西没有给我们提供太多小腿进化的信息，但是其他化石提供了关于小腿形态与功能进化的有意义的细节。由于在行走和跑步中，小腿

的速度是身体所有部位中最快的，所以最小化小腿的重量对于节约能量有很多益处。跟腱进化得越长、越强壮，就可以用来存储越多的能量，这样，小腿就可以减少对重重的肌肉的需求；而且，因为小腿的肌肉为羽状肌（见第六章），所以肌肉单位体积的力量是最大化的。我们也经常看到这种设计出现在其他动物身上，如马、羚羊、袋鼠，它们用强壮的臀与大腿的肌肉来控制又长又细的腱性肢体（图 3.9）。然而，现代人倾向于有更短的跟腱，因为我们用足跟行走，而且只在跑步时（特别是用中足或前足跑步时）才能利用小腿全部的弹性潜力。其他大多数哺乳类动物走动时会用前足的一部分，而且当它们弯曲的关节的数量增加时，需要有更加强大的近端肌肉去控制。

如果你再看一次练习 3.2，可能会注意到，膝关节不伸展与髋关节伸展速度减慢是同时发生的。这种"屈膝屈髋"的步态是非人类灵长类动物的特征，但是它们之所以有这样的步态，不是因为身体组织的长度不够，而是因为腰椎无法前凸。因为当它们直立行走时，无法同时伸展多个关节，也不能充分利用长长的多关节筋膜组织，它们只能更多地依靠肌肉力量，而不能像我们人类一样使用弹弓机制。

在解剖列车模型中，迈尔斯探讨了"快车"与"慢车"的概念（2009）。"慢车"肌肉是指跨 1 个关节的肌肉，而"快车"肌肉是指跨 2 个或多个关节的肌肉。我们可以用这个概念来探寻弹弓现象。通过允许髋关节、膝关节伸展和踝关节背伸，使"快车"肌肉更充分地参与其中，肌筋膜链上更长的部分被伸展。如果没有这个伸展，身体组织将不得不主动收缩以提供所需要的屈曲力。

在一个不受限制的大跨步中，肌筋膜长链的伸展可以减轻深层"慢车"肌肉的压力。如果缺失了弹性能量，那么这些深层肌肉将不得不做功，因此有可能会造成过度使用。因为其他非人

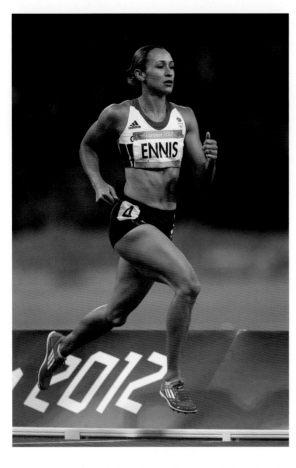

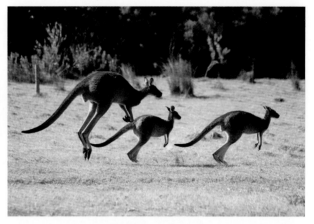

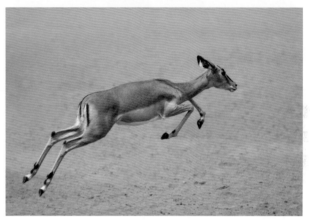

图 3.9　正如所有跑步运动员那样，与强壮的上半身相比，杰西卡·恩尼斯（Jessica Ennis）的小腿显得相当细长。当与那些擅长奔跑的动物相比较时，就会发现由近端肌肉来控制小腿长长的腱性组织是很常见的（杰西卡·恩尼斯图片由 Getty Images 提供，袋鼠和羚羊的图片由 istock.com 提供）

灵长类动物不能伸展膝关节和髋关节，所以，与人类相比，它们的深层肌肉异常发达。

　　然而，需要记住的是，"参与"可能不是因为作用力从一个组织传导至隔壁组织。例如，足趾离地前，身体的伸展提升了前侧组织的刚度，从而提高了其稳定性。例如，当腰椎伸展牵张腹直肌时，腹直肌向上牵拉了耻骨并抵消了来自股直肌向下的拉力，如果这两个力达到了某种平衡，骨盆就能够在这两个主要位于矢状面的肌肉之间传导作用力。许多其他部位的肌筋膜连接也有同样的情况，我们需要更多的研究以证明肌筋膜组织间真实的力传导。身体并不需要通过肌筋膜的连续性来提高刚度——动量和肌肉收缩就可以提供刚度，但如果存在肌筋膜连续性，就可以提高潜在的弹弓效应。

■ 重要阶段的事件

摆动相前期——加载弹弓以释放能量进入摆动相

　　随着骨盆在足部上方向前移动，膝关节在摆动相前期开始屈曲，从而推挤前侧筋膜（图3.10）。这进一步激活了结缔组织，并且激活了前侧肌间隔的肌肉，这些肌肉收缩以抬起足部并支撑其经过摆动相。胫骨前肌额外的筋膜张力有助于内侧足弓的内翻或旋后，助其脱离足跟着地时的外翻或旋前模式，当然，也很可能有更强大的力量在为旋后发挥作用，这一点我们在后文中会讨论。

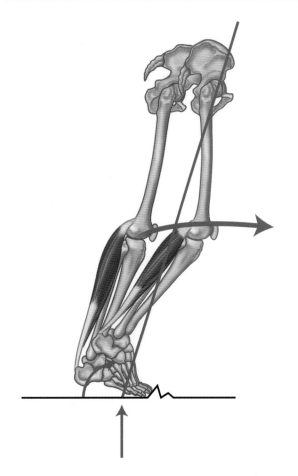

图 3.10 当膝部向前准备摆动腿时，会有推力进入前侧组织，协助抬腿，并向前侧肌间隔的肌肉发送信号，使其开始收缩以抬起足，并且支撑足摆动向前。肌电图（图 3.5）表明：在摆动相前期，胫骨前肌和那些长伸肌全部开始收缩，并且保持活跃直至足部在应对负荷中完全承接体重（Perry and Burnfield，2010）

足跟着地——降落着陆

就像前侧组织有助于屈曲回弹那样，后侧组织有助于伸展。当足跟着地时，一侧足部在身体重心的前侧，髋关节屈曲，这在身体与地面接触点的后方产生了许多向下的力（图 3.11）。许多肌筋膜组织会在这个位置上自动参与其中，参与最积极的就是迈尔斯提到的"后表线"，但是，如果结合了弗利明的"纵深线（deep longitudinal sling）"会更好。纵深线由腓骨长肌、股二头肌、骶结节韧带和对侧竖脊肌组成。随着髋关节屈曲，骶髂关节"点头"（章动），膝关节伸展，

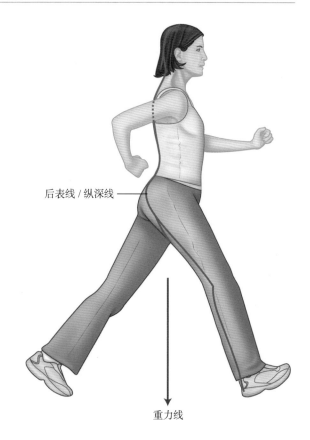

后表线 / 纵深线

重力线

图 3.11 在上图的姿势中，前侧腿屈髋屈踝牵张了后表线 / 纵深线的筋膜。这看起来激活了从摆动相中期到承重反应期之间发挥支撑作用的腘绳肌，此时身体与足部力线更加对齐

踝关节背伸，后表线 / 纵深线的筋膜在足跟着地前将会被拉长。许多其他组织也为对抗重力以实现屈髋发挥了重大作用，并且通过屈髋来减速，它们促进了向前的推进力去伸髋，这一点将在后文讨论。

经过足跟着地期间的强力加载后，随着踝关节背伸，膝关节以下的伸肌组织部分被拉长。踝背伸将会拉长所有的跖屈肌，包括腓骨肌、胫骨后肌、姆长屈肌和趾长屈肌。随着达到自然伸展的极限，它们将会使胫骨减速，同时，上方的股骨更加快速地向前，使得膝关节和髋关节进入伸展状态，并且同时在足部产生力封闭。

摆动相——两个偏移的力

在步态中，骨盆在每个维度上都有位移：整

体上是在矢状面向前倾斜，也向侧方倾斜（见第
四章），并且它还从左向右旋转。奇怪的是，行
走时身体大部分的旋转，特别是骨盆的旋转，主
要是由矢状面上的屈肌和伸肌引发的。向前摆动
一条腿时，将会牵拉同侧的髋部向前，通过腘绳
肌的附着点，对侧髋部将会随着髋关节伸展被屈
肌的牵张拉回。因此，如果步幅足够大，能够使
两条筋膜线都参与其中，那么其综合效果就是形
成骨盆旋转。对立的屈肌和伸肌产生相反的作用
力，这些作用力非常重要，可以在身体的其他部
位引发一系列的事件，因为它们能够促进骨盆旋
转，使得许多在水平面上斜行的肌纤维参与进来
（见第五章）。

　　从侧面观察行走，在足趾离地之前，髋关
节明显伸展了20°。这并不是纯粹的伸展，而是
不同关节多个事件的综合累积：髋关节自身伸
展（10°~12°），相连的髂骨前倾（3°~7°），整
个骨盆旋转（8°~12°）。髋关节伸展和髂骨前倾
有助于预先牵张表层与深层的屈肌和斜行的肌肉
（见第五章和第六章）。

　　我们需要骨盆旋转以帮助加大步幅：在支撑
侧的髋关节上的旋转运动使得摆动腿可以向前迈
得更远。做一下试验：行走时从左到右旋转骨盆
或不旋转骨盆，感觉一下它们的不同之处。为了
在矢状面上前行，骨盆通过在水平面上旋转来提
供辅助。

　　步幅如果足够长，就可以导致骨盆的旋转（图
3.12）。骨盆旋转会导致骶骨旋转，在水平面上
的运动就会被传至脊柱。我们行走的目的也包括
将头和双手进行位移。为了让我们的眼睛盯好目
标，就要保持头的相对稳定，因此作用力在到达
头部之前，身体的旋转必须减少。

　　在腿部摆动直至足跟着地期间，这条腿的后
侧筋膜都会受到牵张，这有助于该腿在跟骨着地
时对抗重力。实质上，髋关节屈曲使得腘绳肌

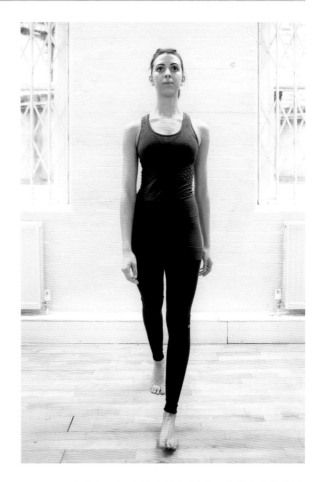

图 3.12　当我们双腿交替向前行走时，这种步态自然会
导致身体旋转。骨盆的旋转可以将作用力传导至冠状面
与水平面上的组织，但是，这个力在到达头部之前必须
被去掉

（和其他髋伸肌）在足跟着地前被预先拉伸。这
可以预先加载身体弹性组织，提高那些对抗重力
的肌肉（此时是腘绳肌）的力量输出，最终减小
重力作用以防止我们跌倒。

　　在摆动相，减速力的偏移也扭转了骨盆。随
着腿部摆动至屈髋位，腘绳肌将会牵拉坐骨结
节，使得同侧的髂骨产生后倾。而身体的另一
侧，髋关节即将进入伸展位，所以髋屈肌将会牵
张并牵拉髂骨进入一个相对前倾的位置。[1]双侧
髂骨交替出现反向运动，在骨盆内产生扭转，这
是后侧骶髂关节和前侧耻骨联合设计所允许的扭
转动作（图 3.13）。

---

1 我们将在第五章重温这一点，并将探讨它对骶髂关节的意义。

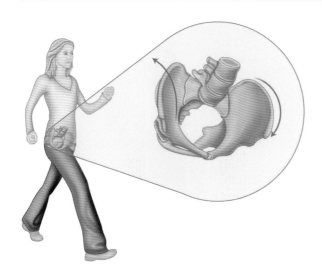

图 3.13 双足行走步态在骨盆处产生了很多作用力，需要它在所有 3 个平面（矢状面、冠状面和水平面）上都做出调整。伸肌与屈肌在双侧交替出现的拉伸和缩短，使髂骨产生了矢状面上的倾斜，从而导致骨盆内的扭转

> 练习 3.3　将双手放到双侧髂嵴上，然后行走。你能感觉到髂骨在身体组织下的运动吗？你能感觉到向前摆动腿时该侧髂骨后倾，大腿伸展时该侧髂骨前倾吗？因此，屈肌与伸肌看起来也参与了骨盆这种扭转的运动（图 3.12，详见后文）。

伸展腿一侧的骨盆前倾将会牵张——从而激活——同侧的腹肌。因此，骨盆运动的能力对于腹肌维持其功能至关重要（在后文中我们将会看到旋转和侧倾对于激活该"核心"的 3 个维度非常重要）。骨盆整体前倾使得后侧产生伸展，并通过骨盆的力学连接牵张前侧肌肉，以协助髋关节屈曲（图 3.14）。

> 练习 3.4　将一只手放到腹肌上，然后走一小段路。当任何一侧腿伸展时，你能感觉到腹直肌上方的组织都在绷紧吗？用不同的速度来进行实验——当你的速度加快时，你能感觉到筋膜张力是增加还是减少吗？

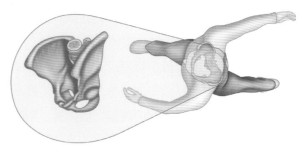

图 3.14　行走时，骨盆整体上是前倾的（屈腿侧的髂骨后倾只是相对于骨盆其他部分而言的）。当腿伸展时，骨盆就像一个力学连接器，将腿部的张力连接至躯干的组织，从而利用筋膜的弹性

尽管有些简化[1]，但图 3.15 展示了每节脊椎的旋转活动度。一部分旋转力被吸收在 L5/S1 处——骶骨和第 5 腰椎之间的连结——它可以稍微旋转，但是其他的旋转力将会经过腰椎到达胸椎。胸椎在水平面上有更大的活动度，可以更好地抵消旋转。

腰椎的椎间关节主要在矢状面上排列，可以做大幅度的屈伸——这也是我们可以直立双足行走的部分原因，它给了我们产生腰椎前凸的能力（图 3.16）。然而，这种排列限制了旋转，因为椎间关节面将会在水平面上彼此限制。

正如我们将要在第五章中看到的那样，腰椎的限制是非常有用的：通过将旋转传导至胸椎，使得斜行组织的对侧的力相遇并回弹。

■ 基本事件

足趾离地

在足趾离地那一刻，产生了两个弹弓机制：一个用于足趾离地，一个用于髋关节屈曲——分别在跖屈肌和髋屈肌内。我们在第二章中看到的距骨的位置变化是这两个"弹弓"之间耦合的一个重要组成部分。如果我们不能加载其中一个

---

1 这些数据与解剖位置有关，并不完全代表运动时的潜在力学与每个关节的活动度。我在此处用它们是为了简化这个情况并且增进大家的理解。想要进一步的信息，请阅读 Gracovetsky 所著的 *Spinal Engine* 一书（2008）。

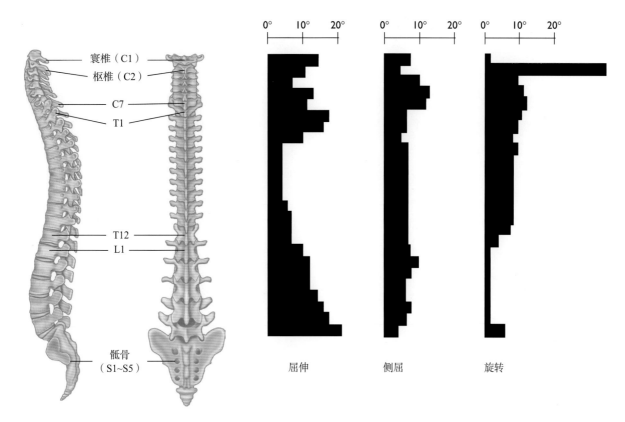

图 3.15　每节脊椎在每个平面上的活动度是不同的。腰椎没有多少旋转能力，所以骨盆的旋转会传至胸椎。只有增加腰椎的屈伸度，才能直立和大步行进，同样，这也是构成高效步态的"基本事件"之一

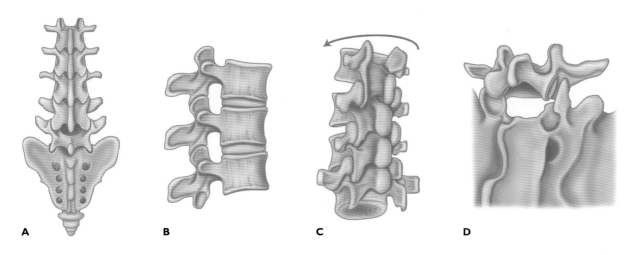

图 3.16　绝大部分腰椎的椎间关节（A）是垂直排列的，并且可以做大幅度的屈伸（B），但是当它们彼此快速相互作用时（C），关节方向会限制旋转。例外情况是 L5/S1 处的关节，由于 L5 需要抓紧倾斜的骶骨，所以此处的关节面更多地转向了冠状面，这使得 L5/S1 之间的关节面可以发生一些旋转（D）

"弹弓"，那么另一个"弹弓"就会失去效率。理想状态下，这两个"弹弓"会同时释放力，使得小腿和足的弹性能量产生足底跖屈，并且能够协助髋屈肌的释放——每个力都会促进这条伸展腿产生向前的推进力。

为此，在矢状面上要发生许多事件。我们需要滚过每一个足部滚动器——足跟、踝关节、前足、足趾——并且膝和髋必须伸展。腰椎和胸椎也必须伸展。最后，头部应该较好地保持竖直状态，以促进前侧组织牵张和协助下肢屈曲。

足跟滚动器

与其他非人灵长类动物相比，人类的跟骨要大很多，这意味着我们将有更大的接触面以分散足跟着地时的冲击力。实现这个功能有两个助手：一个是跟骨下方厚厚的脂肪垫（它可以吸收17%~19% 的冲击力）；另一个是跟骨本身的构造，它是非常柔韧的。这两个组织发生的任何改变（通常是由局部外伤造成的）都会出现保护性的跛行。步幅会缩短，以避免或最小化足跟着地的力，而损伤足还会减少与地面接触的时间。

跟骨圆圆的形状可以使其舒服地接触地面，由于它位于距骨后方，可以有助于足跖屈和足与地面之间的相互作用。许多因素可以影响其作为第一接触点履行职责的能力——跟骨骨赘和足底筋膜炎是最常见的两种。

足踝关节滚动器

紧随足跟着地之后，踝关节跖屈大约 10°，这个动作主要由前侧肌间隔（特别是胫骨前肌）来控制并减速。如果这些肌肉不发挥功能，就会导致足拍打地面，且无法有效吸收地面冲击力。这些肌肉的功能缺失通常是因为神经损伤（例如，脑卒中或肌间隔综合征所产生的压力），所以应该找医师进行治疗。

许多原因可以限制胫骨和腓骨在距骨上方向前运动。后侧与外侧肌间隔明显变短是首要原因，也是最明显的原因。这些区域内的限制也将影响足部在水平面上的平衡，因为它们位于踝关节的内侧和外侧。

因为距骨的形状是前宽后窄，所以内踝和外踝必须伸展以适应背伸中的距骨（图 3.17A）。这种榫卯结构设计意味着，当足背伸时，距骨被锁住，从而为踝关节提供额外的稳定性。外踝的伸展不仅需要两骨之间骨间膜的适应性，还需要腓骨可以在胫骨近端的外侧移动。虽然软组织的

手法调整和拉伸可以有效减轻肌筋膜活动性的限制，但是，如果是关节连结面限制了背伸，则需要手法调整骨骼。足背伸受限可能是先天因素导致的，如果距骨前部太宽或者太平，就无法正确地和内、外踝相互作用。在这些情况下，微微抬起足跟可能是一种解决方案，这将提供相对背伸，减少对足旋前和内侧足趾离地的代偿。

正如图 3.17B 所描述的那样，利用简单的屈膝或下蹲，就可以评估背伸受限的原因。

足背伸过大不是常见问题，它可能导致过度使用后侧筋膜的张力，只有高频使用或者过量使用后侧筋膜的张力时，才会成为一个问题。

前足滚动器

在足趾离地之前，理想状态下，身体的重量应该从第一和第二跖骨上方经过。第一跖骨比其他跖骨更宽、更壮，显然其构造就是为了承受更大的力，但是为了实现稳定的蹬地，第一跖骨的长度需要和第二跖骨的长度相匹配。

在 20 世纪 20 年代，医师兼进化解剖家达德利·J. 莫顿（Dudley J. Morton）发现：大约 15%的人有所谓的"莫顿足"（Morton's Foot）。在这种情况下，第二跖骨比第一跖骨长约 8mm。当足向前滚动离地时，将只有第二跖骨一个接触点，而不是第一和第二跖骨两个接触点。这会使足"落"地不稳，从而导致了旋转（图 3.18）。如果第一跖骨和第二跖骨的长度差别较大，就必须接受矫正治疗（又称莫顿伸展，Morton's extension）。

软组织的变化也可以产生不平衡，特别是足弓高且足底筋膜短时。功能性的（而不是结构性的）不平衡常常导致足趾离地时接触点落在第三、第四和第五跖骨头上，而不是落在第一和第二跖骨头上。这导致足趾离地时肌筋膜所产生的力量减少，身体其他部位——通常是髋屈肌——需要多做功才能代偿。

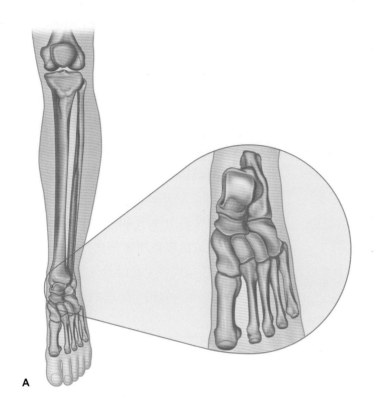

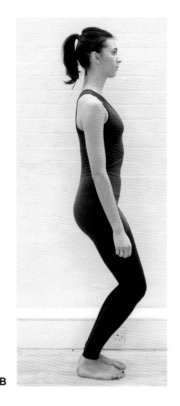

图 3.17　在图 A 中，胫骨和腓骨必须能够在踝背伸时略微分离，以适应距骨前侧更大的宽度。在胫骨和腓骨之间的骨间膜内，或者在近端胫腓关节处可能会产生限制，但这些限制通常可以通过手法调整来减轻以增加关节活动度。距骨前部也可能发生骨性改变（可能是后天性的，也可能是先天性的），会导致永久性限制。在图 B 中，当患者下蹲至足背伸极限时，他（她）可能感觉有个"障碍物"在阻碍运动，如果障碍物在后侧，通常意味着是软组织问题；如果障碍物在前侧，通常意味着是关节问题

　　足趾离地时，接触点在姆趾内侧会导致姆外翻（姆趾囊肿），而且由于行进时在矢状面上没有通过第一和第二趾，在膝部会产生扭转力，导致膝外翻，从而带来韧带（尤其是内侧）和（或）半月板（外侧）损伤（图 3.19）。

　　如果所穿的鞋是尖头的或比较卡脚，这种扭转力会大大增加。挤压趾骨可能会使足部错位，导致行走时受力增加，还会导致进一步的关节损伤。如果鞋很合脚，跖骨可以伸展，这样不仅是理想的关节排列，还激活了和股四头肌有反射关系的骨间肌。当跖骨伸展时，其组织内的机械感受器感觉到这个运动，并将这个神经冲动传导至膝伸肌群以吸收重力和地面反作用力（Michaud，2011）。

　　如果足趾离地点在第一和第二跖骨平台处，则是最高效的。这两个跖骨需要在矢状面和冠状面上排成直线。不幸的是，另一种常见的跖骨错位是"跖屈第一跖列"（第一跖列是第一跖骨和内侧楔骨的连线）。当足处于中立位，第一跖骨位于其他跖骨连线下方时，这种错位是明显的。这个冠状面上的滚动器效果取决于第一跖列是灵活的、半灵活的，还是固定的。如果跖屈时第一跖列是固定的，它将迫使足旋后并且在外侧蹬地。如果跖屈时第一跖列是灵活的，足将更可能从内侧滚动并且旋前（可能促使姆外翻）。如果跖屈时第一跖列是半灵活的，这对足部其他部分的力学伤害最小，但如果第一跖列在承受冲击力时升得不够高，更多的冲击力将由籽骨承受（图 3.20）。

足趾滚动器

　　第一和第二趾趾关节必须彼此平衡，能够伸展 40°～55°。伸展能力降低就会导致代偿，通

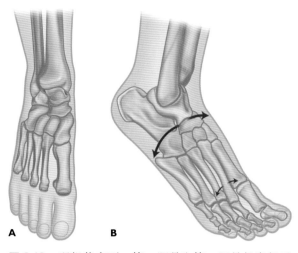

图 3.18　理想状态下，第一跖骨和第二跖骨长度相近（A），这就为足趾离地形成了稳定的平台。当第二跖骨（或者第一跖骨，这种情况少见）更长时（B），就会在足趾离地前形成不稳定的、单个接触点，使得足在接触点内侧或外侧向前推进

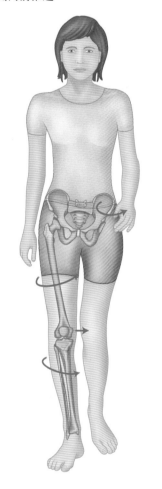

图 3.19　足趾离地时，接触点在蹈趾内侧会对第一跖趾关节产生扭转力（通常导致蹈外翻），还会在膝部产生外翻力。由于膝关节内侧是打开的，所以会导致内侧韧带张力增加；而膝关节外侧是闭锁的，所以会对外侧半月板产生压力

常是在水平面上代偿。此外，请记住，激活股直肌的唯一方法就是髋关节伸展到最后几度——这个活动度取决于足趾伸展（见图 3.4）。如果我们失去了足趾伸展，就会抑制股直肌的激活。

蹈僵症（hallux rigidus）是指第一跖趾关节融合，完全不可能矫正，所以需要调整足的外环境——要么穿特制鞋，要么使用矫形器。

蹈趾受限（hallux limitus），简单来说，是指蹈趾的伸展能力小于 40° 这个理想状态。这个活动度是足趾离地所必需的。蹈趾受限的原因有许多，所以需要全面的骨科检查以了解骨骼变化。手法干预可以用于处理蹈趾的屈肌，尤其是蹈短屈肌。

膝关节伸展

在足跟着地前，腿由后向前摆动，膝关节逐渐伸展。我们将在后面的章节再探讨此问题，到时我们将会看到膝关节伸展使得股二头肌和腓骨肌之间、大收肌和后侧深层肌间隔之间联系沟通。膝关节伸展也有助于分配腘绳肌的收缩力。在足跟着地那一刻，腘绳肌和腓肠肌互锁，这使得腓肠肌协助稳定下肢，并且吸收一些冲击力。作为一个福利，它和重力还有助于启动膝关节屈曲。

足跟一着地，膝关节将会屈曲 20°~25° 以吸收多个力，然后在足跟离地前逐渐伸直。正如前面所探讨的那样，通过弹性能量的释放，屈曲将有助于伸展，然后，一旦腿伸直，身体的其他部位就可以通过膝关节传导力量，并允许膝伸肌相对被动延伸。

在足跟离地前，膝关节屈曲和踝跖屈同时发生，看起来我们是用腓肠肌来控制这两个事件：虽然其他许多肌筋膜要素协助产生这个力量，但是"快车"腓肠肌对这两个事件之间的协调影响巨大。限制膝关节伸展的要素包括腓肠肌延伸不足、腘绳肌慢性挛缩和涉及半月板、软骨或韧带

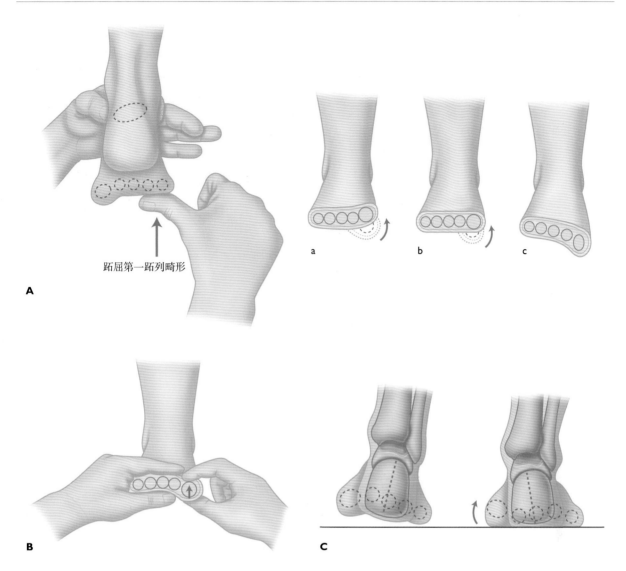

跖屈第一跖列畸形

A

a b c

B **C**

图 3.20 在图 A 中，当足部处于中立位，第一跖列位于其他跖骨连线下方时，应该检查其活动性（B）。如果它过于灵活，并且升到其他跖骨连线的上方（a~c），就会使第一跖列稳定性不足，导致足旋前。如果它是固定的（C），就会发生相反的情况，由于外侧受力，所以足旋后。当第一跖骨是半灵活的，与其他跖骨连成一线，冲击力将会传导至下方的籽骨，从而产生炎症，可能导致其他的代偿或跛行。解决这些不良模式会涉及处理腓骨长肌，如果关节受限，则需要通过手法调整关节（改编自 Michaud，2011）

的关节功能障碍。通过多种评估方法，我们可以鉴别出有问题的组织。

研究表明，与膝关节可以完全伸展的步态相比，屈膝行走步态使机体耗氧量增加了50%，显示了这种步态的低效程度（Michaud，2011）。人类与其他非人灵长类动物之间的力量差异提供了进一步的证据。一只普通的黑猩猩比一个普通人类强壮许多，这是由基因差异和不同的肌肉构造所造成的。虽然黑猩猩也有羽状肌（肌纤维走行与拉力线成一定角度，这可以增加肌肉效能），但是它们的肌纤维更长，使得它们可以在更大范围内产生更大的力量。黑猩猩拥有更多的被称为 *ACTN3* 的基因，它可以产生更多的强有力的肌肉。在人类中，某些短跑运动员有更多的 *ACTN3*，而长跑运动员则少很多。因此，这可能与软组织内筋膜肌肉纤维平衡有关（Hawks，2009）。黑猩猩和其他类人猿更强大的肌肉力量使得它们能够以屈膝屈髋的步态舒适地行走。

髋关节伸展 / 屈曲

由于髂股韧带力量强大，髋关节后伸范围被限制在大约 10°，所以为了增加步幅，我们需要骨盆的倾斜和旋转来配合髋关节的伸展（图 3.21）。当髋关节伸展时，髂股韧带和股直肌参与其中，并且我们也牵拉了躯干的筋膜，这意味着腹直肌在协助髋关节屈曲（见练习 3.4）。髋关节伸展受到的任何限制，都将限制髋屈曲的回弹力，并且减少摆动相的可用动量。

同样地，髋关节屈曲不足将限制伸肌所承受的预先牵张的程度。此外，髋关节屈曲不足还会缩减足跟着地时所形成的杠杆的长度，使得足部会落在离身体重心更近的位置，这样形成的用于

对抗重力和伸髋的能量就会减少。这将迫使后侧肌肉链更努力工作，与充分利用筋膜弹性机制的轻松步态相比，这种步态看起来更吃力。

利用屈肌和伸肌的筋膜弹性使得髋和膝的肌肉只需最小的收缩，而且如果各要素协调一致，行走时足部离地间隙只有平均 1.29cm（Michaud，2011）。下肢的每一个屈曲动作都可以比较小，并且它们不是有意识地产生的，而是通过释放足趾滚动器的"触发器"产生的。一个人很快就会感觉到走在平坦的地面上和走在不平坦的地面上的不同之处，走在不平坦的地面上，需要更大的离地净高，所以肌肉需要做更多的功。

腰椎伸展

正如上面所探讨的，腰椎伸展是人类所独有的特性之一（产生双足行走步态），它使得我们能够直立，也使得骨盆在我们前行时前倾。如果腰椎的伸展是由于骨盆前倾或胸廓后倾形成的，这将限制一个人伸髋与牵拉骨盆前侧的能力（图 3.22）。

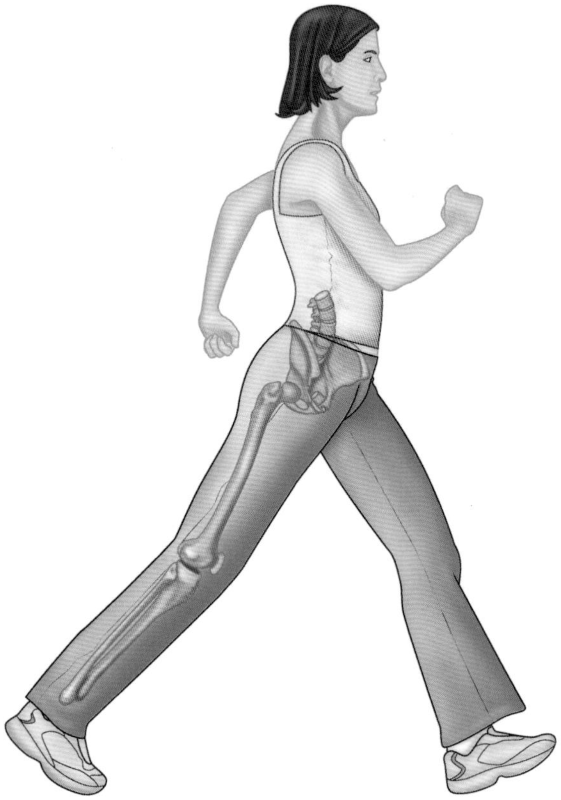

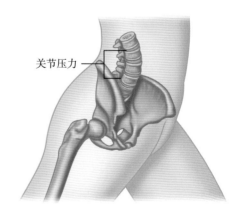

关节压力——

图 3.21 髋关节明显伸展的部分原因是骨盆的倾斜和旋转。髋关节伸展受限会迫使骨盆进一步倾斜或旋转，这可能会增加腰椎和胸椎的压力。髋关节伸展受限也会导致步幅变小，这样就可能无法旋转或扭转骨盆，也减少了上半身其他肌筋膜线的弹性负荷，这就增加了腿（包括腰肌）的工作量

图 3.22 骨盆前倾导致腰椎进一步伸展，如果髋屈肌比正常的要短，就会减少髋关节的伸展幅度。关节的相对活动度也可以调整，显得伸展幅度更大，从而限制屈曲。如果髋屈肌和髋伸肌的静息长度在正常范围内，那么治疗师的注意力应首先放在骨盆的复位上，而不是放在髋屈肌和髋伸肌上

胸椎伸展和头部位置

练习 3.1 说明了头和躯干的位置与屈髋力量之间的关系。应该解决头前伸位和（或）胸椎伸展受限的问题，以减轻深层髋屈肌内的张力。如果屈肌不能充分适当地参与，那么髋关节屈曲可能由肌肉做功启动，而不是通过筋膜回弹力启动，这会导致肌肉过度使用。

头前伸位和（或）胸椎伸展受限之所以产生，是因为过短的屈肌向下牵拉头部并且对胸廓前侧施加压力，在这种情况下，浅层筋膜将早早参与髋关节伸展。如果患者不能充分伸展髋关节，那么屈肌就可能不会被正确地牵张，在协助髋关节屈曲方面，屈肌将不得不消耗更多的能量。这会导致屈肌过度使用，或者导致旋转代偿，在这种代偿下，患者（向内或向外）旋转肢体以避免屈伸受限。这种旋转代偿能够被用来改进任何矢状面上的事件，特别是在足部和髋部。当我们注意到这些向内或向外的偏离时（尤其是当它们更多的是功能性的，而不是结构性的问题时），我们应该评估矢状面上每一个"基本事件"对关节活动度和活动质量的影响。

■ 总结

1. 串联式关节排列决定了整体动作的方向——螃蟹之所以无法向前直行，是因为它们的关节是横向排列的。

2. 矢状面上每一个"基本事件"对于屈肌和伸肌的充分参与都是必要的，使得它们可以利用筋膜预先牵张或应变所产生的全部势能。

3. 为了进化出直立双足行走步态，与那些四足行走的动物和指节行走的非人灵长类动物相比，人类的骨骼排列更靠近中线。尽管双足行走的进化结果导致稳定性有所下降，但也让人类有能力利用向前的运动给肌筋膜组织加载弹性能量。这就好像：骨骼走进筋膜组织内（以一种好的方式）使其产生应变；骨盆向前推或向后推以创造出长度；肌肉调整张力，从而使直立行走时所需要的能量消耗达到最小化。

4. 重力和地面反作用力的相互作用会加载到身体组织上，而且向前或向后的推力会产生弹弓效应推动我们向前。这些弹性肌筋膜弹弓由特定的触发器所控制，其中最大的触发器就是足趾离地，其会同时释放来自髋屈肌和跖屈肌的能量。

5. 允许我们利用矢状面效率机制的基本事件是：① 足部的每一个滚动器（足跟、踝关节、前足、足趾）；② 膝关节伸展；③ 髋关节伸展；④脊柱伸展（特别是腰椎）。

正如我们将在第四章和第五章看到的那样，骨盆和髋关节也会为肌筋膜组织在冠状面和水平面上产生弹性张力。而且，一旦我们使它们达到平衡，我们将会充分理解"脚步中的弹簧"的含义。

第四章

冠状面

> 这是尼亚加拉大瀑布，是世界上最美丽的自然奇迹之一。谁不想跨越它呢？
>
> ——尼克·瓦伦达（Nik Wallenda）

■ 引言

前文探讨的是矢状面"动量"，而在冠状面则是探讨"平衡"。地面反作用力向上传至髋关节，而我们的重心却在小腹，两者之间会存在偏移。没有人想要在尼亚加拉大瀑布上方走钢索，要知道我们拥有的骨骼特征使得双足着地时所有结构相对靠近中线，这使我们需要努力保持平衡。支撑中心位于重心的下方是具有功能意义的，并且还有额外的好处，即可以预先牵张许多在步行周期单支撑期中支撑身体的肌肉。

骨盆从一侧向另一侧的倾斜，预先牵张了支撑侧的外展肌，这是步态在冠状面上的主要事件之一。这种一侧向另一侧的运动——如果它能被控制在大约 4° 倾斜——为外展肌提供额外的刚度，因为外展肌有助于控制旋前运动。此外，一些基本事件也是必不可少的，否则骨盆将无法从一侧向另一侧倾斜。这些基本事件如下。

- 腰椎侧屈。
- 支撑腿的髋关节内收。

- 摆动腿的髋关节外展。

■ 有助节能的运动

在第三章，我们探讨了矢状面上肌筋膜组织串联式预先牵张的益处，并且了解了矢状面组织是如何从为应对向前的动量而加载并从中获益的。冠状面使用更多的是地面反作用力与重力之间的平衡力，地面反作用力从下肢向上传递，而重力从重心处向下传递，两者之间的偏移导致骨盆倾斜。虽然这有时被视为负面特征，但我们将会看到骨盆倾斜在实际上是如何启动身体的效率机制的。

每走一步路，我们都不得不防止自己跌倒。当足部着地时，向下的巨大冲击力会被身体的软组织所吸收，这个过程大部分是由髋关节和膝关节的伸肌在矢状面上完成的，而髋外展肌则在冠状面上防止髋关节内收。正如我们在第一章中所看到的那样，正是关节的屈伸——系统中内在的不稳定性——吸收了冲击力（保护了大脑，免得其乱晃），提供了新陈代谢中廉价的弹性能量。向下的动作可以加载至肌筋膜内的"弹簧"上（图 4.1），因此，"跌倒"并不是坏事——它们是由跨关节的力的"抵消"造成的，并且它们提供了肌筋膜的效率。

随着摆动腿向前摆动，推力通过支撑腿足底

的多个足部滚动器，当身体越过支撑腿的前足时，身体会略微升高。当足跟着地时，身体又会下降。这种上下运动看起来有助于软组织加载弹力以利用拉伸缩短周期。身体的上升很有必要，其可以将势能转化为下降时的动能，而动量减速又可以拉伸弹性组织以提供回弹力。

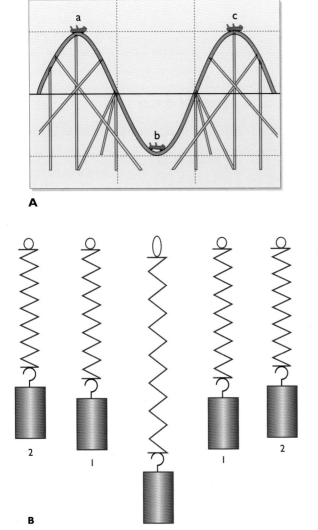

A

B

图 4.1　在图 A 中，当过山车滑下轨道时（从 a 到 b），它产生的动能可用于下一次的爬升（从 b 到 c）。在顶部，大部分动能（因为做功）已经耗尽，但是，由于其位于峰顶，现在拥有许多势能。一旦过山车开始下冲加速，这种势能很快就变成了动能。在图 B 中，弹簧的阻力减慢了砝码所导致的向下运动。向下运动的动能转化进入到弹簧之内，在某个点上，砝码的重力与弹簧的弹力相等，就不会再有向下的运动。弹簧处于最低点如同过山车位于峰顶一样——有足够的势能存储在弹簧之中，可以将砝码"弹"回去

奥尔特加（Ortega）和法利（Farley）的研究表明：减少头部的垂直位移（即行走中的上下"弹跳"）会增加身体的新陈代谢量——肌肉必须做更多的功（2005）。由于垂直位移减少而要增加能量消耗，这看起来和传统观点相矛盾，传统观点认为上下运动最小化可以节约能量消耗。然而，正如身体需要动量以使得矢状面弹性组织预先拉伸，垂直振动也为双足行走的效率发挥了作用。重力和地面反作用力相互作用所带来的振动可以提供动量，正如身体前行那样，此动量能够以同样的方式预先拉伸组织。

身体的垂直位移与体型大小、运动速度有关：如果我们提高运动速度，就会增加垂直运动，这给了我们更多向下的动量以拉伸和加载弹性组织，从而提供释放时的势能。这种策略上的改变可以解释当速度提升时步态上为何会有一些小变化。就像机动车档位变化可以提升效率那样，这一点被霍伊特（Hoyt）和泰勒（Tayler）注意到，他们测量了小马在不同速度下的能量消耗（1981）。他们发现动物会为不同的步态——行走、小步跑、飞奔——选择不同的速度以达到最佳能效比，也就是说，运动的特定风格会带来最优的弹性加载（图 4.2）。

霍伊特和泰勒发现：随着步行速度的提升，能量消耗也随之提升；而且，当步态模式从行走变为小步跑，从小步跑变为飞奔时，能量代谢反而下降（1981）（图 4.2A）。每一个步态转变都减少了作用力的量：慢速小步跑比快速行走需要更少的作用力，而且慢速小步跑比快速小步跑消耗更少的能量。当我们分析这些数据，得到其"能距比"变化图时（图 4.2B），发现每种步态使用了同样的能距比（大约 300 J/m）。有趣的是，与小步跑和飞奔相比，行走的效率范围很窄（图 4.2B 中，下方横轴长度所示）。马的行走效率对速度的变化很敏感。

先走一段路，然后逐步加快速度，你就能感受到这个力。当你走到足够快的时候，会很自

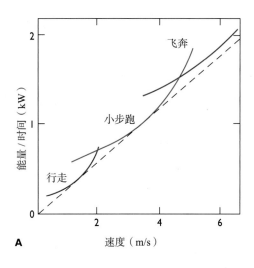
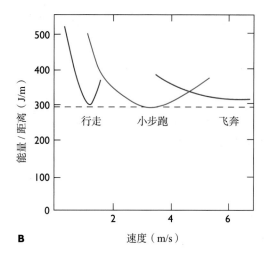

图 4.2　A. 马在 3 种步态下、3 种不同速度的能量消耗。B. 马在不同速度下，行进 1m 距离的能量消耗变化图（Hoyt and Taylor，1981）

然地开始慢跑，然后跑起来，最后全力冲刺。每一次改变后，你都能够感觉到自己重新提高了效率，因为这种进程使得你可以利用拉伸缩短周期，从而减少肌肉的做功。但是，请牢记，这其中涉及了许多因素，除了速度，还包括肌力和生物力学。本书主要探寻最高效、最常见的生物力学路径，这些路径利用了肌筋膜组织的优点。

■ 启动 2——重力之下

<blockquote>
千里之行，始于足下。

——老子
</blockquote>

在我们改变速度之前，必须首先行走；在第三章中，我们已经看到矢状面的预先加载对步态启动的益处，事实上，在冠状面我们也能够获得预先加载的益处。在我们开始行走之前，身体的重量横向转移到我们的摆动腿上，通过承重腿髋关节的略微内收，给肢体垂直方向加载，并牵张侧方组织。

当我们站立并打算迈步时，在重心转移到身体承重侧之前，我们身体的重量会短暂（且无意识）地从双足之间的中心位置转移到即将抬起的腿上（图 4.3）。启动前的重力转移表明垂直加

载至摆动腿可能有助于摆动腿产生向上和向前的回弹力，同时也加载至下肢的肌筋膜。

■ 一切都在你的脑袋里

研究古人类谱系图的科学家经常将脑部大小

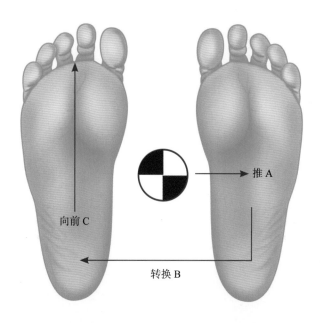

图 4.3　压力盘分析表明：在准备迈出第一步时，我们会将重心先短暂地转移至摆动腿，然后再将重心转移至支撑腿，最后迈步前进。这可能有助于对摆动腿的筋膜组织加载力，以协助其抬腿和前行。通过将体重转移到摆动腿上，使这些组织得到负荷，潜在的小小形变可以提供一个"弹簧"以助其第一次抬腿（Perry and Burnfield，2010）

作为人种指示器之一。科学家使用脑部大小和其他形态学指示器来区分人属、更早期的南方古猿属、更更早期的地猿属（图 4.4）。然而很少有人意识到，与智人相比，已经灭绝的尼安德特穴居人——我们曾经和他们共享这个世界 30 万年——不仅拥有体形更大、肌肉更发达的身体，还拥有更大的大脑。然而，为什么我们能够比这些脑大身大的"同居者"活得更久呢？

在《解剖列车》中，迈尔斯（2015）描述了耳作为多功能感觉器官是如何位于身体两侧的，并且，这可能就是我们拥有竞争优势的地方。正如迈尔斯（2015）和麦克雷迪（McCredie，2007）指出的那样，我们身体侧面的进化源头是鱼类的侧方器官，被用来感知周围环境的振动。鱼类的感觉器官进化成了人类的耳，不仅可听，还可以感觉方向和运动：半规管（Semicircular Canals，SSC）是这个系统的重要组成部分，位于内耳内。它和眼睛、枕下肌群配合，可以产生前庭 - 眼反射，从而在眼睛和头处于运动时保持视觉的稳定。

半规管是前庭系统的重要组成部分，它负责平衡与定向（图 4.5）。作为内耳的一部分，3 个充满液体的管分别朝向矢状面、冠状面和水平面，在每个运动平面上与其功能相关的术语分别是俯仰、翻滚与摇摆。当其中一个平面发生运动时，它会导致管道比包含在其中的内淋巴液移动得更远，并在两者之间产生相对运动。相对运动刺激壶腹部的静纤毛，然后向大脑发出有关运动方向和运动量的信号。

伦敦自然博物馆的弗莱德·斯普尔（Fred Spoor）做了很多关于不同物种及其运动风格之间半规管的作用的研究。斯普尔（2003）发现：正如人们所预料的那样，半规管的真实大小会因身体的大小而变化，但是半规管的尺寸与身体的尺寸之间的关系并不总是同样的比率。

当绘制身体质量与半规管半径的关系图时，通过观察 91% 灵长类动物的运动风格（从快到慢；图 4.6A），会发现有一个明显的最佳适合趋势：物种越敏捷，半规管就越大。一个明显的对比在丛猴（婴猴属）和懒猴（懒猴属）之间，丛

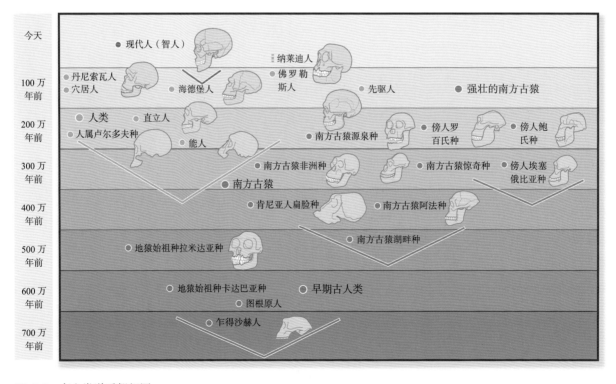

图 4.4　古人类谱系假想图

头后小直肌
头上斜肌
头后大直肌
头下斜肌

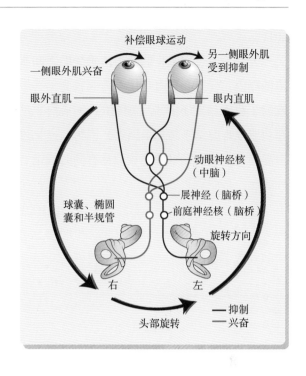
补偿眼球运动
一侧眼外肌兴奋
另一侧眼外肌受到抑制
眼外直肌
眼内直肌
动眼神经核（中脑）
球囊、椭圆囊和半规管
展神经（脑桥）
前庭神经核（脑桥）
旋转方向
右
左
抑制
兴奋
头部旋转

图 4.5 前庭系统与前庭－眼反射

猴是一个快速敏捷的跳跃者，而懒猴是一个特别缓慢和笨重的移动者（就是这一点让它在一些宠物爱好者中间很受欢迎）（图 4.6B）。两者的体重相似，但运动模式迥然不同：丛猴通过快速有力的弹性跳跃来捕捉昆虫猎物，与懒猴费力的动作形成鲜明对比。它们采取不同策略的一个原因可能在于它们的身体质量／半规管半径的比率不同。

近来对尼安德特穴居人头骨的研究表明：与智人相比，尼安德特穴居人的半规管更小、不够发达（图 4.6C）。身体平衡、肌肉协调、奔跑、投掷等对他们来说更加困难（但不是说不可能）。对尼安德特穴居人骨骼的分析表明，一些磨损、外伤和关节病与今天牛仔竞技比赛的骑手所经历的类似，推测这些损伤是因为他们需要足够靠近猎物才能用矛将其戳死导致的（McCredie，2007；Wynn and Coolidge，2012）。

相比之下，布兰布尔（Bramble）和利伯曼（Lieberman）绘制的智人（2004）以及麦克杜格尔（Mc Dougall）绘制的智人形象是一位优雅敏捷的长跑运动员在山间跳跃并跃过树根

（2010）。坚韧持久地捕猎需要追捕猎物直至其精疲力竭甚至死亡，再加上准确地投掷长矛和射箭的需要，显然采猎者需要极高水平的身体平衡能力和肌肉协调能力。有人提出人类的超级内耳器官赋予了我们所有这些能力和高超的导航能力。追捕羚羊数千米，还能找到回营地的路，这是猎人最受欢迎的能力之一，当然，也是更大的内耳所赋予的能力。与之相反，关于尼安德特穴居人生活方式的证据似乎表明他们极少远离主要营地（Wynn and Coolidge，2012）。

此外，拥有更加发达的本体感觉（感知我们身体在空间上的位置）使得我们的大脑可以从事其他工作，因为我们不再需要安排太多意识去关注周围环境和它与我们的关系。伊恩·沃特曼（Ian Waterman）就是一个很好的例子，他的大脑丧失了接收体内许多神经信号的能力——虽然没有瘫痪，但他无法感受到身体的存在，也不能本能地移动身体。沃特曼先生有能力自学如何再次行走，但是行走时需要全神贯注并且依靠视觉输入，一旦分心，他就会跌倒，对他来说，试图在黑暗中行走是不可能的（Muller and Schleip，

2011）。

也许是通过发展我们的本体感受能力和肌肉协调能力，智人在智力与体力之间找到了一个有效的（我犹豫要不要说"理想的"）平衡。进化和功能很难归结于某几个因素，因为在进化过程中需要太多的偶发事件使我们具有同时行走、说话和投掷的能力。但是，内耳功能的大幅提升一定对此贡献巨大。它使得我们能够利用身体的弹性组织，因为弹性运动会更加偏离中线；它还使得我们能够以不同方式利用身体的动量，就像体操或跑酷那样。此外，我们对运动考虑得越少，我们就越擅长生活所需的其他技能，这增加了我们的效率。花费更少的脑力来处理空间感觉，可能给了我们更好的适应性。

因为尼安德特穴居人有着笨重发达的肌肉和巨大的骨骼，所以，据估算，他们平均每天所摄取的能量为 3500~5500 卡，主要来源于各种肉食（Wynn and Coolidge，2012）。我们可以推断：体重更轻、弹性更好的智人身体每天需要更少的热量摄取量（2000~3000 卡），同时，更好的空间意识赋予智人更大的活动范围和在脑中保存更大疆域地图的能力。本质上，发达的内耳和更轻巧的身体结构，两者相结合赋予智人强大的进化优势。

为什么智人是现存的唯一人类物种？我们已经探讨了一些可能涉及的因素，并且，如果我们回看图 4.4，会看到头骨形状的重要发展变化以及面颅骨和脑颅骨之间的比例变化。从最底部的、700 万年前的乍得沙赫人（早期两足动物，但不一定是我们物种的祖先）开始，我们可以看到一个很小、很浅的脑颅骨。当我们进化到 100 万年前的强壮的南方古猿，会发现脑颅骨变大了一些，颅容积也有所增加，下颌的尺寸有了明显的增大。今天的智人直接在乍得沙赫人之上，都有扩大的脑颅骨和缩小的下颌。因此，我们很容易猜测到，是一系列的适应性导致了人类的体型变得更纤细，比我们健壮的表亲行动更高效、更敏捷，拥有更大的脑容量和更大的半规管。增大的脑容量、半规管比率、弹性和耐力跑步，这些共生适应性描绘了一幅令人信服的进化图，在肌筋膜机制的驱动下，我们进化出了更有效和更能满足动力学的运动能力。然而，尽管这个进化故事可能很诱人，但我们不可能确切地知道其过程。

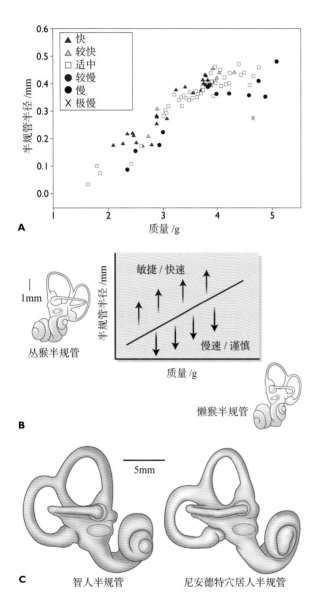

图 4.6 　A. 图中显示了非人灵长类动物的质量（g）与半规管半径（mm）之间 log10 的分布规律，绘制依据是其运动类型。B. 在图中，最佳拟合线显示了一种趋势：敏捷快速的运动与相对更大的半规管有关联，正如丛猴与懒猴所显示的那样。C. 智人与尼安德特穴居人在半规管半径方面显示了类似的不同，但负责感知水平面运动的侧弧除外，尼安德特穴居人的侧弧更大一些（Spoor et al.，2003）

■ 骨盆稳定性

> 它没有任何意义（如果它没有摆动）。
>
> ——艾灵顿公爵（Duke Ellington）
> 欧文·米尔斯（Irving Mills）

内耳的适应能力并不是唯一有助于我们双足成功行走的、身体侧面的特征。就像我们之前看到的那样，单腿站立需要髂骨外旋，以提供冠状面的稳定性。股骨从髋到膝的内偏角使我们的双足可以更直接地位于我们的重心之下（图 4.7），但这样的排列也需通过多做功以对抗重力。

当我们行走时，双足的位置更偏向内侧，比"解剖中立位"（即竖直站立）离重心更近，而且，我们每走一步，身体的重心都会向侧面移动，以更好地使上方的重心与地面支撑中心成一直线。

骨盆侧移使得大转子推挤外展肌的组织带，而组织带最明显的功能就是为骨盆在冠状面提供支撑。在足跟着地并进入摆动相时，身体的重量是由一条腿承担的，为防止骨盆在足跟触地时过度内收，三角形排列的髋外展肌——阔筋膜张肌、臀中肌和臀大肌——被召唤上场发挥作用（图 4.7）。诀窍是确保"摆动"得到足够的控制，而不是变成"摇摆"。

足跟着地后，大转子向外展肌组织平移，可以从内部拉伸髂胫束（图 4.7）。绷紧这条由臀大肌和臀中肌（二者被牵张以减缓髋关节屈曲和内收的速度）以及阔筋膜张肌（被牵张以控制内收）所控制的筋膜支撑带增加了筋膜组织的刚度。每个事件都在协助另一个事件：肌肉收缩绷紧了筋膜，侧摆使得筋膜绷紧又协助了肌肉收缩的整体性。

将重心转移到支撑侧并且允许髋关节内收，这两者结合的策略减少了髋外展肌必须承受的力。这部分组织充当了"液压放大器"：阔筋膜在

肌肉上方被拉紧——就像紧缩包装——有助于将受力分散至更多的组织（见第五章"髋三角肌和液压放大器"）。侧摆使得大腿和骨盆推挤外展肌筋膜，被动增加了支撑侧大腿和骨盆浅层筋膜的张力。股四头肌和腘绳肌的深层组织向外扩张，挤压阔筋膜的"紧缩包装"，从而使此区域作为一个系统（而不是作为个体）来共同协作。

以这种方式使用髂胫束的能力随着年龄的增长而增强。从出生到学会走路的早期阶段，几乎没有髂胫束参与的证据。蹒跚学步的婴幼儿走路时倾向于站姿更宽，髋关节和膝关节屈曲，并且小步走。随着步行熟练度的提高和练习，膝关节逐渐向中间移动，形成外翻角度，使双足更接近中线。这些变化是通过增加双髁角（股骨干与股

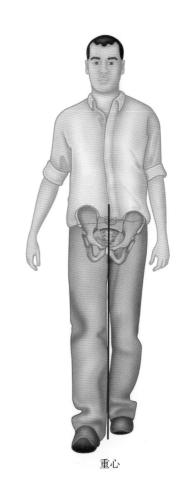

重心

图 4.7 为了最小化双足行走的能量消耗，身体所采取的主要策略之一就是身体向支撑侧摆动。侧摆动作和承重使得非支撑侧骨盆略微下降。这牵张了髋外展肌的筋膜组织，被动内收了支撑侧的髋关节

骨髁静止平面之间的夹角；图 4.8A 和 B）来实现的，并且通过髂胫束来提供侧向的稳定性和牢固性（Cowigill et al.，2010）。在蹒跚学步阶段，增加的髂胫束纤维密度有助于支撑下方的股骨，并且在婴幼儿学习走路时改变其形态。生命早期直到行走早期阶段，股骨的中外侧较厚。随着步态的成熟，股骨中轴前后侧增厚，从而有更强的能力应对矢状面上的作用力，而更厚的髂胫束和更强的外展肌在协同对抗中外侧作用力。

双髁角的增加、股骨中轴前后侧的增厚和髂胫束的发展有助于冠状面的稳定。这些因素都是高效直立步态的指示器，可以拿来与其他物种进行对比（图 4.8A；Cowgill et al.，2010；Baker et al.，2011；Eng et al.，2015）。双髁角让足的位置更接近身体的重心，但髋关节和膝关节之间的垂直角需要非常强大和富有弹性的髂胫束的额外强化，其他物种的髂胫束尽管也有肌肉附着，但发育较差（Baker et al.，2011）。人类的髂胫束通过多条肌肉附着来调节其刚度，通常认为它与阔筋膜张肌、40%~70% 的臀大肌（按体积；Eng et al.，2015）和部分臀中肌的纤维是相连的（Baker et al.，2011）。这些肌肉的三角形排列不仅使它们成为髋关节外展肌，也使它们成为髋关节的屈肌和伸肌以及内、外旋转肌。接下来，我

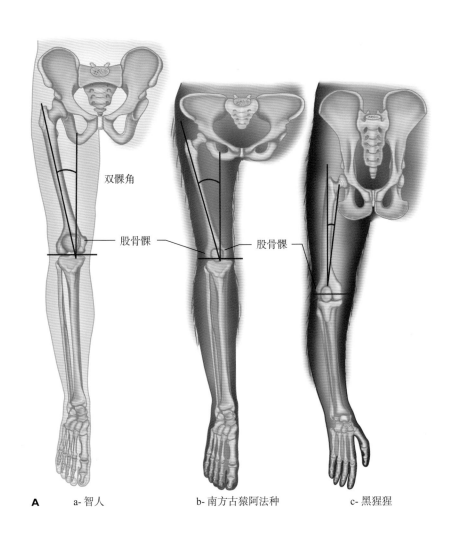

双髁角

股骨髁　　　　　股骨髁

A　　a- 智人　　　b- 南方古猿阿法种　　c- 黑猩猩

图 4.8A　双髁角：（a）智人；（b）南方古猿阿法种；（c）黑猩猩。与其他非人灵长类动物相比，人类的腿在髋关节下方并不是那么垂直的。增加的角度使我们的足部更接近重心，并可以增加内侧髁的大小——这是通过行走而形成的特征（Aeillo and Dean，2002）

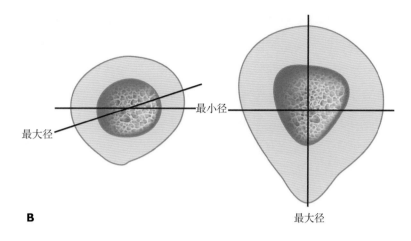

图 4.8B　一名 2 岁患者和一名 16 岁患者的股骨干横截面图

们将探讨这个三角形肌群在 3 个运动平面中的作用，以充分理解它们在支撑和运动效率方面的作用。

在承重期，因为骨盆向远离肋骨的方向倾斜，所以腹肌从上方为骨盆提供额外的支持。在足跟着地后，侧腹肌和对侧髋内收肌之间形成斜角线关系。图 4.7 中，在右侧（足跟着地侧），髂嵴远离股骨；而在左侧，髂骨和胸廓彼此远离。从功能的角度来看，这解释了为什么威尔克等（Wilke et al.，2016）没有发现臀大肌和同侧腹肌之间存在任何实质性联系的证据。在足跟着地侧，骨盆需要来自下方的稳定性，以控制髋关节内收；在对侧，则需要来自上方的稳定性，以防止重心转移时骨盆离胸廓太远。臀大肌和腹肌之间的筋膜连续性在这个步态阶段可能是低效的，因为它会让来自一块肌肉的力量跨过同侧的髂嵴来传导。骨盆似乎受益于在髂嵴任一侧锚定的收缩力来创造稳定性。

本书将依次分析运动的每个平面，但重要的是要记住，事件是在所有 3 个运动平面同时发生的。例如，左侧髂骨在所有 3 个运动平面上都受到了各种组织的支持（图 4.9）。由下肢运动引起的骨盆的自然运动，产生了这些由肌筋膜组织控制的张力线。希望当我们在这幅画中加上其他线条时，会使大家注意到一个完整的三维图像。

■ 效率和女性骨盆

> 女性经常因为试图获得最简单的自由——散步——而受到惩罚和恐吓，因为在那些关注、控制女性性行为的社会环境里，她们的散步，甚至她们的存在，都被认为是不可避免的、持续的性行为。
>
> ——丽贝卡·索尔尼特，《漫游癖：行走的历史》（Rebecca Solnit，*Wanderlust*: *A History of Walking*）

在世界范围内，受文化和宗教理念的影响，人们对女性骨盆有许多狭隘和偏见的态度，可悲的是，"科学"也加入了这股思潮。自从舍伍德·勒耐德·沃什伯恩（Sherwood Lerned Washburn）在 1960 年使用了"产科困境（obstetric dilemma，OD）"一词就出现了一种偏见，认为女性骨盆是两种冲突需求之间的痛苦——这两种冲突的需求分别是分娩和直立步态的移动效率。产科困境是在功能需求相互冲突、竞争的情景下考虑女性的骨盆宽度：产道够宽，就可以容纳新生儿头部和身体通过；而骨盆够窄，就可以提高运动效率。更宽的产道需要更宽的骨盆，而且人们普遍认为，从生物力学角度看，较宽的骨盆耗能高。值得庆幸的是，最近的

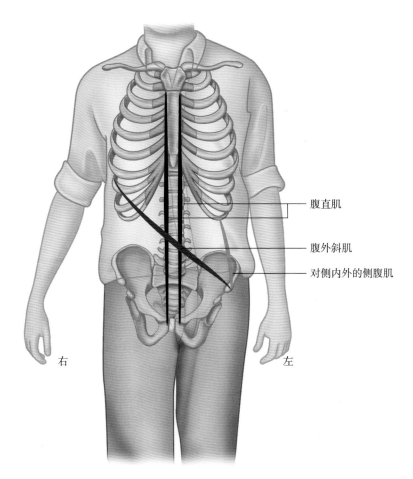

右　　　　　　　　　　　　左

腹直肌

腹外斜肌

对侧内外的侧腹肌

图 4.9　足跟着地后，对侧肢体的髂骨（如图所示为左侧）将向前下方倾斜并旋转。这些运动分别由股直肌、外侧腹斜肌和对侧腹斜肌（对侧腹内斜肌用红色表示）控制或减速

研究结果正在挑战这种狭隘和偏见的观点，这种观点在许多重要的假设上受到了质疑。

　　首先，智人并不是唯一一个分娩时经历艰难的甚至有时是危及生命的物种，所以这并不是我们为了直立行走而做出的某种让步。在一份产科困境的详细评论中，海伦·邓斯沃斯（Helen Dunsworth）（2016）指出，斑点鬣狗通过阴道分娩，第一次分娩时幼犬死亡率为 60%。所以虽然分娩对于智人很难，但整个动物界实际情况可能更糟。

　　痛苦、困难的分娩并不一定是我们为直立行走而改变骨盆宽度时产生的。由于女性的骨盆通常比男性的更宽（图 4.10），所以产科困境认为

女性骨盆的形态是这两种需求之间的妥协。通常情况下，女性坐骨棘之间、髋臼之间和骨盆出口的内外侧的测量值均大于男性，这导致了女性髋和膝之间的外翻角相对更大。更宽的骨盆被认为需要更多的能量来保持稳定，而且外翻角的增加被认为是一种损伤风险。然而，与通常的看法相反，骨盆宽度和外翻角并不会对运动效率或受伤比率产生负面影响。

　　围绕产科困境的许多思考和生物力学分析都是基于静力计算（图 4.11A）。沃任纳等（Warrener et al., 2015）研究发现：当根据步态模式对地面反作用力和双髋臼宽度[1]进行计算时（图 4.11B），结果显示男性和女性受试者之间具有一

---

1 该研究表明，使用股骨头中心而不是股骨外表面的力学测量（注意图 4.10A 和 B 之间的差异）时，会导致男女受试者的双髋臼宽度测量结果没有差异。

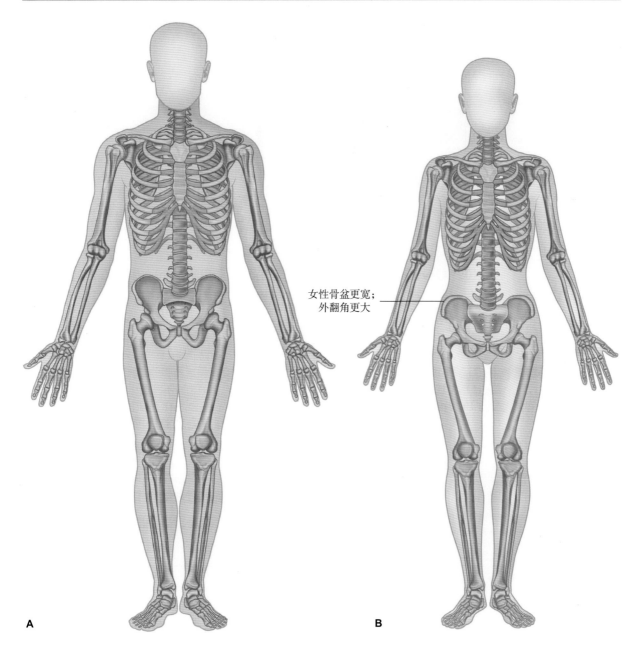

女性骨盆更宽；
外翻角更大

A   B

图 4.10　男性和女性骨盆的大小和形状比较表明，它们有部分相似之处，但女性骨盆更宽，外翻角（从髋到膝）更大

致性，并与他们在步行和跑步时测量的代谢数据相匹配。研究结果显示"男性和女性的运动效率没有显著差异"（Warrener et al.，2015）。

　　尽管女性运动员膝关节更容易受伤（Rozzi et al.，1999），但其原因并不仅仅与骨骼排列和外翻角有关，这是对传统思维的进一步质疑。其他影响因素包括激素差异、较高程度的关节松弛和神经肌肉差异（特别是伸肌肌力不足）（Rozzi et al.，1999；Hewett，2006；Powers，2010）。这些

生理因素的任何不足都会破坏外翻角的稳定性，如在运动中，参与的作用力就会挑战其稳定性。

　　髂胫束通过附着在膝关节结节（Gerdy 结节）和胫骨结节来支撑膝关节，特别是当髋关节内收并向上、向外牵拉髂胫束，对抗外翻角时（图4.11B）。随着运动能力的提高，软组织和骨骼组织之间的组织排列相互保持平衡是有道理的，因为它们会对作用于其上的生物力学做出反应。根据戴维斯-沃尔夫定律（Davis's and Wolff's

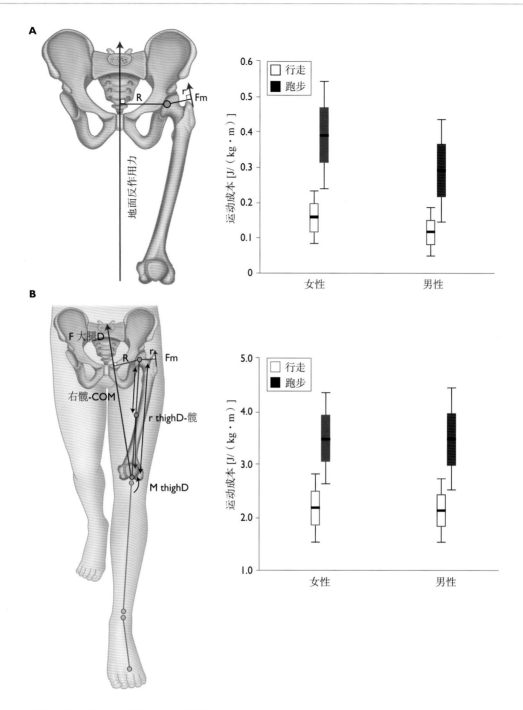

图 4.11　A. 根据生物力学中立位计算出的髋外展肌运动成本显示：如果骨盆更宽，行走和跑步的成本会增加。B. 当调整计算方式以模仿骨盆和股骨的功能位时，无论是行走还是跑步，宽骨盆和窄骨盆之间都没有显著差异（Warrener et al. 2015）

laws）（软组织和骨组织分别适应机械力），组织细胞优化了因骨骼生长而引起的力的矢量变化。然而，只有组织健康，其他动力学发挥作用时，这些生物力学定律才适用；因此，如果另一个系统存在缺陷，女性较大的外翻角确实会增加对功能完整性和运动效率的潜在威胁。

当我们对运动力学有了更好的理解，我们可能会挑战许多关于运动和组织功能的早期观念。虽然对肌筋膜和弹性动力学的研究在动物运动中已经完全建立，但在人类运动中的发展依旧缓慢。值得庆幸的是，近些年来有了些发展，这是未来可以理解产科困境的好兆头。但可能需要一段时间才能让权威机构摆脱对产科困境的偏见。

冠状面调节

解读冠状面肌肉的肌电图比矢状面肌肉更难，因为每一块肌肉在其他平面上都有动作。因此，我们必须分析它们在矢状面和水平面运动中的内收和外展能力。一个出发点是，在支撑相的大部分时间（0~62%），髋外展肌（臀大肌上部和下部、髂胫束和臀中肌）都处于激活状态以帮助防止髋内收，同时在支撑相的大约90%处开始，为足跟着地做轻微的收缩准备。除了髂胫束外，髋外展肌似乎在支撑相中期之后就停止活动，此时髋处于矢状面中立位，然后保持静止，此时髋关节从支撑相的31%~62%进入伸展位。我们可以通过牢记动作和功能之间的自相矛盾之处来理解这个明显的矛盾（即当髋关节开始伸展时，"伸肌"却是静止的）。

髋部肌肉的三角状结构意味着所有的外展肌和内收肌都有屈曲和伸展髋关节的能力。冠状面中线后侧的肌肉都是伸肌（如臀大肌），前侧的肌肉都是屈肌（如髂胫束）。从足跟着地开始，屈曲的髋关节必须得到支撑以对抗进一步的屈曲，这项工作需要伸肌将髋关节从屈曲位变为中立位——髋关节从屈曲位伸展，即使它没有伸展动作——一旦髋关节在支撑相中期回到中立位，那么伸肌就已经完成了绝大部分工作。我们在前一章看到了同样的情况出现在腘绳肌上（图3.4）。一旦髋关节到达中立位，动量将继续推动骨盆向前，控制髋部运动的责任转移到髋屈肌——在这种情况下，我们可以看到髂胫束仍然发挥作用直至支撑相的45%。

在足跟着地之前，髂胫束就是活跃的，因为它控制着足下降至足跟着地，一直到髋关节伸展早期，此时身体运动完成了步行周期的支撑相中期。因此，髂胫束似乎控制了髋部伸展以实现足跟软着地，也控制了从足跟着地到支撑相中期的

髋内收，以及从支撑相中期到支撑相的45%的髋伸展。

正如我们之前看到的，髂胫束嵌在大腿阔筋膜和臀大肌上部之中，因此它是控制下肢刚度的重要肌肉。事实上，正如我们接下来将看到的，这两块肌肉可以被更好地看作是同一块肌肉的前后部分——法拉白夫三角肌（the deltoid of Farabeuf）（见第五章"髋三角肌和液压放大器"；图5.8）。

最小的努力换最大的结果

当我们解读臀大肌的肌电图时，发现这块肌肉在控制髋关节屈曲和内收方面似乎做得非常之少。有两个方面需要注意。首先，它是一个强大的肌肉，图中数值是肌肉最大力量的百分比值，一个强大肌肉的小收缩仍然可以有相当大的力量。其次，重要的是，我们必须确保已经优化了臀大肌周围结缔组织的预张力，这可以通过给予其在每个平面上适当的活动，即足够的髋屈曲、髋内收和髋内旋，让这块肌肉能够更有效地控制这些动作。

关节和组织之间的相互关系在矢状面比较容易看到，但在冠状面则需要不同的视角。我们在前一章中分析了矢状面的基本事件，并看到了它们是如何影响步幅的长度。如果我们缩短步幅，就会失去臀大肌在足跟着地时的一些预张力，以及后髋屈肌在足趾离地之前的一些预张力。

髋外展肌被募集是作为伸肌还是屈肌，是由肌纤维跨关节的角度所带来的功能转换，是一种随着步行进程推移而变化的关系。正如我们之前所看到的，髂骨扁骨方向的进化改变不仅在支撑相赋予其在冠状面加载的能力，还使髂胫束向前移动，并将其转化为髋屈肌。髋外展肌的三角状分布现在能够在每个平面上支持髋关节，是因为在支撑相髋关节可以历经从屈曲到伸展，从外旋到内旋的过程。

支撑相要求髋关节能够转移体重到支撑腿上，使支撑腿与重心在一直线上，并且能够内收大约4°。达到4°倾斜将能够在冠状面上预先牵张臀大肌（和其他外展肌）；拮抗的内收肌和侧腹肌也将不得不拉长以产生骨盆倾斜。因此，骨盆的倾斜会受到许多其他因素的限制，每一个因素都会通过减少预先张力在功能上"削弱"臀大肌。

骨盆倾斜也有助于调整双足之上的身体重心，这也受益于前文探讨过的双踝角度。双踝角度需要内侧髁大于外侧髁，这使得它们可以安全地落于胫骨平台上（见图4.8A；又见图1.8A）。由于双踝角度（或外翻角度），外展肌群必须既要有足够的力量来承受身体的重量，也要有足够的长度来进行传导和内收。髋内收在冠状面上拉长了对侧的腹肌，帮助它们有效地处理骨盆和胸廓之间的旋转，以及骨盆的下移。

骨盆的倾斜应该被下部腰椎（S1~L3）的侧屈所吸收，否则侧位偏移将传到胸腰连结处，导致过伸和过度使用（见下文"临床笔记"）。任何腰椎活动度下降或髋外展肌刚度下降，都会导致上半身摇摆，因为患者会发现很难将骨盆和胸廓运动分开，导致两者一起移动，使整个身体在支撑足上方。

之前我们探讨了因为双踝角，髂胫束是膝外翻的稳定器，但我们也要把髂胫束看作臀大肌（一块髋伸肌）和阔筋膜张肌（一块髋屈肌）的肌腱——它们一起构成了髋外展肌的三角状结构。因此，在关节活动范围的极点，即足跟着地或足趾离地时，髂胫束的后部和前部将会因髋的位置和这些肌肉收缩的合力而牵张。地面反作用力在整个足跟着地期和承重早期时最大（图2.13），且在身体的重心和足与地面的接触点之间存在一个长力臂[1]。

足跟着地的姿态在矢状面和冠状面产生了许多偏移的力，每一个力都必须被控制，否则身体会在一定程度上倾倒。由于身体重心和来自地面的支撑点之间存在偏移，臀大肌（以及其他髋伸肌）必须通过收缩来控制髋关节的进一步屈曲。腿向前摆动预先牵张了伸肌（在这个例子中，更好的观点是作为屈曲运动的减速器），为足跟着地时即将出现的加载做好准备。

冠状面与矢状面相交

只有臀大肌的上部纤维与髂胫束后部相连，并且我们可以看到它们在支撑相中期收缩。因此，臀大肌在足跟着地之前、髋关节屈曲的那一刻起就被激活了，直到它经过中立位并进入伸展状态。之后，臀大肌在支撑相末期和足趾离地时处于静息状态，此时骨盆向前的动量开始牵张和加载前部组织，髂胫束和其他髋屈肌对于减速更为重要。

恩格（Eng）和其同事（2015）的一项研究探讨了跑步时髋关节周围的髂胫束和臀大肌之间的三角状结构变化。他们证实：在摆动相末期，髋关节处于屈曲位，臀大肌和髂胫束这对组合获得了最大的牵张；在摆动相早期，因为髋关节在跑步时是伸展位，阔筋膜张肌和髂胫束这对组合获得了最大的牵张。研究发现：在跑步期间，很多能量沿着髂胫束传递；在正常步行时，尽管作用力变小了，但髂胫束很可能参与了矢状面和冠状面的能量传输。

恩格的研究结果与我们在前一章中对屈肌和伸肌的研究结果相似：为了使髂胫束传递一定程度的力，需要有足够长的步幅。而且，为了冠状面的稳定性，髋关节也需要内收以增加对其侧方组织的预牵张。图4.12表明当我们行进通过支

---

1 力臂在这里用来表示两个力（足跟着地的地面反作用力和身体重心的动量）之间的距离，这创造了一个简单的杠杆机制。我在这里用了时间点（moment）这个词，避免给人留下人体解剖结构中存在杠杆的印象。

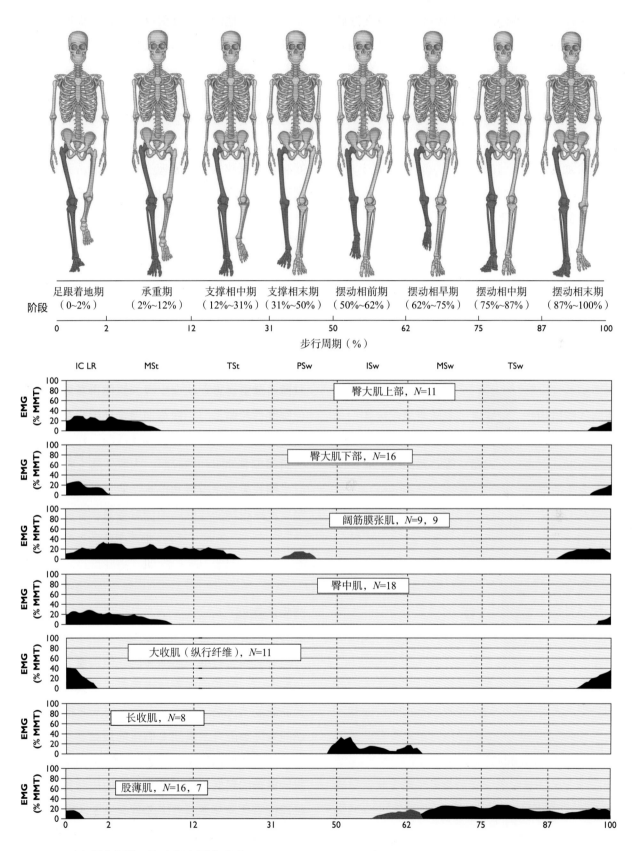

图 4.12　步行周期冠状面肌肉肌电图表现（Perry and Burnfield，2010）

撑相时，另一块髋外展肌和臀中肌有助于在冠状面上控制髋内收。在支撑相早期，当髋前部内收时，骨盆开始倾斜，这需要对侧髋做反向外展。因此，一侧的髋外展肌和另一侧的内收肌之间存在一种相互依赖的对侧关系，因为两组都必须拉长以优化在冠状面上的组织张力，并在承重期促进身体重量转移到前侧下肢。

髋外展肌和对侧内收肌之间的相互依赖性也可能是引发功能障碍的一个原因。通常，臀大肌被认为是足跟着地后下肢缺乏控制的原因，但这可能不是臀大肌组织本身的问题。许多组织必须配合以使骨盆倾斜、臀大肌预牵张，如当无法打开对侧髋关节的前部内收肌时。为了充分探索动

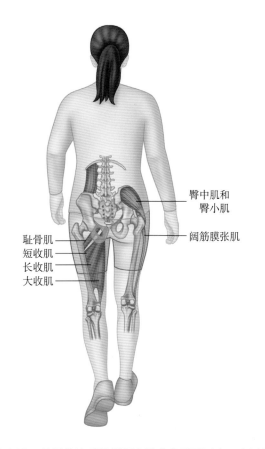

图 4.13　足跟着地后的侧摆和髋内收需要至少 3 个区域的调整。前侧腿的髋外展肌必须拉长以允许骨盆下降，另一侧腿的髋内收肌也要这样。如果骨盆倾斜，下部腰椎应该有能力吸收部分侧屈，以减轻胸腰连结处的压力。腰椎动作将由腰方肌的髂腰部分来控制，但是它也可能被过紧的侧腹肌所影响。这 3 个软组织被排列成三角形结构

态髋关节的功能，临床医师应考虑至少检查 3 个区域——髋外展肌、髋内收肌和下部腰椎区域（图 4.13）。

肌电图只能提供给我们一些内收肌的数据，但是我们可以看到在髋屈肌（长内收肌）、中线内收肌（股薄肌）和伸肌 - 内收肌（大收肌）之间有一个有趣的力学表现——和我们看到的髋外展肌有类似的三角状结构。图 4.12 显示，从足趾离地之前，长收肌就处于激活状态（可以在髋关节伸展的最后时刻减速），到摆动相中期，长收肌依旧是激活状态（此时，髋关节在矢状面上处于中立位），当髋关节伸展时，长收肌静止了。从支撑相末期到足跟着地，股薄肌是活跃的，可能是因为向前的摆动导致骨盆旋转并远离前进的肢体，必须利用关节内侧组织进行减速。股薄肌非常接近冠状面中线，这使得其可以协助控制摆动相髋关节屈曲与伸展及外展。在足跟着地的前期与后期，大收肌才会活跃。作为一个强大的髋关节伸肌和内收肌，大收肌将会在摆动相后半期收缩，以减慢和控制屈曲和外展，并为足跟着地后控制同样的运动做好准备。

■ 基本事件

腰椎的侧屈

骨盆倾斜有助于激活腹肌，但需要脊柱的调整配合。如果我们在脊柱运动图上观察每节脊椎的侧屈能力（图 4.14），就会发现下部腰椎的侧屈能力逐渐上升，直至 L3/L4 处最高。

L5 的侧屈使得脊柱像一棵长在山坡上的树。树干的最低处会调整生长，使树的其他部分可以向着天空生长（图 4.15A）。L5 区域吸收骨盆冠状面上的运动，腰方肌的髂腰部肌肉负责矫正骨盆的倾斜，髂腰韧带则防止髋关节过度内收（图 4.15B）。如果这个系统的调适能力有所下降，那么骨盆倾斜引发的运动可能会被迫向上

图中标注：臀中肌和臀小肌、阔筋膜张肌、耻骨肌、短收肌、长收肌、大收肌

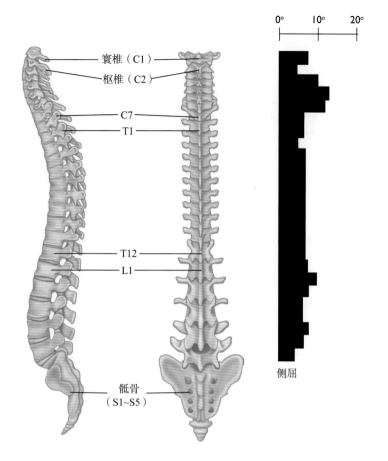

0°　　10°　　20°

侧屈

寰椎（C1）
枢椎（C2）
C7
T1
T12
L1
骶骨
（S1~S5）

图 4.14　为了头部的稳定，脊柱必须做出调整，并减少骨盆在 3 个运动平面上的运动。大部分的侧倾是由腰椎下段，即 L3 以下负责处理。图表显示，从 L5/S1 到 L3/L4，脊柱侧屈能力逐步上升，中段腰椎侧屈能力略微下降，在胸腰连结，侧屈能力再次上升。整个胸椎直至颈胸连结处，侧屈能力保持了相对的稳定（Middleditch and Oliver，2005）

传，在到达灵活性较差的胸廓之前，先传至也可以做侧屈的胸腰连结处（见图 4.14）。

　　图 4.14 显示了从解剖位置获得的脊柱运动的简化模型。在现实中，步态中的脊柱运动过于复杂，无法在这篇短文中完全说清楚。脊柱通过关节突关节对齐意味着某些运动是自然耦合的，因此，腰椎侧屈也会自动产生旋转。图 4.14 所示的活动程度也可以根据脊柱的屈曲和伸展程度增加或减少。（为了获得更完整的脊柱运动图片，建议专业治疗师进一步探索这一点。[1]）然而，腰椎侧屈仍然是一项基本事件，因为它不仅能使髋外展肌和对侧内收肌适当地工作，而且还

能使脊柱旋转以辅助脊柱肌肉，特别是多裂肌（Gracovetsky，2008）。

临床笔记

　　一个简单的检查就可以知道骨盆是从腰椎下段而不是腰椎上段下降（图 4.16）。要求客户站在你的前方，双脚着地，屈曲一侧膝关节。屈膝侧的足部将自然在踝关节滚动器或者前足滚动器上向前滚动。这将使得骨盆向一侧倾斜，脊柱侧屈应该主要出现在 L3 以下的部分。

---

1 这可能需要一定程度的预习，Serge Gracovetsky 所著的《脊柱引擎》（*Spinal Engine*）一书中有对步态中脊柱力学的详细探索。关于他的"脊柱引擎"模型的介绍讲座也可以在网上搜索到。

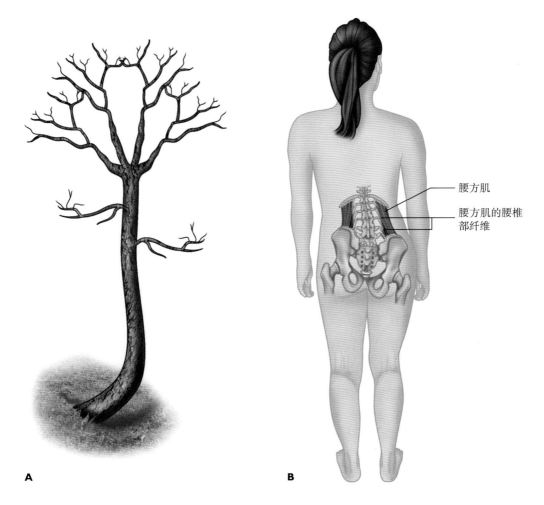

A　　　　　　　　　　　　　　　　**B**

腰方肌

腰方肌的腰椎
部纤维

图 4.15　保持头部正直向上并最小化其倾斜，需要减少在自然步态中出现的髋关节内收。就像弯曲的树干一样（A），如果髂腰韧带和腰方肌的腰椎部纤维（B）正常发挥功能，就可以将骨盆在冠状面上的大部分运动偏移在脊柱下部消除掉；如果没有正常发挥功能，由骨盆侧倾引发的侧屈将会向上传导（正如我们在旋转中看到的那样），并且会在（或要求）胸腰连结处引起过度活动

髋关节内收和对侧髋关节外展以转移身体重量

在矢状面，步幅长度会导致骨盆倾斜。当摆动腿摆动到前方时，骨盆向后方支撑腿倾斜。倾斜依赖于摆动侧的髋内收和支撑侧的髋外展，且腰椎下段侧屈。许多因素可以阻止或抑制正确内收前侧下肢的能力，而这就可能会导致出现一些临床问题。

臀大肌在控制膝外翻的过程中非常重要，如果臀大肌在足跟着地之前被允许延长，工作负荷就会减轻。正如我们上面所看到的，外翻角的增加在女性中很常见，只有在其他因素不能正常工作的情况下才会出现问题。其中一个因素就是骨盆周围的生物力学关系。为了充分帮助臀大肌牵张以控制外翻角，由外展肌、对侧内收肌和腰部侧屈肌所构成的功能性三角肌必须表现恰当，此外，结合任何良好的骨科评估指南，使用上面的一些建议（图 4.16）可以很容易地测试关节的活动度和肌肉力量。下文概述了一些进一步的建议。

双下肢不等长

双下肢不等长（俗称长短腿）也会影响骨盆的运动。评估时，将患者内踝紧靠在一起，将其膝关节被动屈曲。在这个姿势下，胫骨或者股骨

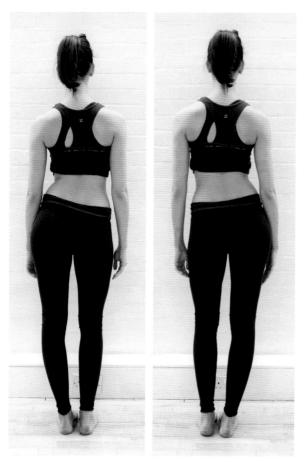

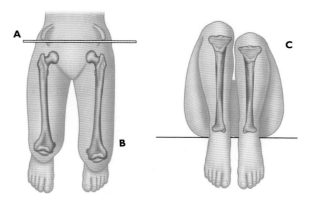

图 4.17 在这个标准的骨科检查中，要确保双侧髂前上棘保持水平，并将两个内踝靠在一起以确保中立位（A）。这使得治疗师可以评估股骨和胫骨的长度。离躯干更远的膝关节一侧表明这一侧股骨更长（B），此外，胫骨更长将会表现出胫骨粗隆或者膝关节线更高（C）。注意，双脚放置时要与骨盆平行且在中线上，以便从解剖学姿势解读双腿在中立位的表现

图 4.16 要求客户双足平行站立，足不离地，屈曲一侧膝关节（A）。这会导致屈膝侧骨盆下降，然后评估对侧腰椎的自由度。正常情况下，脊柱将会在 L3 以下显示明显的侧屈（B），如果不能在腰椎下段将骨盆侧倾矫正，那么侧屈将被迫出现在脊柱的更高处

的结构性长度差异将变得明显（图 4.17）。

　　腿部长度的任何差异都可以通过改变足弓而代偿——长腿时会足旋前，短腿时会足旋后，有时候两者皆有——这些变化可以有效地平衡肢体。如果代偿对客户是有益的，我们治疗时就需要将其考虑在内。对它们的任何调整都要确保系统的其他部分有能力处理新的姿势。

足部平衡

　　双足的变化也会导致腿部长度的明显不同。如果足旋后，就会显得腿长；如果足旋前，就显得腿短。功能性长短腿比真正的长短腿更容易

治疗，治疗真正的长短腿时需要更加详细地了解客户身体上的众多代偿之处。每个病例都需要个性化的建议，但我们将在接下来的几章中探讨一些选项。

结构性平移

　　更长的腿会在骶骨底形成一定的角度，脊柱必须通过向一侧弯曲来适应这个角度。如果身体在一个移位的位置上保持太长的时间，那么可能会形成活动受限或组织粘连以适应这种模式（图 4.18）。在下列情况下，腰椎下段的小偏移也可以扩大：一位家长经常将孩子侧抱在一侧髋部上；长时间驾车的司机由于车座不平，或者后裤兜里有个钱包而将一侧髋升高。身体重量偏向一侧可以导致运动中更严重的冠状面上的偏差，并且（或者）因为组织受限而造成步态受限。

　　脊柱弯曲会导致脊柱关节突关节的活动受限，特别是在水平面上。在冠状面上，脊柱一侧的关节闭合，将影响其旋转的能力，导致许多潜在的代偿——步幅更短、其他脊椎节段过度伸展，或者如前文所述，出现笨拙的侧摆步态。在

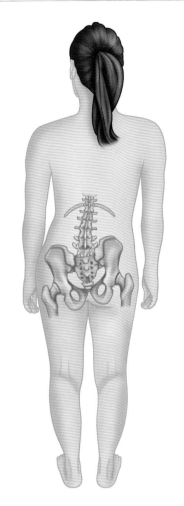

图 4.18 骶骨底偏向一侧将会引起脊柱侧屈。这可能会导致组织活动受限，尤其是髂腰韧带和腰方肌下部的区域，还会限制其他运动平面上的关节突关节运动

处理功能性问题之前，可以通过先减少侧屈来处理结构性问题，这会是一个合适的策略。[1]

■ 总结

1. 朝向侧方的髂骨，膝外翻角和双髁角使双足在支撑相中的落点更靠近中线。

2. 朝向侧方的髂骨为髋外展肌提供附着点，此三角形肌群也控制髋内收以及矢状面和水平面的运动。

3. 我们会很自然地将骨盆摆动到支撑腿的一侧，将重心移到支撑足的上方，从而减少保持平衡的工作量。

4. 骨盆的运动和由此产生的髋内收有助于加载支撑腿上的外展肌的肌筋膜组织，也有助于加载对侧内收肌、腰方肌和腹肌，从而提高效率并协助回弹到中立位。

5. 骨盆倾斜可受到多种因素（包括文化和情感因素）的抑制，我们应该花时间测试每一个基本事件——同侧髋外展肌、对侧髋内收肌和下段腰椎侧屈肌。

6. 允许我们利用冠状面效率机制的基本事件是：腰椎侧屈、支撑腿髋关节内收、对侧腿髋关节外展。

本章展示了步行中骨盆从一侧向另一侧倾斜的好处和潜在的限制因素。髋外展肌和对侧内收肌之间存在着复杂的相互作用，这应该与下段腰椎侧屈保持一致。如果这些区域都足够强大，能够控制和矫正骨盆的 4° 倾斜，那么侧面组织的负荷就有助于调节足跟着地后一系列旋前。这是一个复杂和多层面的动作，不应该真的分割成单独的部位分析——骨盆一旦倾斜，髋部组织（左右两侧）、腹部和下背部肌肉会同时合作、配合。这个顺序之所以在这里被分开讲解，是因为语言迫使我们这么做。

沃任纳等（Warrener et al.）最近的研究强调了骨盆倾斜的重要性，该研究表明骨盆倾斜平衡了人类因更宽的骨盆所引起的任何潜在的生物力学问题——这给围绕产科困境的性别歧视思想的"棺材"又钉了一根钉（2015）。他们的研究结果也强调了让运动发生而不保持"骨盆稳定性"的益处——允许骨盆有足够幅度的摆动，但又不能摆动太多，这能带来很多效率上的益处。

---

1 如需了解完整的治疗方案，请阅读 Earls 和 Myers 的书：《筋膜释放技术》（*Fascial Release for Structural Balance*, 2010.），本书简体中文版已由我社出版。

第五章

水平面

难道所有魅力飞走

都是在冰冷哲学的触摸之下吗？

有一道非常的彩虹

曾经在天上：

我们知道她的纬线与纹理；

她被赋予了

平淡无奇的寻常事。

哲学将剪下天使的翅膀，

用规则和线条征服一切神秘，

清空幽灵出没的空气，并且

毁灭我的梦——

拆解那道彩虹，因为刚刚它使得

温柔的拉弥亚

融化成阴影。

——约翰·济慈《致科学》

（John Keats, *To Science*）

［译者注：拉弥亚（Lamia），

希腊神话中人首蛇身的女怪。

译者翻译仅代表个人理解。］

■ 引言

济慈的诗提醒我们，如果用科学解释一切，就会失去自然世界之美。就像许多其他回应一样，我认为，现实真相比人们想象的运动神话更令人惊奇。

水平面运动是理解步态的关键。在行走过程中，旋转力无处不在，因为它们是由偏移的骨骼和偏移的力造成的。正如我们在冠状面运动中看到的外展肌功能，所有的肌肉在每个平面上都有控制运动的潜能，我们将探索那些肌肉可能沿着张力线协作配合的区域。

在本书的第 1 版中，我以迈尔斯的螺旋线为模型描述了水平面内的运动规律，但我现在改变了自己的主张，因为螺旋线很少会沿其整个长度被拉伸。然而，尽管肌筋膜连续性受到挑战（Wilke et al., 2016），但我们将看到螺旋线组织的肌束方向确实与足趾离地时产生的张力线相匹配。

水平面运动可以让我们理解足部以及足旋前和足旋后。从足跟着地到支撑相中期，我们必须控制一系列的足旋前，然后在支撑相中期和足趾离地之间再将足旋后。足旋前会引发下肢旋转反应，而支撑相中期后的反向旋转则有助于旋后，并在足趾离地前助其稳定。因为骨盆的旋转是对另一条腿向前摆动的反应，所以反向旋转是从下肢向下传导，一直到足部。

在第三章中，我们看到骨盆旋转有助于增加步幅，这是因为当一条腿向前摆动时，一侧髋屈肌和另一侧髋伸肌之间的张力产生了偏移。骨盆旋转会引起斜向张力并通过躯干传递到肩带，形成一个类似手表发条的机制。当系统适当绷紧时，有助于推动水平面上的弹性机制发挥作用。

水平面上的基本事件是足的旋前和旋后、骶髂关节的活动、胸椎的旋转和对侧手臂的摆动。

离向共生 [1]

首先，我们必须进一步定义在步行周期各阶段出现的不同类型的牵张。肌肉可以向心收缩和离心收缩，但是——令人有点儿疑惑的是——它们可以在一端或一个平面上拉长，同时在另一端或另一个平面上缩短〔格雷（Gray）和提贝托（Tiberio）认为这是"离向共生（econcentricity）"〕。在这种"离向共生"收缩下，肌纤维通常主要做等长收缩，并且骨骼的运动（即在肌肉的一端）是牵拉肌肉的一端。我们可以在阔筋膜张肌中看到这一点，它会随着髋关节的伸展而"延长"，但同时，随着向足趾离地期进展，阔筋膜张肌由于髋部的内旋而"缩短"。阔筋膜张肌以这种方式摆脱离心或向心收缩模式，这使我们能够更清楚地看到组织间的相互作用，它们并不是只有延长或缩短这两种情况。

通过这种方式观察肌肉，我们能够看到，它们不仅主动做功（即收缩），而且还会在系统内调整刚度。通过经验，我们的身体可以感知到理想的张力，它使得运动按照正确顺序出现，并且可以利用身体远端部位动量以产生想要的效果。因此，肌肉就是"刚度调节系统"内的张力器，可以精确调节张力值，根据组织周围的事件，选择"聚集"（向心收缩）或"释放"（离心收缩），并且可以尽可能多地将负荷加载至弹性筋膜组织内。

在第三章中，我们看到了萨维吉等指出肌肉是如何不断地与周围各种力量协调的。重力、地面反作用力和动量都必须与运动中所涉及的组织的自然刚度相关联。例如，在动量较高的情况

下，一个刚度较低的细长肌腱可能需要通过向心收缩向里"拉"，以帮助稳定运动。但在应力较低的情况下，较短的肌腱及肌肉可能需要向外"释放"，以允许运动发生。理想情况是在组织反复承受的正常作用力与肌腱的长度和弹性之间有一个最佳的平衡。这使得相关肌肉保持在接近于等长收缩的状态。我们在第一章看到了这种动态的表现，只是当时我们主要在研究缝匠肌、腓肠肌和半膜肌的不同肌筋膜单位结构。

在本章中，我们再次看到嵌入软组织中的机械感受器的重要贡献：它们是如何感知张力、运动和剪切力，并将这些信息传递给周围的组织以争取最佳效率的。

在第二章，我们列出了足跟着地后的事件顺序——在 3 个运动平面上将会发生一连串的复杂事件。到目前为止，我们已经阐述了矢状面和冠状面，现在轮到水平面了。旋转会激活身体内斜行的肌肉，其中许多肌肉已经作为其他筋膜线的一部分被讨论过了。在水平面上有部分重合不会让我们感到惊讶：水平面上的运动越来越多，是我们相对比较新的适应方式，我们从灵长类动物祖先那里所收获的遗产就是大约 150 万年前它们进化出的长长的腰部，这在古人类"匠人"的化石上首次被发现（图 5.1）。

我们骨骼结构的许多进化都伴随着肌肉组织排列的变化。肌肉还是那些肌肉，只是它们的功能和动作改变了，因为它们被迫适应新的路径，这些路径是骨骼"河床"所形成的。足弓的进化、跨趾更紧密的对齐、股骨的内偏角、胸廓和骨盆之间的相对独立，这些变化带来了旋转，并且使得肌肉系统能够在 3 个平面上运动。

■ 关于真实运动与相对运动的提醒

只有熟悉了真实运动和相对运动（称为骨骼

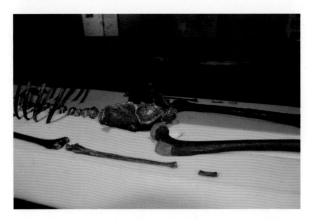

图 5.1 长长的腰部——可以从在肯尼亚被发现并可以追溯至 150 万年前的"图尔卡纳男孩"的遗骸上看到——表明其有潜力可以在骨盆和胸廓之间反向旋转。反向旋转很少在非人灵长类动物身上看到，因为它们的骨盆与胸廓之间的距离更短

运动分析法和关节运动分析法），你才不会对水平面上的运动力学感到困惑（第二章有介绍）。在图 5.2 中，我们可以观察到胫骨和股骨在足跟着地后的一系列向内旋转，并且膝关节也在向内旋转，这对人体来说都是有意义的。由于远端骨（胫骨）比近端骨（股骨）移动得更远，所以膝关节被认为是向内旋转，且髋关节也发生了类似的情况。虽然髋部在足跟着地时向外旋转，但在其下方的股骨向内旋转（步行周期的 0~2%），因此关节将处于向内旋转中。

对侧肢体在足趾离地后，摆动腿向身体前面前进，将骨盆拉向支撑足（31%~62%）。于是，从支撑相中期到足趾离地，通过支撑腿的反应是受骨盆下降所驱动的，而摆动腿足跟着地后，反应通过跟骨和距骨向上传导。方向上的变化对于理解关节发生了什么至关重要。

在支撑相中期和足趾离地期，支撑腿骨骼将向外旋转，但我们可以看到骨盆会比股骨转动得更多，从而导致髋关节向内旋转。骨盆的旋转促使股骨向外侧旋转的幅度大于胫骨，这也造成了膝关节的向内旋转。因此，膝关节向内旋转发生在支撑相的两端——足跟着地后和足趾离地前。如图 2.30 所示，膝关节交叉韧带的排列方式使得膝关节的耦合能够适应自下向上或自上向下的骨骼运动。

膝关节交叉韧带促进的耦合动态力学允许骨盆向支撑腿的方向旋转，以向外侧旋转胫骨和腓骨，协助形成足的形封闭，为足趾离地做准备。骨盆的旋转是由腿的摆动所驱动的，而腿的摆动与步幅的长度有关，因此会受到第三章中所探讨的所有基本事件的影响。然而，任何矢状面基本事件的缺失都会导致骨盆旋转增加，以补偿步幅损失，但它是由躯干驱动的，而不是通过腿的摆动，因此具有明显的、做功更多的特征。

要掌握真实运动和相对运动的概念，重要的是要对骨骼和关节进行严格的命名。许多混淆是由术语的不同所造成的，也是由在运动期间，只看到了一个方面——骨骼或关节——所造成的。能够想象这两种类型的运动——真实运动和相对运动，有助于在心里形成系统内力传导与耦合的画面。

■ 下肢力学

跟骨外翻 / 内翻和踝关节滚动器

探索步态中水平面运动的最佳起点是从足跟着地的那一刻开始。我们在第二章中研究了足部半穹顶结构的进化与功能，并看到了跟骨和距骨之间的偏移（以及地面反作用力和身体动量之间的偏移）是如何造成跟骨外翻的。跟骨的外翻产生了一系列的旋转，从而解锁远端跗骨，并将下肢胫骨、腓骨和股骨向内旋转。

解锁中足，就会打开关节，让足底组织吸收冲击力。关节的打开允许足在支撑相早期到中期改变形状，之后它必须回到一个紧密连接的位置以形成一个坚硬的杠杆。这个杠杆的稳定性是必要的，以创建一个稳定的平台在足趾离地时释放能量。这种解锁和锁定主要是通过骨骼来完成的，这些骨骼在水平面上耦合，以实现"形打开与形封闭"，但是，这也将涉及大量的软组织，

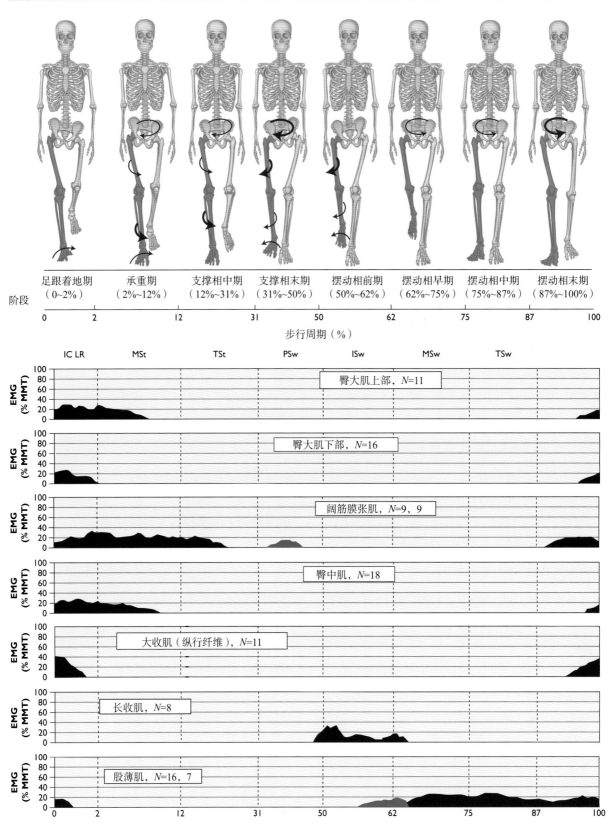

图 5.2　许多改变发生在整个步行周期的水平面运动中。跟骨和距骨的偏移启动解锁了跗骨，并在足跟着地后（0~31%）驱动旋转沿相关侧肢体向上传导，此外，对侧肢体的向前摆动驱动反向旋转沿支撑腿向下传导，从而令足再次旋后，为足趾离地（31%~62%）做准备。足趾离地后，腿的摆动产生了一个远离前侧肢体的旋转，以协助对侧足旋后（62%~100%）。在下肢的推动下，骨盆的旋转在骨盆和胸廓之间形成了一个相对的旋转，以延长腹肌和肋间肌，同时手臂可以平衡来自上方的旋转力（Perry and Burnfield，2010.）

以协助足踝关节复合体的"力封闭"。正如我们在矢状面和冠状面所看到的那样，这两种封闭动力学都需要每个相关的关节和软组织有适当的活动性。

腓骨肌收缩使跟骨外翻，并且参与"力打开"。迈尔斯（2015）认为髂胫束和腓骨肌是连续的，是体侧线的一部分（图5.3），在第四章中，我们观察到髋部三角状肌群（和髂胫束）在承重期的牵张。在肌电图中，直到支撑相中期之后，我们才能看到腓骨肌激活，此时腓骨肌必须控制踝背伸，且要拉长以允许足部纠正自身运动而回到旋后状态，为足趾离地做好准备。当肢体通过踝与足的滚动器向前时（图5.4~5.6），踝背伸和趾伸展需要两块腓骨肌不受拘束（即每块腓骨肌都可以自由滑动通过相关支持带），并且腓骨肌要足够长以使内侧足弓再次升高，这将使前足恢复至与跟骨对齐（图5.5）。

在支撑相中期的初始，肌电图显示在前侧肌间隔（胫骨前肌和趾长伸肌）、唯一的背伸肌群和踝跖屈肌群之间有一个切换（图5.4）。在支撑相中期，踝关节从跖屈变为背伸，同时募集跖屈肌来减缓向前的动量。它们的张力也帮助足部的力量接近旋后状态。在步态中，与前侧肌间隔的背伸肌相比，跖屈肌主要做离心收缩。前侧肌间隔的肌肉从摆动相前期一直到支撑相中期都在收缩，以提供足的离地高度。在摆动相抬高前足，需要这组肌肉主动向心收缩一直到足跟着地，此时足跟滚动器刚刚着地，跖屈肌必须做离心收缩以控制跖屈。如果没有胫骨前肌和趾长屈肌的离心控制，足跟着地后，前足会向下拍打地面。在承重期，同样的肌肉需要保持活跃以进一步协助控制足旋前。胫骨后肌也参与控制足旋前，足跟一着地，胫骨后肌立刻激活（图5.4），远早于其他跖屈肌。

无论是前侧关节障碍，还是跟腱或后侧肌间隔受限所导致的踝关节滚动器活动受限，都会造成足趾绷紧，从而导致夸张的步态。需要进行鉴

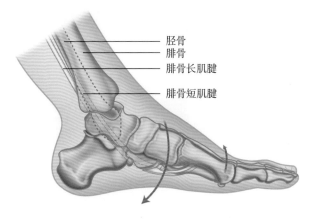

胫骨
腓骨
腓骨长肌腱
腓骨短肌腱

图5.3 任何沿着髂胫束筋膜进入腓骨长肌和腓骨短肌筋膜组织的作用力都可以帮助足适应地面。腓骨长肌可以帮助内侧楔骨和第一跖骨向内倾斜，而腓骨短肌附着在第五跖骨底部，可以促进前足向外旋转

别诊断才能找到问题的起因，通常是由于腓骨侧肌间隔被普遍忽视。但无论腓骨肌问题是不是初始原因，如果足背伸没有结合足内翻，这些肌肉就不会得到充分拉伸，可能会出现功能性缩短，从而成为问题的一部分。足与踝的常规干预策略中应该包含结合了这些动作的运动训练和拉伸（如果这样做是安全的话）。

腓骨肌对于足内侧的正常功能至关重要。腓骨长肌将第一跖骨拉向内侧楔骨，而腓骨短肌则对第五跖骨起到类似的作用。如果腓骨短肌在踝关节背伸时不能完全延长，就会使足保持向外旋转的姿态，这通常会阻碍跗骨间关节在足趾离地前重新闭锁（图2.16）。我们在图5.4中可以看到这一点，当踝关节在支撑相中期与足趾离地之间背伸时，踝关节的内旋肌（胫骨后肌、踇长屈肌和趾长屈肌）和外翻肌（腓骨长肌和腓骨短肌）都在收缩。这两个肌肉群必须保持平衡，以便足趾在离地之前正确地对齐和调整。

控制足旋前的一系列事件

必须减缓并控制足旋前之后的一系列事件。一旦距骨向内侧旋转，并在跟骨上方倾斜，它就会带动胫骨和股骨，在关节处产生强大的旋

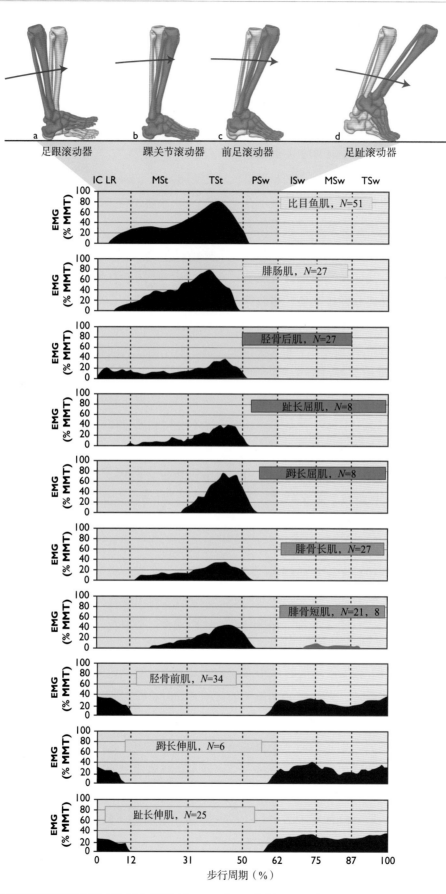

图 5.4　步态中腿部肌肉的肌电图（EMG）解读（Perry and Burnfield，2010.）

转力（见第二章）。如果我们沿着下肢的力线上行，就会看到臀大肌和髂胫束（图5.6）。迈尔斯（2015）认为髂胫束是从阔筋膜张肌到胫骨前肌筋膜线的一部分，但在步态的这个阶段，采用从臀大肌经髂胫束到胫骨前肌的筋膜线进行分析更有意义，因为这两条肌肉似乎有相似的激活模式和肌束方向，可以控制足旋前的一系列事件。但除非已被证明，否则组织对齐并不一定意味着相邻组织之间必有力传递，这一点要牢记。

足跟着地时，身体的重心在地面接触点后方的较远处，所以需要很大的力来防止身体跌倒。许多肌肉将参与其中，以对抗向下的力，特别是髋伸肌、髋内收肌和股二头肌不得不强力收缩（图5.7）。这些肌肉控制足旋前的一系列事件，但是，步幅长度（见第三章）和骨盆倾斜（见第四章）所产生的预牵张力的大小会影响这些肌肉的功能。在矢状面和冠状面上，关节活动范围变小可能会减少臀大肌潜在的力输出，臀大肌必须在3个平面上都做功。

股二头肌在足跟着地时会强力收缩（图5.7A）。而且它为此做好了准备，在足背伸的冲击力到达之前它就被拉伸了。在摆动相的后半程，胫骨前肌牵拉足部做背伸和部分内翻，这个动作牵拉了腓骨长肌。腓骨长肌不仅是胫骨前肌

做足背伸时的拮抗肌，还是闭锁足部穹顶结构时的主动肌。拉伸腓骨长肌，使得腓骨向下，从而拉长了股二头肌的筋膜（Vleeming et al., 2007）。股二头肌同时也在被屈曲的髋关节拉伸。两端都被拉伸，提高了股二头肌筋膜激活髋伸肌的效率。从内部激活髋伸肌，股二头肌在足跟着地时的收缩会更有效率。

股二头肌的部分收缩力会传至腓骨长肌。当胫骨前肌放松时，股二头肌会从上方牵拉腓骨长肌。这个动作将会协助一系列的足旋前事件完成，因为腓骨长肌有助于牵拉跗骨间关节进入外翻，这可以解锁足部各个关节，使得足部能够适应地面。

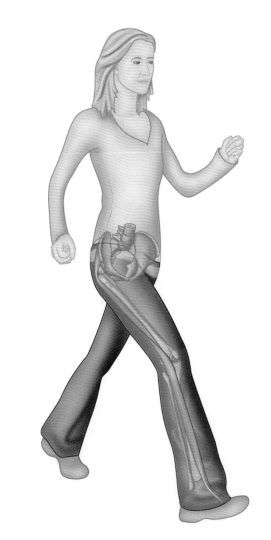

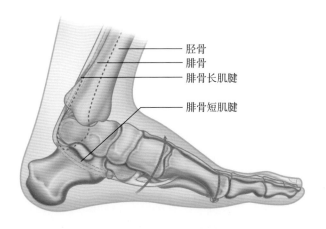

图5.5 一旦足踝进入背伸，足必须获得协助，以从旋前位回归中立位。足旋后需要腓骨肌拉长，以使足从外旋和内翻位拉回来。身体到达足部正上方时，髋外展肌传导下来的张力逐渐减小，当对侧足跟着地时，腓骨肌筋膜就可以放松了

图5.6 足跟着地时，经过下肢的内旋力就到了"髋三角肌"中的髋伸肌，并进入臀大肌，其将处于激活状态，以控制髋内收、屈曲和内旋

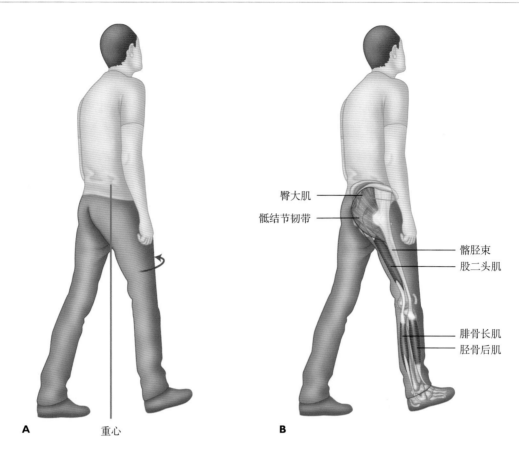

图 5.7　A. 在这种姿势下，髋关节屈曲，身体重心在地面接触点后方，髋伸肌不得不强力收缩以防止身体跌倒。在摆动相，足跟着地前，髋关节屈曲和足旋后牵张了股二头肌与腓骨长肌的筋膜。B. 随着跟骨内翻和腿部骨骼的一系列内旋，从髋到足底将会有持续的旋转运动

在足跟着地时，对臀大肌和股二头肌的使用使我们在两个不同筋膜层次上控制运动。更深层的腘绳肌将力传导至髂骨和骶髂关节（见本章后文"骶髂关节"），它们将有助于减缓屈膝。更浅层的臀大肌连接对侧上肢（见本章后文"利用后斜线——连接上下肢"），并且向下经髂胫束连接至膝关节前侧以控制和对抗膝关节屈曲和内旋。

支撑相中期之后，当骨盆在足部滚动器上前行，并且髋关节伸展时，阔筋膜张肌和胫骨前肌被激活拉长。但是，由于肌纤维多为斜向，阔筋膜张肌有助于旋转和屈曲髋关节。

髋三角肌和液压放大器

足跟着地后，如果我们看一下下肢，就会发现随着足旋前出现的一个连续向下旋转的模式。

这条力线将足的旋前肌和髋外侧旋转肌联系起来，特别是臀大肌上部（图 5.7B）。臀大肌上部和阔筋膜张肌被包裹在同一筋膜层内，并且它们都会收缩以便在冠状面稳定骨盆（我们在图 1.24 和第四章看到过）。

筋膜层和其下的肌肉组织经常合作以形成一个力学放大系统，被称为"液压放大器效应"，正如我们在第一章中所看到的那样（图 1.14B）：牵张筋膜层可以增加相关串联或并联的肌肉的效率。有多种方式可以实现。

1. 牵张嵌在筋膜层内的肌肉。例如，阔筋膜张肌和臀大肌（二者都嵌在阔筋膜内），颈阔肌（嵌在颈浅筋膜内）和胸小肌（嵌在锁胸筋膜内）。

2. 收缩筋膜层下方的深层肌肉。收缩大腿肌肉将会从下而上牵张阔筋膜，就像竖脊肌将会

绷紧胸腰筋膜的后层一样。

3. 身体运动的自然动量可以拉伸并弹性加载负荷至组织。摆动手臂将牵张胸腰筋膜，而摆动腿可以牵张髋伸肌的肌外膜（图 5.8）。

在真实运动中，上述这 3 种机制可以单独出现，也可以组合出现。据估算，液压放大器可以将肌肉做功的效率增加多达 30%（DeRosa and Porterfield，2007），因此，这显然是一个人人想充分利用的机制。当筋膜层牵张被破坏时，如筋膜切开术，身体会损失 12%~16% 的效率（Gracovetsky，2008）。

当骨盆在固定足上方前行时，力线将从臀大肌行至阔筋膜张肌，或者从伸肌行至屈肌（图 5.2；这在第三章中也有探讨），这使我们再次回归到髋关节前侧。在第四章中，我们看到由于"法拉白夫三角肌"控制着髋关节的屈曲和伸展、内收和内旋，所以它在整个支撑相一直是牵张状态。髋三角肌和阔筋膜的牵张关系可以协助

大腿肌肉，因为大腿提供了一个绷紧的浅层筋膜袋，可以让髋三角肌和阔筋膜张肌在其内工作。

足跟着地时，收缩臀大肌与控制膝关节之间的良好关系已经建立，而无法减少膝关节的内旋和其在冠状面上的运动通常与足过度旋前或肌力不足有关（Ireland et al.，2003；Powers et al.，2003）。因此，髋关节与足内侧建立了很好的关系，并且可以清晰地观察到力线——特别是当力线被夸张放大时，如跳跃后的着地，或者跑步时的转向。

足旋前的一系列失控事件，往往被归咎于臀大肌力量不足，再次强调，事实并非如此。我们通常在两个平面上牵张肌肉，然后不得不在第三个平面上控制运动；如果牵张不充分出现在两个平面中的一个上，那么我们就会失去在第三个平面上减速的优势。所以，当看到一个疑似力量不足的臀大肌时，我们需要检查髋关节是否充分内收（通过在冠状面上拉伸它），并且是否充分屈曲

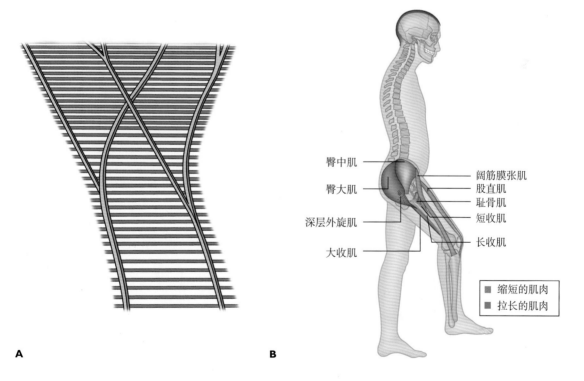

A　　　　　　　　　　**B**

图 5.8　A. 大转子扮演迈尔斯所说的"道岔"（或者英国所说的"支点"）角色，即铁路上转换轨道的地方。B. 当髋关节屈曲时，力线向后行至臀大肌；当伸展时，力线行至阔筋膜张肌。法国解剖学家路易斯·休伯特·法拉白夫（Louis Hubert Farabeuf，1841—1910）提出：阔筋膜张肌、臀大肌、髂胫束应该被认为是一块三角肌，有时也被称为"法拉白夫三角肌"

（通过在矢状面上拉伸它），以至于臀大肌只需要较少的向心收缩就可以控制水平面上的拉长。

■ 利用后斜线——连接上下肢

臀大肌强力连接着对侧的背阔肌，这种关系以其能够增强稳定性而著称。多名学者对这种连接进行过彻底的研究，弗利明（Vleeming）称其为"后悬带（posterior sling）"，佐恩（Zorn）称其为"摆动行走者（swingwalker）"，而迈尔斯称其为"后功能线（back functional line）"。弗利明和佐恩都使用了从背阔肌到对侧臀大肌上部的支撑性良好的连接；而迈尔斯则选择使用背阔肌通过臀大肌下部连接到对侧的股外侧肌，但这种连接被认为是多变的（Wilke et al., 2016）。无论

你选择哪一种功能性连接，它们都是从膝关节外侧（对弗利明来说是髂胫束，对迈尔斯来说是股外侧肌）一直连接到对侧肱骨（背阔肌），这两种连接在水平面上都应该会形成反向运动。膝关节将进入外翻的位置，而对侧的手臂向前摆动并稍微向外旋转，在远端牵张斜行筋膜线的两端。对侧肢体骨骼的运动创造了一条长长的对角线筋膜带，它（通过臀大肌和背阔肌都附着的胸腰筋膜）经过屈曲位髋关节的后部，能够像弹弓一样将骨盆向前弹出（图 5.9A，欲详知胸腰筋膜／臀大肌连接在节约能量上所扮演的角色，请登录 Adjo Zorn 的网站：www.swingwalker.net）。

一旦骨盆已经在支撑足前方移动，力线就会经过阔筋膜张肌（虽然它是大腿内旋肌，但它也会被髋关节伸展所拉伸和打开），并且经过胫骨

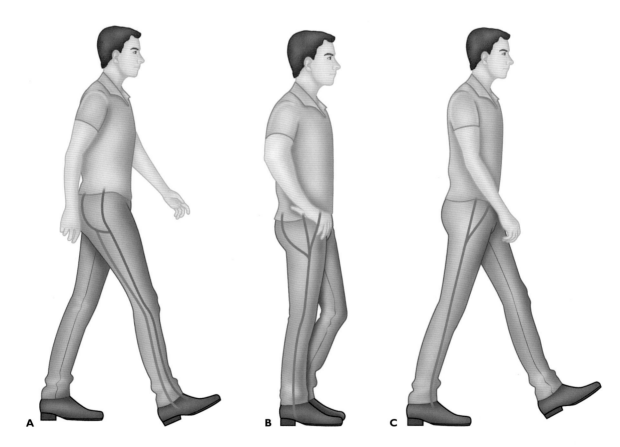

A　**B**　**C**

图 5.9　在足跟着地的那一刻，髋伸肌和外展肌必须强烈收缩。髋关节屈曲预先牵张了伸肌，骨盆的侧倾预先牵张了外展肌，这形成髋关节内收，我们在第四章中见过。对侧手臂摆动的力沿着肩带通过背阔肌到臀大肌，经髂胫束和胫骨前肌向下，增加了对下肢伸展的支持。所以，臀大肌由于对侧肩部的运动和髋关节的屈曲和内收，而正在被预牵张。通过回弹力，所有这些都增加了身体的潜在效率。随着骨盆在支撑足上方移动，身体重心的力线从支撑点的后方（A）移到正上方（B），最后到其前方（C）。在这个过程中，需要收缩所谓的髋三角肌（臀大肌、臀中肌和阔筋膜张肌）

前肌的潜在筋膜线，这将有助于提升内侧足弓，并使得股骨、胫骨、腓骨和第一跖骨外旋（图5.10）。

> **练习 5.1**　自然站立，双足与髋同宽，慢慢地向前、后倾斜骨盆，感觉双足与骨盆之间的关系。骨盆前倾时，你可以感觉到膝关节过度伸展，因为骨骼向内旋转，使得内侧足弓降低。当骨盆后倾时，你应该能感觉到膝关节变柔软且骨骼向外旋转，此时内侧足弓升高。

肌电图、机械感受器和运动

通过分析肌电图和步行周期，我们可以看到肌肉对运动的反应。例如，髋伸肌的肌电图数值

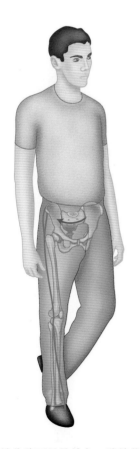

图 5.10　一旦骨盆移至足的前方，髋关节就会伸展，从而开始拉长阔筋膜张肌，这使得身体前部组织协助提升内侧足弓，且髋关节内旋将牵拉外旋肌以使股骨和胫骨向外旋转，从而帮助跗骨间关节重新闭锁

表明这些肌肉的大多数在足跟着地前就开始收缩了。股二头肌和半膜肌早在摆动相中期就开始收缩（图5.11）；在接触地面前，大收肌、臀大肌和臀中肌也开始收缩。之所以提早收缩是因为需要使向前摆动的腿减速，并且有助于让筋膜组织为在足跟着地时将要出现的加载做好准备，这样就可以再次通过肌筋膜组织预牵张以提高肌肉收缩的效率。

随着大腿向前摆动并进入髋屈曲位，筋膜的牵张应变启动准备性收缩，这是符合逻辑的。筋膜内的应力刺激适当的机械感受器，从而调节伸肌的刚度，准备好立刻吸收关节周围组织中自然"给予"的冲击力，无须快速减缓这个动作；如果着地时这些肌肉完全是静止的，那就需要快速

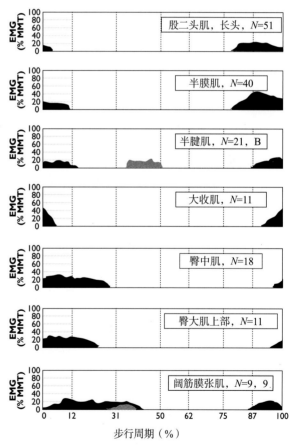

图 5.11　肌电图显示了最高徒手肌肉测试（MMT）百分比和每块肌肉激活时所处的步行周期阶段。我们能够清楚地看到：髋伸肌群在承重之前，从摆动相中期到摆动相末期（75%~100%）就开始激活，然后在足跟着地（0~2%）到支撑相中期（12%~31%）提供支撑（Perry and Burnfield，2010.）

减速。

足跟着地后，由于足外翻和足跖屈，前侧肌间隔会非常快速地被拉长。请回忆惠景（Huijing）的研究（在第一章讨论过），想象一下应对筋膜拉长而发生的力学信号传导（图5.12），如果组织内的这种运动是由机械感受器监控的（且研究表明确实如此），那么推定筋膜张力变化至少部分刺激了局部肌纤维也是合理的。

筋膜的运动有助于激活适当的肌肉以控制每一个步态阶段，而且肌肉应该被自然地、反射式地激活。在摆动相中期到摆动相末期之间，后侧髋伸肌被激活，一旦足站稳，肢体就开始旋转，水平面上的矢量将进一步激活臀大肌和胫骨前肌。在这两种情况下，肌肉都是通过拉长它们的肌筋膜从而被激活的。腿摆动的动量激活了髋伸肌，足跟着地后关节的屈曲激活了胫骨前肌和臀大肌。

前侧组织肌电图数据表明：步行周期中有两个交替出现的活跃阶段和一个更加被动的阶段。在活跃阶段，力被传导或被吸收，并且肌肉组织做功以抵抗地面反作用力或产生动量；在被动阶段，腓骨部分主要是通过弹性能量矫正姿势或启动动作。当阔筋膜张肌和胫骨前肌的电信号静止时，大腿的摆动和内侧纵弓的回正就会出现，这表明筋膜参与的可能性更大（图5.13）。

同侧的骨盆和胸廓旋转

我出发了。糟糕的步态！下肢僵硬，仿佛大自然没有给我双膝，双脚在行进线的两侧异乎寻常地左右伸开。而躯干却恰恰相反，仿佛是在接受救济，

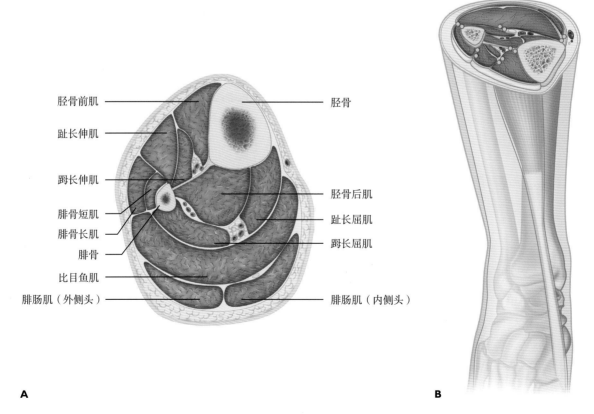

胫骨前肌 —— 胫骨
趾长伸肌
踇长伸肌
腓骨短肌 —— 胫骨后肌
腓骨长肌 —— 趾长屈肌
腓骨 —— 踇长屈肌
比目鱼肌
腓肠肌（外侧头） —— 腓肠肌（内侧头）

A   B

图5.12　A. 由于地面反作用力和向下的重力，筋膜通过张力变化将调整的力传导至周围组织，而不仅是传导至胫骨前肌。组织有可能接收许多其他来源的信号，当确定模式后，就在肌肉张力上做出必要的反应。B. 绝大部分机械感受器位于肌间隔内或其周围，肌间隔是肌肉间的主要边界。机械感受器可以感知到张力和剪切力的变化。本质上，这些区域正经历着在其生物力学上最大的相对变化，所以以机械感受器沿着这些交界面放置是有意义的

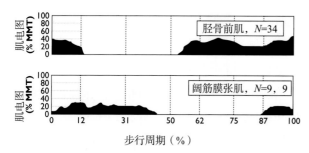

图 5.13　肌电图读数显示从摆动相前期（53%）直至支撑相中期（12%），胫骨前肌的电信号都是活跃的。可以推测，在摆动相，足的重量加载至筋膜组织上将其激活。机械感受器被激活，发送信号至肌肉，使其在摆动相抬起足远离地面，然后，当肌肉承接体重和动量之后，它会快速释放。作为外展肌，阔筋膜张肌几乎在整个支撑相都很活跃，但是在腿摆动出现之前会减弱。这似乎表明髋关节屈曲是一种被动的机制，就像它的回弹能力所暗示的那样（正如在练习 3.1 中所感受的）（Perry and Burnfield, 2010）

就像一个旧的破布袋一样松弛，随着骨盆不可预测的颠簸而疯狂地摇晃着。

——塞缪尔·贝克特（Samuel Beckett），

《初恋和其他中篇小说》

（*Fist Love and Other Novellas*）

———————————————

如果我们能在步态中转动骨盆，而且不像上面的贝克特所描述的步行者，即有足够的力量来控制骨盆，那么骨盆旋转应该可以向上带动躯干，且可以向下带动下肢。旋转通过腰部、腹部和一系列肋间交叉的组织（图 5.14），在足跟着地和足趾离地时，观察身体对侧的位置可了解其意义。正如第三章所述，当足跟着地和足趾离地时，骨盆将向伸展腿侧旋转。这就造成了骨盆和胸廓之间的相对旋转，因此，维持骨盆和胸廓之间的稳定所需的力的方向并不是垂直的，而是斜行的（图 5.14）。因此，斜行组织在支持足趾离地及摆动那一侧的髂骨方面发挥了作用。

腹内斜肌、腹外斜肌和步幅长度之间相互影响。当我们达到最大步幅时，腹内斜肌、腹外斜肌可以减少或限制骨盆与胸廓之间的旋转量。所以，如果一个客户的胸廓和骨盆以相同或相似的速度旋转，或者其步幅受限（这有助于最大限度地减少旋转），那么我们应该检查其腹斜肌的活动范围。

骨盆和胸廓之间的旋转使得肋间肌也为步态提供能量。要出现这种情况，骨盆和胸廓之间一定要有足够的旋转才能拉伸和激活胸部肌肉。这

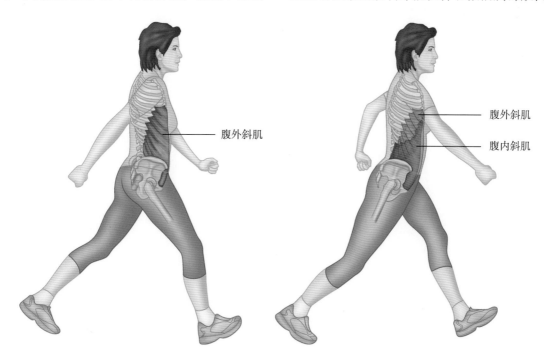

图 5.14　以最大步幅前进时，骨盆和胸廓之间相对旋转，侧面的腹斜肌会对此控制（和限制）。这种控制使得身体通过收缩两侧不同比例的腹内斜肌、腹外斜肌以在冠状面和水平面上保持稳定

不但要求有脊柱参与（详见下文），还要求对侧的腹内斜肌、腹外斜肌足够长、足够强壮以承受这个力。

要求客户向一侧旋转其胸廓或向前做弓步来评估其灵活，同时可以轻松地检查同侧的腹内斜肌、腹外斜肌。对客户进行检查时，触诊该区域可以得到必要的反馈，因为治疗师能够感觉到腹内斜肌、腹外斜肌是否限制了运动，或者腹内斜肌、腹外斜肌是否保持松弛和未参与活动（图5.15）。

对侧的骨盆、胸廓和肩部旋转

一侧腹外斜肌连接着同侧的胸廓和髂骨，沿着对角线方向，通过上部附着点也可以连接到对侧的胸廓。与肋间肌的筋膜层相比，这些附着点在较浅层，通过前锯肌连接到肩带，而肋间肌在更深层，属于核心肌群或躯干肌。

虽然阔筋膜张肌的组织尚未被证明会继续延伸至腹内斜肌（Wilke et al., 2016），但在步行周期中其产生的力线和腹内斜肌是连续的，从髂前上棘向上走行。力线的连续性引领力穿过腹部从腹内斜肌到对侧的腹外斜肌。从腹外斜肌开始，力线与前锯肌相连，有很多研究报告了这 3 种组织之间的肌筋膜连续性（Wilke et al., 2016；Stecco and Hammer，2015）。

同侧和对侧的腹斜肌之间的不同之处在于前者将旋转带进柔韧的胸廓，而后者则利用对侧肩带，从而将手臂的摆动和动量用于反向旋转。

腹斜肌和前锯肌的组合使组织从固定在躯干

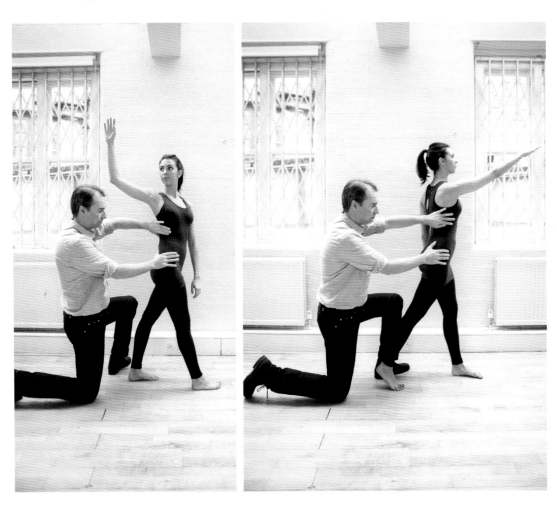

图 5.15　通过触诊双侧腰部肌肉，治疗师能够评估腹斜肌的活动性和力量。为了感觉到一侧腹外斜肌和另一侧腹内斜肌之间的任何表现上的变化，治疗师可以利用胸廓旋转和向前做弓步的方法进行检查

上延伸成了肩带的一部分。然后筋膜线又在棘突处回到躯干连接头夹肌和颈夹肌。这种深度上的变化使得肩带和躯干可以各自独立旋转，有助于对侧手臂和腿的摆动。当我们从正上方观察身体时（图 5.16），就可以理解这种排列。

　　躯干的这种组织安排给了我们 3 个层面的旋转和力。最深层是由骨盆和骶骨的转动所导致的脊柱旋转。中间层的力是由同侧的腹斜肌传至胸廓和肋间肌。最浅层的力——与其他旋转做对抗——通过对侧腹斜肌、前锯肌、菱形肌和对侧夹肌来传递。反向旋转使得腹外斜肌成为其他肌肉的"平衡弹簧"。在轻松行走期间，旋转力看起来在到达头部之前可以被腹外斜肌简单地分散掉；而在健步如飞时，腹外斜肌会更加积极地参与（增加肌肉刚度或向心、离心收缩）并且提供更加强大的反向旋转（见本章后文"脊柱引擎"）。

　　摆动臂在摆动腿的对侧——当一侧手臂在后方时，对侧的腿也在后方。正如我们前面看到的，髋屈肌（包括阔筋膜张肌）通过筋膜回弹力被动协助腿摆动。身体上部斜行组织也会协助腿摆动，因为一侧肩膀在后方时，对侧骨盆下降且旋转，远离胸廓，产生筋膜回弹力（图 5.17）。这就形成了一系列对齐的组织，作为骨盆旋转在水平面上产生的作用力的锚定点。

　　从足趾离地前伸展的姿态中（图 5.17），我

们可以看到一条与迈尔斯提出的螺旋线相匹配的连续的力线。然而，腹内斜肌和阔筋膜张肌之间具有筋膜连续性的观点受到了质疑（Wilke et al., 2016）。正如我们在冠状面看到的腹斜肌和外展肌那样，从功能角度来看，两块肌肉之间缺乏筋膜连接是有意义的，因为骨盆需要从上方稳定，而阔筋膜张肌则协助即将进行的髋关节屈曲。在这个阶段，这两块肌肉之间的力交流可能会降低稳定性，然而，如果两块肌肉在髂前上棘的两侧

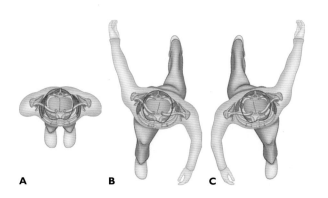

图 5.16　躯干上部的斜行组织形成了一个在骨骼上"轴—四肢—轴"的连接（A），这使得各部分可以独自旋转（B）。但是，这部分肌筋膜组织在整个过程中不能始终如一地变短或变长：当肩胛骨内侧缘下方组织较短时（A），其上方是长的，反之亦然（C）

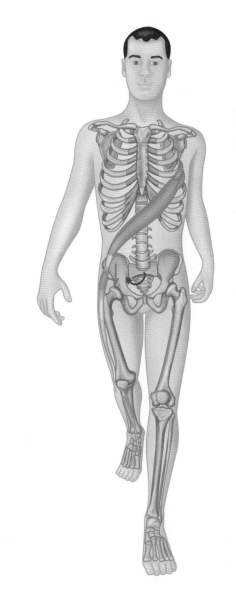

图 5.17　当手臂向后摆动时，它协助牵张螺旋线前部从肩胛骨内侧缘到对侧第一跖骨的整个筋膜。骨盆向对侧平移、内收且旋转，提高了斜行组织筋膜的张力。每一个动作都拉长了肩胛骨到对侧髂前上棘的距离。作为前斜线的一部分，我们在后文还会看到这种对侧模式

控制骨盆，则可以将骨盆锚定在相反的力之间。

正如我们在图 5.16 中看到的那样，当右腿伸展时，骨盆——然后是脊柱——向右旋转。肩带的右侧向前，如果我们观察后侧的斜行组织（图 5.17），就能够清楚地看到右肩向前的动量在牵拉中段和上段胸椎棘突。这有助于脊柱产生反向旋转，或者至少在其到达头部之前，减少了骨盆旋转力。

在上部斜行组织有一个交替牵拉的模式：当一侧手臂摆动拉伸躯干前侧筋膜时，对侧后方筋膜会变短（图 5.17，图 5.18）。此模式来自菱形肌 – 前锯肌悬带的相对关系，其双侧无法同时变短（或变长）。

■ 骶髂关节

在健康的步态中，步幅长度似乎会影响骶髂关节，并且通过骨盆复合体影响 3 个维度的运动。双足在步态的极点时，即足跟着地和足趾离地时，髂骨分别相对向后倾斜和相对向前倾斜（图 5.19），造成骨盆的扭转。如果我们右足足跟着地，那么右侧髂骨将后倾（如果你对此不熟悉的话，可以在自己身上感知一下）。髂骨比骶骨移动得更远、更快，所以骶骨相对于右侧的髂骨会向前倾斜，这种关系被称为"点头"（章动）（图 5.19）。

当我们右侧足跟着地时，正为左侧足趾离地做准备，于是，这将使得左侧的髂骨和骶骨产生相反的倾斜，导致左侧的骶髂关节相对后倾，或被称为"反点头"（反章动）。[1]

在承重期、支撑相和摆动相，所产生的各个作用力可以自然地纠正骨盆的点头与反点头运动。

骶骨像吊床一样位于骨盆内，骶髂背侧韧带像从树上（髂骨）垂下的绳索一样支撑着骶骨

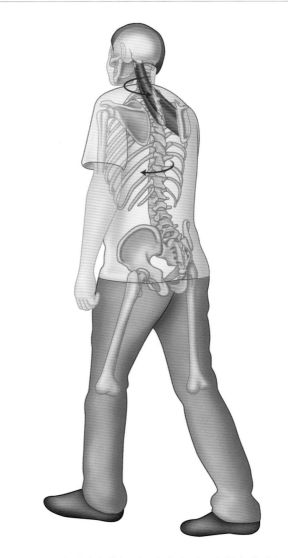

图 5.18　当手臂向前摆动，它产生了一个贯穿菱形肌和夹肌的拉力，有助于减少骨盆所带来的脊柱旋转

（图 5.20A）。猿的骨盆几乎与脊柱平行，与猿相比，人类的骨盆更加前倾。人类骨盆的进化看起来为骶髂关节提供了一种能力，可以将来自下肢的力到达脊柱之前将其减少。骶髂关节的悬吊设计和其点头、反点头运动起到了自然的吸收震动的作用，该作用可以使骶髂关节承受 3 个运动平面上的相对运动。

骶骨关节内的连接组织将更多的运动从髂骨传至骶骨和脊柱。如果韧带不允许运动，那么骶骨将被迫跟随髂骨运动，且 L5 被迫跟随

---

1 骶髂关节在功能上反点头这个说法，目前尚有争议，一些学者认为骶髂关节在承重时总是点头。我在这里是用它来描述相对另一侧的关节姿态，而不是关节的真实姿态。

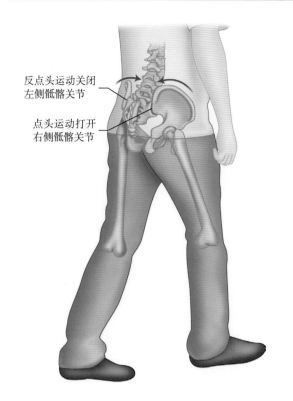

反点头运动关闭
左侧骶髂关节

点头运动打开
右侧骶髂关节

图 5.19　当足跟着地时，股骨将会后倾，牵拉髂骨一起后倾，同时，相反的关系将会出现在对侧。这导致足跟着地侧髂骨的点头运动和对侧髂骨的反点头运动

骶骨运动。但是，客户可以用更小的下肢运动来代偿，尤其是限制髋关节屈伸，以减少髂骨的倾斜。

虽然骨盆的点头与反点头运动幅度都非常小，但是必须加以控制。对点头与反点头运动的控制是骶髂韧带众多功能之一，并且它与骶髂复合体两侧可收缩组织的连续性收缩也有助于控制这种运动。许多报告表明，股二头肌和骶结节韧带之间存在一定的连续性；然而，范·温格登等（van Wingerden et al.，1993）表明，无论筋膜的连续性如何，力都可以在这些结构之间传递。周围韧带的张力是力封闭机制的一部分，可以支持骶髂关节；这种张力既来自韧带因骨盆扭转而产生的被动反应，也来自韧带与收缩组织相连而获得的力（Vleeming et al.，2012）。

荷兰解剖学家贾普·范·德瓦尔（Jap van Der Waal）最近回顾了他 1988 年的博士论文，该论文发展了"动力韧带（dynaments）"的概念（即"动力性韧带（dynamic ligament）"收缩的概念）。他在基于解剖所建立的模型中，建议我们应该重新思考"韧带主要是被动支撑结构"的旧观点。他表明绝大部分韧带其实是位于一系列的可收缩组织内（即韧带和肌肉是连着的），所以可以被牵张。既然这样，我们应该把骶结节韧带看作腘绳肌腱的延伸，尤其是股二头肌的一部

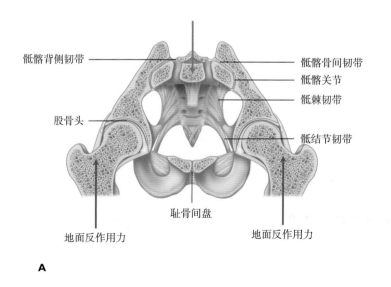

骶髂背侧韧带

股骨头

地面反作用力

耻骨间盘

骶髂骨间韧带
骶髂关节
骶棘韧带

骶结节韧带

地面反作用力

A

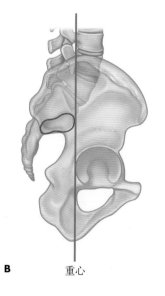

B

重心

图 5.20　A. 从冠状面的断面上，我们可以看到骶骨悬挂在髂骨上。这种设计使得这 3 块骨骼中的每一块都可以相对于其他两块做运动。想象一下：中间的骶骨像吊床，骶髂背侧韧带是绳索，于是髂骨就像支撑树。B. 骶骨接近水平方向的排列得到进一步加强，在站立时，会略微增加（紫色线指示骶髂关节）

分（Willard，in Vleeming et at.，2007）。这意味着骶结节韧带有一个主动的功能性角色——它可以帮助骶骨从点头位恢复（图5.21）。这是一个角色反转：韧带成为主动收缩的一部分，改变了其被动收缩以阻止运动的旧角色，成为肌肉结构的"串联"延伸，从而参与动作的产生。

在骶骨的对侧，骶髂背侧长韧带"正式地"协助身体组织反点头。该韧带连接着竖脊肌，还有部分多裂肌。弗利明和斯托卡特（Stoeckart）发现，牵拉竖脊肌会导致骶髂背侧长韧带张力增加（Vleeming et al. 2007）。我们可以观察到这条韧带是如何发挥"动力韧带"作用的，如何在下背部伸肌收缩时引起骶髂点头。

进行下述练习，就能在足跟着地那一刻感觉到腘绳肌和竖脊肌之间的交叉关系（脊柱两侧的多裂肌和竖脊肌都会激活，但是"摆动侧"会更多）。摆动侧的牵张力经由这条功能性骶结节悬带，即骶髂背侧长韧带，到达骶骨的对侧，现在有了对骶髂关节运动的一个斜向支撑力和矫正力（图5.21）。

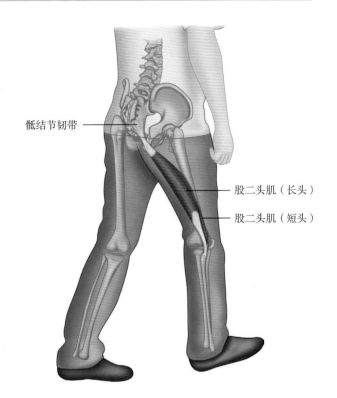

骶结节韧带

股二头肌（长头）

股二头肌（短头）

图5.21 足跟着地时，腘绳肌收缩以阻止髋关节进一步屈曲，所产生的张力被传递至骶结节韧带。这个收缩抑制了骶髂关节额外的点头运动，并且可以助其回归中立位

> 练习5.2 将右手放到右侧腘绳肌上，将左手背放到下腰部的竖脊肌上，然后走几步。当右侧足跟着地时，你有什么感觉？
>
> 希望你感觉到右侧腘绳肌和左侧竖脊肌的强力牵张（图5.21～5.23）。
>
> 重复做练习3.3，以感受行走中髂骨的反向运动（足跟着地侧髂骨会向后倾斜）。想象这会对骶髂关节内部产生什么影响。当髂骨向后倾斜，它会比骶骨位移更远，相对于骶骨的位置，髂骨在"点头"。
>
> 感觉——然后想象——这对伸展的下肢带来的影响：髂骨前倾且骶髂关节反点头。想象在骶结节韧带和髂后上棘之间有一条线，并且感觉这条线就是矫正轴。当你迈步时，你能从内部感觉到那条线正在绷紧，以帮助矫正出现在骶髂关节内的扭转吗？

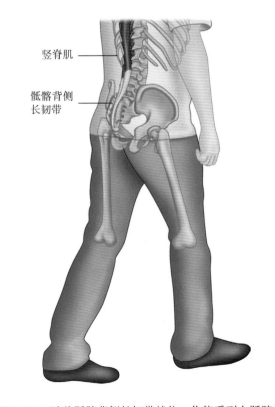

竖脊肌

骶髂背侧长韧带

图5.22 随着骶髂背侧长韧带就位，你能看到在骶髂关节内帮助骶骨3个维度运动的轴

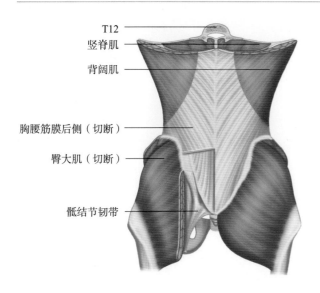

T12
竖脊肌
背阔肌
胸腰筋膜后侧（切断）
臀大肌（切断）
骶结节韧带

图 5.23　胸腰筋膜深层竖脊肌的收缩也可以协助在此处的"液压放大器"的作用

■ 纵深带

　　本书的第 1 版探讨了迈尔斯提出的螺旋线，并对两版《解剖列车》的螺旋线的路线做了一些

改变（2001，2009）。我的观点被迈尔斯吸收并写进了第 3 版《解剖列车》（2015，图 5.24），他提出螺旋线从一侧的股二头肌和骶结节韧带延伸到对侧的骶髂背侧长韧带和竖脊肌。在当年写作时，我并不知道这种连续性已经被弗利明提出并形成了他所说的"纵深带"。由于弗利明的工作早于我的工作，因此我更倾向于在这一版中呈现他关于功能上连续性和肌筋膜连续性的观点。

■ 脊柱发动机

　　一个人不需要双腿也可以成为游牧民。

　　　　　　　　——齐格蒙特·鲍曼

　　　　　　　　（Zygmunt Bauman）

人体有许多斜向组织（图 5.24，图 5.25），

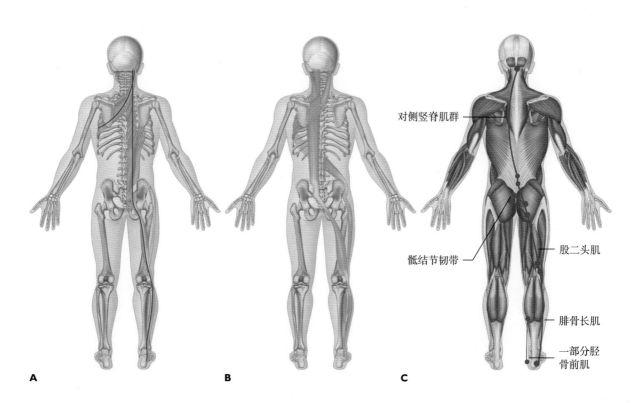

对侧竖脊肌群
骶结节韧带
股二头肌
腓骨长肌
一部分胫骨前肌

A　　　　　　　　　　**B**　　　　　　　　　　**C**

图 5.24　A. 迈尔斯最初提出的螺旋线是在身体背部同一侧从足向上走行到头（Myers，2001 and 2009）。B. 根据基于功能关系而非结构关系的建议，迈尔斯改变了螺旋线的路线，转换了在骶骨处的走行（Myers，2015）。C. 弗利明提出的纵深带包括胫骨前肌、腓骨长肌、股二头肌、骶结节韧带和骶髂背侧长韧带及竖脊肌

以促进步态中的对侧运动。格雷卡沃斯基（Gracovetsky）在其脊柱发动机理论中指出脊柱的3个部分在行走的旋转中通过协调合作发挥作用（图5.26）。正如第三章所述，步行中需要骨盆和腰椎联合旋转（图5.26）：当下肢屈伸时，骨盆旋转以适应步幅长度。如果腰椎不能吸收消除所有的旋转（因为它在水平面上活动有限，图5.27），就会将旋转力送至胸椎，由于肩带的反向旋转，从而在回旋肌和多裂肌中产生筋膜张力和旋转力。格雷卡沃斯基认为：理想状态下，这两种旋转力应该在T8附近相遇，并且会发挥像手表发条一样的作用。旋转的自然动量有助于牵张筋膜，然后回弹产生反向旋转。格雷卡沃斯基主张：我们不需要下肢来运动，因为通过利用脊柱关节突关节和斜向排列的组织，上半身的这两个旋转足以推动我们前行。

手臂向前摆动牵张了菱形肌和对侧夹肌，这有助于旋转上胸椎和头部，其方向与来自腰椎和下胸椎的旋转方向相反。脊柱和胸廓的反向旋转

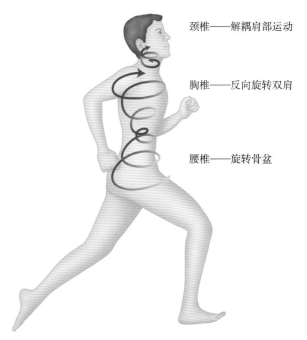

图 5.26 格雷卡沃斯基认为：脊柱的3个部分有助于步态中的横向运动。腰椎与骨盆一起运动，胸椎因为肩带而反向旋转，从而导致脊柱斜向肌肉牵张。由于关节突关节结构排列和软组织的结构安排，颈椎与脊柱其他部分解耦合，使得其能够保持头部的平视（Gracovetsky，2008）

颈椎——解耦肩部运动

胸椎——反向旋转双肩

腰椎——旋转骨盆

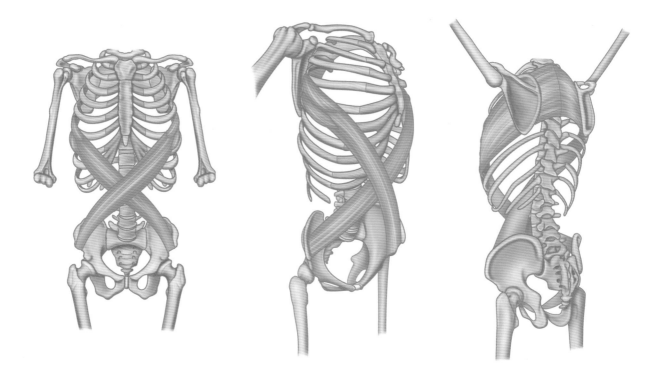

图 5.25 这幅图像显示了经过躯干的力线的螺旋关系，从一侧髂前上棘穿过肩带，至对侧的髂前上棘。这与迈尔斯的螺旋线形成对比，迈尔斯的螺旋线包括下肢和协助身体旋转的力线模式

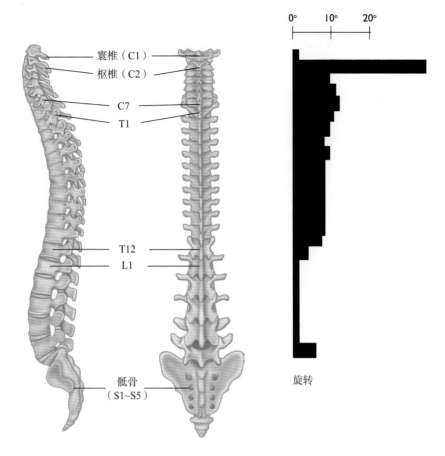

图 5.27　因为腰椎旋转有限，其吸收水平面上运动的能力就会减弱。前侧腿迈步导致的骨盆旋转力就会传至胸椎，正如第四章所述，经过呈 X 形走行的腹内外斜肌，旋转力继续向上传导。胸椎的关节突关节更多是在冠状面上排列，因此可以做更多的旋转。肩带的反向旋转使得两种方向相反的旋转力在 T8 处相遇，在水平面内产生筋膜回弹力（Middleditch and Oliver，2005）

中和了身体下部的旋转，有助于在水平面上稳定头部。

于是，弗利明提出的纵深带的斜行"动力韧带"增加了一个机械力，通过两条骶韧带来矫正骨盆的扭转，该机制也有助于产生格雷卡沃斯基的"脊柱发动机"机械力。

同侧的斜肌将骨盆的旋转带至胸廓，然后更加浅层的菱形肌和前锯肌利用肩部的反向旋转，增加水平面上的力以达到平衡，这使得水平面上的运动有更大的效率并充分利用了脊柱力学。

斜行组织几乎参与了行走所需的所有动作——足旋前及其对足旋后的矫正；下肢的旋转、屈曲和伸展；骶骨和脊柱的运动；躯干的旋转和肩带的反向旋转——均有助于保持头部的稳定。

■ 基本事件

旋前/旋后

距骨关节负责矢状面运动，而距下关节产生内翻和外翻。我们不得不将它们和距跟舟关节（一个圆形的球窝关节）及跟骰关节（一个滑动关节）一起考虑。正是距跟舟关节与跟骰关节产生了旋后运动和旋前运动，距骨关节和距下关节才可以分别闭锁和打开跗骨间关节。

距骨关节水平面上的运动有限，这一事实意味着距骨的旋转与下肢相连，在足跟着地后会产生一系列向内旋转。于是，从支撑相中期到足趾离地，经过股骨、胫骨和腓骨的外旋，稳定性又回归到足部，而且，对侧腿的摆动也促进了稳定性。骨骼的外旋将会穿过距骨关节，通过形成"形封闭"，以协助矫正足部。然而，外旋的程度与步幅的长度相关联，这可能受到所有矢状面基本事件的影响。这些矢状面基本事件可以通过在代偿模式中增加更多的旋转来抵消。

客户足部的骨骼应该有能力在足跟着地时打开并调适，然后重新接合，为足趾离地又做准备。这可以在步态中进行一定程度的评估，但更简单的方法是让客户向足内侧或外侧移动其膝关节。这些动作可以导致距骨的内旋和外旋，从而

产生足旋前或足旋后（图 5.28）。首先，客户在放松站立位进行测试，并且每次测试一侧腿，这可以消除任何其他可能影响测试的限制。在测试的第二个阶段，要求客户站立成更像步态的姿势以模拟行走时的组织关系（图 5.29）。

骶髂关节活动性

在双侧髂骨反向运动的情况下，为了使骨盆正确地扭转，骶髂关节必须是可动的。一侧受限

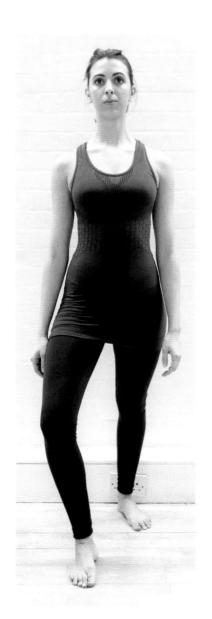
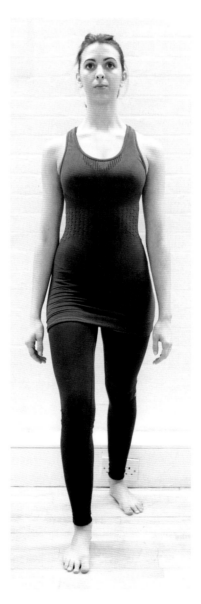
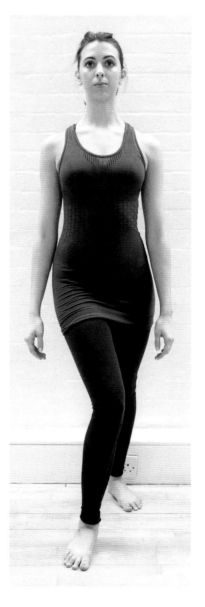

图 5.28　在第一个姿势下，客户很放松，简单地向内侧和外侧移动膝关节，这应该分别产生旋前和旋后。要在步态中评估这个能力，见图 5.29

就会导致另一侧过度伸展，同时对脊柱加载不均衡的负荷。

有多种测试可以评估骶髂关节，但是它们经常给出矛盾的结果。治疗师可以在正常步态的情况下评估关节，通过在客户行走或站立时将身体重量前后转移的情况下感受关节的扭转（图 5.29）。

肩带反向摆动

许多研究已经表明手臂摆动基本上不会增加步态的效率。这看起来是一个"科学"的观点，但说是一回事儿，而体验又是另一回事儿。第一章开篇引用了尼科尔森的话："边走路边顾及一只受伤并打了石膏的胳膊会让你失去平衡，并且会使行走姿态扭曲变形，产生各种张力和不对称性，这些张力和不对称性会引起更剧烈的疼痛。"这个引用证明：虽然手臂对于行走不是必需的，但是它们确实为行走增加了一些妙不可言的影响。试试不摆动手臂而快速行走，你将会感觉到它们的缺失——或者，像尼科尔森那样，试想一

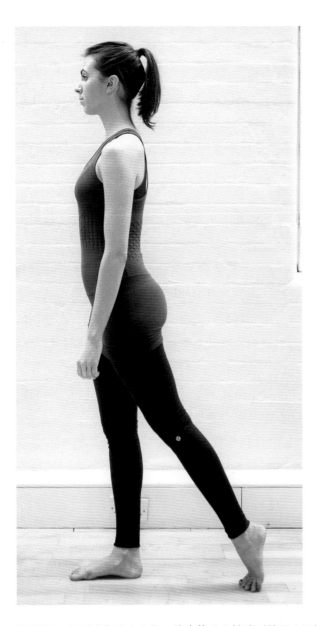
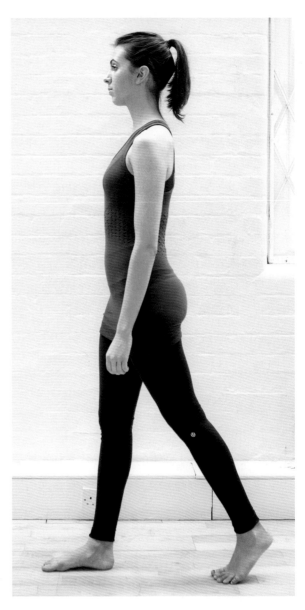

图 5.29　采用分腿站立姿势，将身体重心转移到前足上以评估前足的内旋

下在一侧手臂打了重重的石膏时行走的情形。

手臂摆动中的不平衡可能是提示系统会进一步变弱的线索。摆动太大，尤其是在一侧摆动过大，意味着臀肌力量不足，因为背阔肌试图通过后斜带（背阔肌至对侧臀大肌和髂胫束）来代偿。摆动不足（或没有摆动）可能是由于这条筋膜带变短：后斜带变短且手臂摆动更大，这可能会导致对侧股骨过度旋转。

摆动整体增大可能意味着胸廓旋转不足，因为增大的摆动可以代偿这种灵活性的不足。

手臂摆动取决于运动的速度，因此评估患者在不同速度下的表现是很有用的。速度增加，手臂摆动的幅度也应该增加。

胸廓旋转

腿向前迈步，导致骨盆向一侧旋转，而同时，两侧肩带在相反的位置滞后，产生了一个旋转平衡。由于胸廓处于这两种反向旋转的力量之间，所以胸廓会扭转，而且如果胸椎和肋关节有相应的活动性，斜向的肋间组织、脊柱多裂肌和旋转肌将随着腹内、外斜肌一起被牵张。

为了让胸廓旋转，肩带需要进行与骨盆旋转方向相反的旋转，如果骨盆倾斜，脊柱会以旋转和侧屈的形式进行耦合运动，以动员脊柱深处的肌肉。

■ 总结

1. 旋转是通过身体的一系列平衡力的抵消产生的。当一侧腿稳定支撑时，另一侧腿向前摆动的动量会导致骨盆在两腿之间转动。重力自上而下来到载距突，地面反作用力自下而上来到跟骨结节，最终导致了距骨旋转。

2. 髋伸肌的预先牵张是由摆动相髋关节屈曲减速而产生的，同时踝关节背伸也为此提供了助力。胫骨前肌收缩以抬起足部，并经由腓骨长肌向下牵拉腓骨头以进一步牵张股二头肌，这样就可以从两端牵拉股二头肌。

3. 足跟着地时，髋三角肌利用背阔肌和对侧臀大肌、髂胫束之间的连续性来协助控制和减缓跟骨上方距骨偏移造成的足旋前模式。

4. 纵深带协助矫正骶髂关节，利用股二头肌和骶结节韧带的连续性产生反点头的作用力，并将力施加在屈腿侧的骶髂关节上，同时，利用对侧竖脊肌和骶髂背侧长韧带产生点头的作用力，以施加在伸腿侧的骶髂关节上。

5. 从承重期到足趾离地，随着身体前行，大转子处的力线从臀大肌转向阔筋膜张肌，同时斜线转向对侧肩带。这条长长的前侧张力线可以用来协助即将出现的髋关节屈曲，并支持推进前足的旋后。

6. 上胸椎的反向旋转可以对抗来自骨盆的旋转，再加上肩带的协助，有助于保持头部的稳定。由于前侧斜肌有助于下肢的运动，摆动侧的菱形肌和夹肌就会变短，而身体另一侧的情况则相反。筋膜线之间的交叉张力产生了反向旋转，这不仅是格雷卡沃斯基的"脊柱发动机"所必需的，也是保持头部竖直所必需的。

7. 允许我们利用水平面上效率机制的基本事件有：足内旋和外旋，骶髂关节点头与反点头，胸廓旋转和对侧手臂摆动。

第六章

人体内的弹簧

在行走的过程中，远离所有交通工具或机器，远离所有中介，我在重演人间的境况，再次体验人类与生俱来的本质贫困。这就是为什么谦卑并不丢脸：它只是让自负消失，从而推动我们走向真实。

——弗雷德里克·格罗斯（Frédéric Gros），《行走的哲学》

■ 引言

到目前为止，我们已经关注了每个平面的浅层组织，研究了有证据支持的肌筋膜连续性。现在我们可以深入到更复杂的深层组织，便于我们同时把每个平面结合在一起，并回顾基础论点：身体可以自我组织牵张力水平以优化效率。身体被连接起来以感知它所经受的作用力，并利用这些信息，通过使用某些力来预先牵张肌筋膜组织，从而最小化离心和向心收缩。无论这些组织是相互独立的、串联的还是并联的，随着身体的前行，每一个组织都将在体型的背景下发挥作用。

体型的形成是骨骼排列和所受作用力的共同结果。我们的运动模式不是偶然的——它经过了千百万年的磨炼，而且，使用不当就会影响组织健康。肌肉使用不当所造成的额外做功是否会导致疼痛、组织磨损或其他形式的病变，我们可以在其他地方讨论，本书聚焦在当所有必要的因素都到位时的运动效率。当这些因素——几乎每一个基本事件——出现偏差时，某些组织（往往是腰肌、腰方肌或髂肌）似乎比其他组织受到的影响更大，而且人体内的"弹簧"感也会消失。

遍布全身的肌筋膜和内脏筋膜连接并融合，这可能就是为什么走在春光明媚的乡间比跋涉在冬日的上班路上更令人轻松舒适。人类有许多不同的情绪，并且绝大部分反映在身体的使用上，可能是我们身体的中心（核心）造成了差异。例如，想象一下，如果你带着沮丧或悲伤的情绪走路，会是什么样的动作。内部泄了气的你走路不再轻快。正如前文所述，你之所以如此，可能是因为步幅变短，但主要原因是肌肉张力降低且和身体中心连接的力线出现了断裂。

尽管许多其他肌筋膜线的连续性被提出质疑，但很少有研究人员对所谓的"前深线"的内部组织进行研究。迈尔斯提出的"前深线"贯穿颈部、胸部、腹部和骨盆，连接着下巴和足底，通常被称为"核心"。虽然核心是一个被过度使用且定义不明确的词汇，但是它确实给了我们一种由前深线协调和参与提供内部支撑的感觉[1]。正如我们将要看到的那样，前深线在足跟着地（髋关节屈曲）和足趾离地（髋关节伸展）时的作用；发生这种情况需要连接并牵张从膈肌经骨盆底到双足的屈肌、伸肌、内收肌。

迈尔斯提出的前深线的解剖比他提出的前表线、后表线、体侧线等单一平面的筋膜线的解剖要复杂得多。迈尔斯并没有把它画成一条线，而是把它描述成一个内容物——它布满身体躯干内部空间，并沿着下肢内侧向下延伸。前深线所包含的组织，常常是治疗师发现的"疲劳的"、"充满激痛点的"组织，或者高张力或低张力的组织。内收肌、髂肌和腰肌及腰方肌都属于其中的一类。

在前面的几章中，我试图对组织连续性的解剖学进行真实的描述，并指出它可能与日常功能的重叠或不重叠之处。因为维尔克没有将前深线作为他汇总分析的一部分，所以关于迈尔斯所列出的组织连接的独立验证较少。证据的缺乏意味着我们必须根据前深线的内在感觉，而不是客观事实进行处理。可以通过下面列出的拉伸姿势来感知它，我希望你能体验到这种连接可能带来的身体变化；但需要再一次提醒的是，力的传递可能通过，也可能不通过这些筋膜组织——这仍未得到证实。力是否通过筋膜组织是次要的，主要的是牵张前侧前深线所产生的真实的运动模式，而且，这种运动模式对应的是足趾离地的伸展姿势。

在足趾离地期，我们受益于适当组织的预先牵张和足的再旋后，再旋后可以产生一个坚硬的杠杆。如果不能达到这些经济高效的理想位置，身体就会启动妨碍行走的代偿模式。人类的一个特征是我们在运动策略中所展示的适应性——可以在不伸展足趾的情况下行走，可以在有限侧屈的情况下行走，等等。但要付出什么代价呢？

例如，为了理想地拉伸（即预先牵张）腰肌（见练习6.1），腿的位置应该是伸展的，同时髋关节要外展并内旋。细心的读者会意识到，我们已经在矢状面、冠状面和水平面上涵盖了这些基本事件，如果不能达到这个位置，就需要采用较低效的运动策略。已故的利昂·柴托（Leon Chaitow）经常将"过度使用、误用、实用和滥用"作为软组织功能障碍的原因，这里的问题是，在运动前不能使用动量正确地预先牵张组织是否会导致上述症状。有很多原因可以解释为什么一个人不能预先牵张深层组织——事实上，所有的原因都已经列出了——而且很难找到一个患者在至少一个基本事件中没有一些损伤。

前深线的基本事件和之前各个平面上的基本事件会有部分重合，这使得我们有机会回顾步态中的许多机制和力学。重复是有用的，因为我们现在可以合并所有的平面来了解深层组织的复杂性，并以略微不同的视角来看待每个事件。

■ 身体内部的力学

在运动时，前深线（图6.1）会使用许多"道岔"或连接点在不同方向上引领我们。在腿部，前深线始于后侧深层肌间隔中的3块肌肉，然后跨过膝内侧，并分为前侧内收肌和后侧内收肌。膝部以上的筋膜线分道而行，产生了道岔，这使得前深线通过牵张前侧和后侧的内收肌参与髋关节的屈曲和伸展，前侧内收肌（耻骨肌、短收肌和长收肌）跨过髋关节的前部，后侧内收肌（大收肌）跨过髋关节的后部。内收肌群从它们各自在骨盆的附着点引领我们进入骨盆、腹腔和胸腔，并且最终经由舌骨喉复合体到达头部。

前深线中包括许多与内部支撑力和活力相关

---

1 虽然我用了"参与"来讲述前深线，但是我的意思并不是指传统的有意收缩肌肉的"核心肌群训练"，而是指适当的动作激活了肌筋膜线所"参与"的力线。

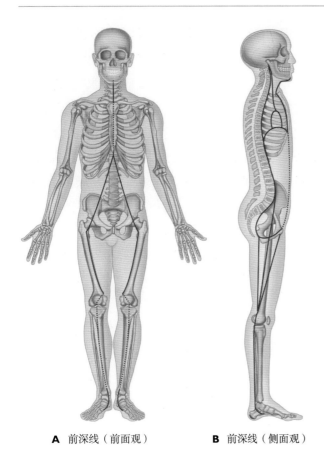

A 前深线（前面观）　　　B 前深线（侧面观）

图 6.1　前深线将带领我们贯穿身体中心（通常被称作"核心"，许多人认为它负责我们内部的支撑）。图为前面观（A）与侧面观（B）

联的肌筋膜。它的筋膜包绕内脏、身体的敏感器官，并且与我们的情绪，甚至性行为密切相关。许多因素参与其中，使得这条重要的肌筋膜线在运动中扮演多个角色。它需要与更多的浅层肌筋膜线保持平衡，这些组织都必须足够自由，才能将张力传至更深层（图 6.2）。相反，前深线内部的情况，如内部健康（无论是情绪上的还是结构上的），却可以在外部反映出来。前深线经常迫使外部肌筋膜线——像包绕前深线的"套袖"一样——为受损的核心作出代偿。

有能力看到并确认这些代偿模式是非常重要的，因为它们可以发生在身体的任何部位，出现在其他浅层筋膜线的任何一段，它们会阻止力学载荷传导至前深线，限制前深线协助运动的能力。当浅层和深层的筋膜线通力协作，各司其职时，轻松优雅的动作才能出现。

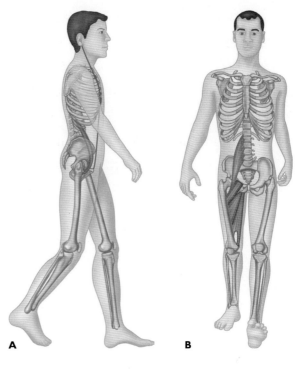

A　　　　　　　　B

图 6.2　A. 如果患者不能充分拉长浅层筋膜，如股直肌受限，就会阻止腰肌在矢状面上的牵张。B. 这会导致过度使用筋膜，或者产生代偿模式，患者会外旋髋关节，以利用内收肌来屈髋

■ 足

前深线的肌筋膜强力支撑构成足部复杂系统的内侧纵弓和跗骨间关节。姆长屈肌、趾长屈肌和胫骨后肌，这 3 条肌腱给了我们最后一套带有滑轮的"绳索"，一旦它们协同工作，作为力封闭机制的一部分，就会使得足旋后。

后侧深层肌间隔的每一条肌腱都绕行足内踝，并附着在足底。三者之中，姆长屈肌尤其重要，因为它走行在载距突下，载距突是支撑距骨的跟骨突起。这 3 条肌腱在足背伸时会被牵张，因此在足趾离地准备中发挥了重要的作用（图 6.3）。

来自后侧深层肌间隔的筋膜带领我们跨过膝内侧到达股骨。筋膜从股骨和内收肌继续上行。当考虑到骨盆倾斜和平移时，我们需要调整内收肌，因为它们可以影响骨盆的位置。但是，内收肌在行走中的功能是将张力变化从骨盆传至足内

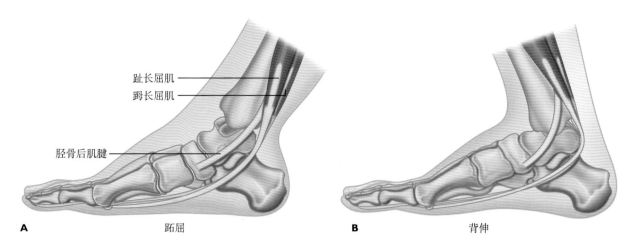

图6.3　A.后侧深层肌间隔的3条肌腱都走行在足内踝后侧。B.当踝背伸时，内踝就像滑轮一样发挥功能，3条肌腱将会被牵张，将足部骨骼拉在一起。这就好像是系鞋带：利用鞋眼作滑轮，拉紧鞋带，你就能将鞋的两侧拉到一起（图6.9）

侧纵弓。

前侧肌间隔

如果我们从股骨内上髁（收肌结节）沿着内收肌群的前侧而行，筋膜肌间隔将带领我们经由长收肌、短收肌和耻骨肌的远端部分到达小转子。这些肌肉都附着在耻骨支上，但它们的间隔筋膜将和髂腰肌的间隔筋膜融合，融合的肌腱跨过了骨盆的前侧（Myers，2015）。于是，前深线的前侧线通过3条路径将足内侧与膈肌相连：腰大肌、腰方肌和髂肌，以及耻骨肌和腰小肌（图6.4；Myers，2015）。

后侧肌间隔

如果我们回到内上髁，内收肌后侧肌间隔将伴随大收肌至坐骨耻骨支，而大收肌将融合进入闭孔内肌的筋膜，然后再至盆底肌的筋膜。肌筋膜从盆底肌继续向上，经前纵韧带或腹横肌的深层间隔到达头部。腹横肌融合了腹腔和胸腔的内层腔膜，上行进入咽喉，直至颅骨（图6.5；Myers 2015）。正如在本章后文所见，在足跟着地时，大腿后侧筋膜线的牵张对于"核心"支撑

是至关重要的。

对头部的内部支撑力大多来自前深线。如果我们从腹横肌背面继续走这条线，它将会到达胸骨后侧的组织，最终向上到达舌骨下肌和舌骨上肌。许多颈部前侧深层支持性肌肉，如头长肌和颈长肌（图6.6），都在从膈肌上行而来的筋膜线上。通过腰肌和腰方肌到达膈肌。因此，当我们静态站立时，如果头位于颈椎顶部正确的位置上，从胸廓上行而来的肌肉和竖脊肌就会达到平衡，给予头部支撑力，肩部肌肉的浅层筋膜应该是只履行对肩部的职责。但是，正如我们将在第七章看到的那样，一旦我们开始运动，头部就会成为一个位于细小支撑点上方的、非常沉重的、潜在不稳定的部位。因此，在功能上，头部需要来自浅层组织的——尤其是那些与肩部相连的组织的——额外的张力。

前深线——旋前到旋后

内侧纵弓为足趾离地做准备时，应该从旋前位恢复，使得跗骨间关节可以重新闭锁，从而为足提供更好的稳定性。这个过程中涉及多个机制，其中1个机制通过骨骼参与，2个机制通过软组织参与。腿部摆动直至屈髋位，正是这个动

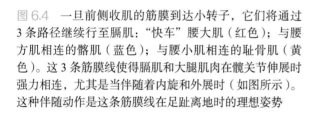

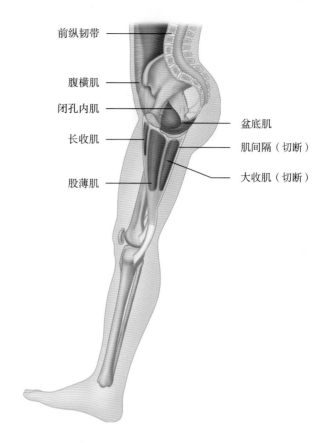

前纵韧带

腹横肌

闭孔内肌

长收肌

股薄肌

盆底肌

肌间隔（切断）

大收肌（切断）

膈肌

腰方肌
腰小肌
腰大肌
髂肌

耻骨肌

短收肌
长收肌

大收肌

图 6.4　一旦前侧收肌的筋膜到达小转子，它们将通过
3 条路径继续行至膈肌："快车"腰大肌（红色）；与腰
方肌相连的髂肌（蓝色）；与腰小肌相连的耻骨肌（黄
色）。这 3 条筋膜线使得膈肌和大腿肌肉在髋关节伸展时
强力相连，尤其是当伴随着内旋和外展时（如图所示）。
这种伴随动作是这条筋膜线在足趾离地时的理想姿势

图 6.5　后侧肌间隔将沿着大收肌至坐骨耻骨支，融合
进入闭孔内肌，并从那里至盆底肌。筋膜线从盆底肌沿
着两个方向走：前侧与腹横肌一起上行，后侧与脊柱的
前纵韧带一起上行。这两条线最后都到颅骨

作激活了每一个机制。正如我们在矢状面（见第
三章）中所看到的那样，摆动腿导致骨盆向对侧
旋转，使得支撑腿的股骨外旋。股骨旋转促使胫
骨和腓骨向同一个方向旋转。距骨固定于内外踝
之间的榫眼中，也会旋转，使跟骨抬起（见第
二章）。

　　骨骼的这种机制受到斜行软组织的支持（见
第五章）。一旦腿进入伸展位，从阔筋膜张肌到
胫骨前肌的筋膜线将被牵拉，第一跖骨底即足部
穹顶的顶部将会升高。当髋关节处于伸展、内旋
和外展的姿势时——这是牵张腰肌、髂肌和前侧
内收肌的理想姿势，它会在足趾离地前牵张前深
线，并且帮助力封闭。同时，踝关节背伸，膝关
节伸展。这个姿势使得前深线前侧从颈部至足内

侧的所有筋膜都潜在地参与其中，尤其是从膈肌
穿过腰肌的这部分筋膜（练习 6.1；图 6.7，图
6.8）。

练习 6.1　向前迈出一侧腿，并且后侧
腿足跟不离地，略微内旋后侧腿，然后慢慢
将骨盆后倾，或者将骨盆略微前后移动。当
骨盆后倾且（或者）骨盆前移时，你能感觉
到足弓略微升高吗？你能感觉到从骨盆前侧
跨过膝关节后部内侧，至内侧足弓的筋膜连
接线吗？你可能感觉到沿着大腿前侧隔膜、
膝内侧的拉伸，或者沿着胫骨内侧的拉伸，
但是，无论这种感觉在哪里，它都是在前深
线前侧肌筋膜线上（除非小腿的紧绷阻碍了
你达到这个姿势）。

　　在足趾离地前，前深线上筋膜的 Z 形拉伸

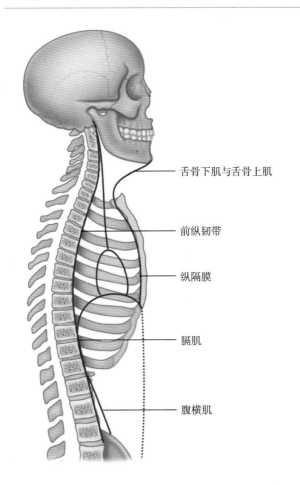

舌骨下肌与舌骨上肌

前纵韧带

纵隔膜

膈肌

腹横肌

图 6.6　前深线与大多数（如果不是全部的话）内部的内脏筋膜相融合。但是，为了达到我们的目的，我们将遵循迈尔斯描述的 3 条主要的到达颅骨前部的肌筋膜线：①舌骨肌，通向下颌部肌肉；②支撑颈部前侧的肌肉；③前纵韧带，通向枕骨大孔

补充了斜行组织的动作。髋关节伸展和胫骨外旋将会牵拉胫骨前肌，这有助于提高第一跖骨底。踝背伸使绕经外踝的腓骨长肌和腓骨短肌绷紧。腓骨长肌将会连接且进一步支持胫骨前肌，二者共同稳定灵活的第一趾列（图 6.9）。

当踝关节背伸时，腓骨短肌将会牵拉第五跖骨并贴紧骰骨，以提供外侧稳定性，但腓骨短肌和腓骨长肌必须与前深线的内侧组织平衡，使得踝关节平稳地背伸。常见模式是足底筋膜外侧束或腓骨肌腱变短，从而使得足外旋。这阻止了足部正确的旋后，无法令跗骨间关节完全复位。

正如我们上面所看到的，跗骨间关节的主要支撑者是后侧深层肌间隔的肌腱：胫骨后肌、踇长屈肌和趾长屈肌。踇长屈肌支撑载距突，显然有助于抬高足弓的近端部分。于是，它提供了一条沿着整个足内侧至踇趾的张力线，当足行进在足趾滚动器上方时，踇趾也背伸，进一步拉长拉力线。踇长屈肌也与趾长屈肌交叉，并且为足弓提供悬挂力，特别是在足趾滚动器运动阶段（图 6.9）。

胫骨后肌是源自下肢的足部支撑平衡系统的最后一部分。它的肌腱附着在所有的中间跖骨——第二跖骨、第三跖骨和第四跖骨——和大部分组成跗骨间关节的骨骼（足舟骨、3 个楔骨和骰骨）上。因此，当其他肌腱给予远端的（踇长屈肌和趾长屈肌）、内侧的（胫骨前肌和腓骨长肌）和外侧的（腓骨短肌）支撑力时，是胫骨后肌将这些中心的、更加稳定的骨骼牢牢锁紧（图 6.9）。

但是，胫骨后肌的挑战也来自其扁平肌腱在足踝下方所附着的位置，这是足跟着地时的高压力区，需要足后部外翻以吸收冲击力。这部分的肌腱是缺少血供的，出现功能障碍将严重影响足其他部位的力学（并且也会影响身体其他部位的力学），而且功能障碍的治疗过程较长，效果较差。

踇长屈肌和趾长屈肌（蓝色）在内侧足弓下方交叉（图 6.9）。当它们被踝背伸和足趾滚动器背伸牵张时，它们支持并"拉近"（拉到一起）远端骨骼，或者至少可以防止这些骨骼分散开。

胫骨后肌（黄色）附着在几乎其他所有骨骼上，包括足舟骨、3 块楔骨和骰骨，并且它为 3 个中间跖骨提供支撑。胫骨前肌和腓骨短肌并不能支撑这 3 个中间跖骨。因此，这块强力的旋前矫正肌跨过跗骨间关节和第二～第四跗跖关节（绿色）。这些跗跖关节只允许背伸或跖屈；第一跖骨和第五跖骨（未标色）有多种运动形式，并且获得稳定性时还有其灵活性（图 6.9）。

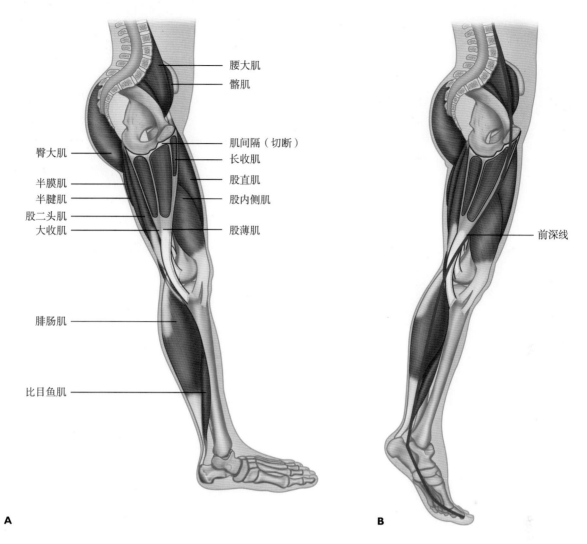

腰大肌
髂肌
臀大肌
肌间隔（切断）
长收肌
半膜肌
股直肌
半腱肌
股内侧肌
股二头肌
大收肌
股薄肌
腓肠肌
前深线
比目鱼肌

A   **B**

图 6.7   A. 足跟一着地，前深线内收肌的前侧部分将不再参与——由于髋关节和膝关节屈曲——使得足旋前，以回应地面反作用力。B. 随着髋关节伸展、膝关节伸展、踝关节背伸和足趾伸展，由于筋膜绕行了耻骨支前部的滑轮和内踝后部的滑轮，前深线被牵张成"Z"形

■ 足趾离地

在经历了内翻、外旋和背伸之后，足回归到旋后的位置，这时，足部骨骼会创建一个稳固的基地以供蹬地。但是，轻松行走时，在足趾离地阶段，我们会非常罕见地"蹬地"；反之，我们会利用绝大多数所谓的"跖屈肌"做等长收缩，就像我们看到的腓肠肌和比目鱼肌那样。所以，虽然背伸时它们在远端被拉长，但是它们在近端变短以束缚足部骨骼（在第五章被描述为"离向共生"）。这种形式的收缩是非常有必要的，因为当腿前倾以产生背伸时，所有这些肌筋膜要素

的远端部分将会远离其近端附着点（图 6.10）。

机械感受器——内部的监控器

当我们需要走得更快或者爬坡时，我们会主动"蹬地"。在这种情况下，人体通过腓肠肌的机械感受器持续不断地监控并调整张力。在一个有独创性的试验中，萨维吉应用了特制的带有充气"肌肉"的力学靴子，它可以协助跖屈（Sawicki，Lewis，and Ferris，2009）。这种力学靴子可以为受试者的足趾离地期提供"无偿的"能量，研究团队发现靴子使用者快速调整了他们

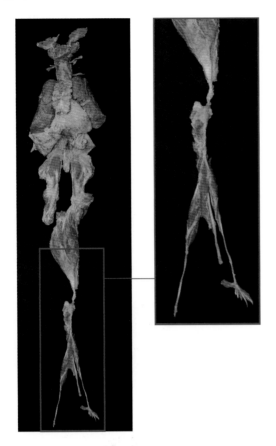

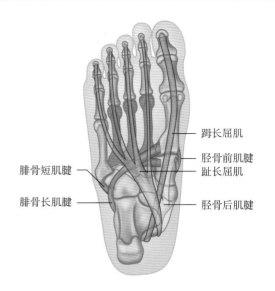

图 6.9　附着在足底表面长长的肌腱为足弓创造了一个矫正系统。胫骨前肌和腓骨长肌（红色）形成一个悬吊带。虽然通常它们的作用力相反，但是它们也会共同协作，牵拉第一跖骨底形成内侧足弓。腓骨短肌为第五跖骨和外侧足弓的形成发挥了同样的作用

腓骨短肌腱

腓骨长肌腱

蹈长屈肌

胫骨前肌腱

趾长屈肌

胫骨后肌腱

图 6.8　新鲜组织的解剖结果认为从骨盆前侧至足内侧的肌筋膜连接是存在的。[1] 请注意那些强壮的腱性组织，它们从内上髁沿着膝关节内侧至腘肌，并且进入后侧深层肌间隔（插图中所示）。当作练习，很多人都能感觉到这部分"牵拉"，而且，肌纤维的方向表明：行走时，力传导的方向更多是竖直的，而不是来自与其相连的腘肌的斜行拉力

的肌力以适应并代偿靴子所提供的额外的力。这使得受试者的行走动能基本保持正常。使用者的神经系统减少了小腿三头肌活动，以应对外来助力。事实上，工作要求改变了，机械感受器也会相应地调整肌肉的工作量。

萨维吉、刘易斯和费利认为，人体内部的机械感受器有能力根据行走中所遇到的力学环境而持续不断地调整，使得肌肉活动量最小化，效率最大化。萨维吉继续探索了拥有弹性机制的肌肉的构造优点，并且发现它们多是有着长长肌腱的羽状肌（图 6.11）。肌肉的羽状——肌纤维以一

定的角度附着在肌腱上——使得同一个肌肉单元内拥有更多的肌纤维。这使得一块肌肉能够产生更大的力，或者，在这种情况下，使得肌肉能够承受更长的拉伸，使这些动力进入并加载到肌腱的弹性组织（和周围的筋膜结构）上。

萨维吉、刘易斯和费利采用表面肌电图并重点研究比目鱼肌的数值。但是，观察后侧深层肌间隔其他跖屈肌的构造后，我们可以清楚地看到它们都是有着长长肌腱的羽状肌（图 6.11）。这种肌纤维排列和胶原组织百分比之间的相互关系，以及肌纤维与每块肌肉的功能作用之间的结构关系，使我们想起在图 1.26 所看到的排列。图 1.26 显示了相对于某个阶段的肌肉长度－肌力－肌肉长度关系，在这个阶段，胶原（被动）组织开始拉伸，并协助控制运动。我们可以将纤维方向、动量减速和每个步态阶段的每一块肌肉募集等知识结合在一起理解，这将增强我们对形态和功能关系的理解。

---

1 值得注意的是，解剖所示只是肌筋膜连续性存在的支持性证据；这并不能证明它们的功能或它们传导作用力的能力。

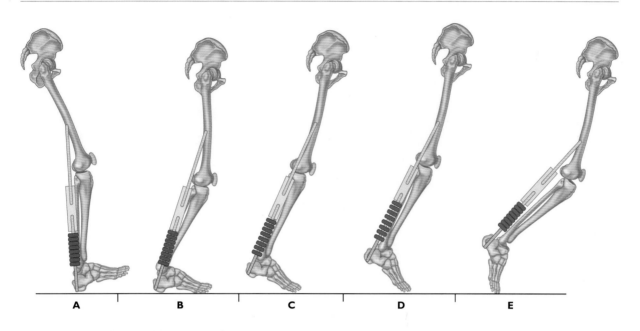

图 6.10　从足跟着地那一刻起，随着我们滚动经过跟骨，并且滚动开始经过踝关节，我们开始足背伸并拉长跖屈肌（A和 B）。这使得小腿减速，股骨相对前移更快，随着另一侧腿的摆动，当滚动经过跖趾关节时（C），膝关节开始伸展。进入足趾背伸（D），使弹性组织开始最后一部分的牵张，在足趾离地时，这些张力将会被释放出来，像弹弓机制一样（E）

从足跟着地到足趾离地，随着身体行进，在动量减速和稳定抬脚方面，足踝背伸肌发挥了相当大的作用。足部和踝关节的关节活动度要比髋关节和膝关节大，髋和膝这两个部位的关节在伸展至极限时，由被动结构（分别是髂股韧带和髌骨）支撑。这与足部和踝关节形成对比，它们在正常步态中不能达到全部被动范围，因此需要积极的肌筋膜支持。于是，活动范围小、由羽状肌控制且位于高动量区域的又长又壮的肌腱对于小腿具有功能上的意义。

▓　髋关节伸展与踝关节背伸的组合力

如上所述，踝关节背伸和髋关节伸展的结合导致了 Z 形拉伸，它预先牵张了前深线，而且，在练习 6.1 中，我们可以感受到从骨盆前部到内侧足弓的筋膜连接。在下文练习 6.2 中，我们也能感受到从骨盆向上贯穿上半身的筋膜连接。每一个平面上的动量导致了这个姿势，从而预先牵张前深线，这也是我们为什么直到现在才探讨这个问题。

练习 6.2　开始姿势与练习 6.1 的相同，一条腿在后方且内旋，然后将自己带到那个"绷紧点"上，即后足内侧足弓开始提升的那个点。

进一步柔和地伸展胸部，这样你的胸廓会向上，但是深深地呼气可以帮助斜角肌和颈部前侧深层筋膜放松。你能感觉到整个身体中心的变化吗？它影响了你的后足及其足弓吗？

用这个练习，你还可以感受到不同动作的效果。一个动作做多了，就会限制另一个动作。例如，胸部伸展更多就会限制髋内旋的能力。类似的，也许是更令人关心的，如果在一个平面上没有足够的"加载"，那么就要提升另一个动作以代偿。减少内收或外展，就要增加对伸展的需求，或者需要参与的肌肉做更多的功。

这种现象意味着，一个平面上运动太多就会限制另一个平面上组织的加载，而一个平面上加载太少将会增加另一个平面上所需

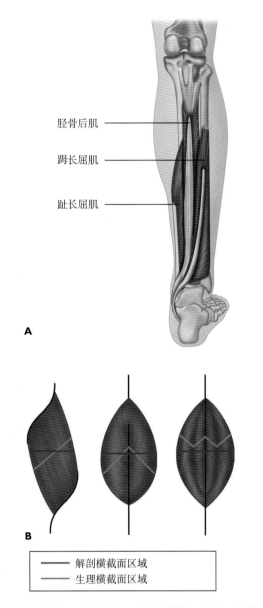

胫骨后肌

蹈长屈肌

趾长屈肌

A

B

—— 解剖横截面区域
—— 生理横截面区域

图 6.11　在小腿后侧深层肌肉的解剖（A）中，我们可以看到肌纤维的角度，以及它们又长又有弹性的肌腱潜至足底连接趾骨和跖骨。通过这种安排，羽状肌比梭状肌（肌纤维平行且贯穿整个单元的肌肉）拥有更小的延展度。在横截面（B），我们不得不多次切断羽状肌以数清楚单个肌肉单元内肌纤维的数量，而梭状肌只需切断一次。结论是：梭状肌延展度高而力量小，而羽状肌延展度低但力量大。在我们的腿部肌肉中，那种力量被用来增进动能以加载弹性筋膜组织。通过进行等长收缩，这些肌肉也节约了新陈代谢的能量，储存动能以供"弹弓系统"使用

的运动——也就是说，加载不足，会导致缺少回弹力，需要肌肉做更多功以协助恢复。

这是本书的核心论点：拉长筋膜的动作必须保持平衡。最有效率的运动是一个"最为恰当的"事件，即要有适当的运动量和加载量。这也适用于我们已经观察过的身体其他部位，而且我们在第八章将会详细讨论。

解析腰肌

腰肌（psoas）也许是最有争议的肌肉——它有各种矛盾的描述：强有力的髋屈肌或根本不属于髋屈肌、内旋肌或外旋肌、髋内收肌或髋外展肌。然而，真实状况是：腰肌可以做以上所有事情，主要取决于初始姿势。正如许多人之前说的，当描述功能时，我们不能把自己的讨论限制在只基于解剖位置和向心／离心运动模式，身体比这个要有趣得多。不幸的是，它也令人更加困惑。

吉本斯（Gibbons）总结了许多关于腰肌功能的研究，试图得到一个清晰的结论（in Vleeming et al. 2007）。绝大多数的调研表明：除了使腰椎前凸，腰肌对于腰椎运动基本没有影响，但是人们一致发现它会对腰椎产生轴向压力，这意味着当腰肌被牵拉时，它有助于稳定下部腰椎。吉本斯也描述了腰肌的筋膜解剖结构连续插入腹横肌、腹内斜肌和盆底肌，这再次强调了它在"核心稳定"复合体中的潜在作用。

然而有趣的是，吉本斯认为腰肌是单羽肌（即它只有一组羽状的、有角度的纤维），肌纤维比期望的更短，他说这个特征会令人质疑"它作为髋屈肌的效率"，因为肌纤维在长度上没有明显的变化。[1] 他指出，髂肌是更活跃的髋屈肌。然而，不同的人对该信息可能有不同的解释。正如我们在前文看到的后侧深层肌间隔的 3 条肌腱和萨维吉的研究工作，拥有羽状结构可以增加效率。当髋关节伸展时，腰肌的肌肉组织必

---

1 可参见《骨盆和骶髂关节功能解剖》（*Functional Anatomy of the Pelvis and the Sacroiliac*）。

须收缩，将负荷送至弹性组织，屈曲时它将释放回弹力。同时，这种机制将促进腰椎的力封闭。伸髋时腰肌向腰椎施加压力，这在功能上很合理，因为当身体的重心远离支撑点时，它增加了下背部的稳定性。

于是，看起来屈髋/踝背伸所导致的Z形拉伸有助于在这条线的两端形成稳定性的力封闭（图6.12）。它有助于将足部松散的骨骼束缚在一起，并且稳定脆弱的腰椎，为足趾离地做好准备。

■ 足跟着地时的前深线与健康的盆底肌

为了准备足跟着地，在足接触地面之前，跟骨会略微内翻，胫骨前肌会预先牵张，但胫骨前肌的附着点是第一跖骨底，距离跟骨有点儿远，

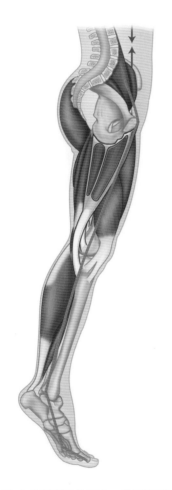

图 6.12　在这个故意夸张的图中，你可以看到Z形拉伸开始拉紧不太稳定的足部骨骼和腰椎，产生一个力封闭效应，为足趾离地提供一个更加稳定的平台

这意味着在跟骨运动中还有一个机制在发挥作用。这可能就涉及从大收肌到后侧深层肌间隔的张力线。

跨越膝关节内侧的筋膜可以从髋屈肌、髋伸肌、髋内收肌向足传导力，使得两者都导致部分足旋后（图6.13）。但是，这是推测性的，目前没有文献支持。足跟着地时，随着足快速跖屈，膝关节屈曲和髋关节内收，那种连接也飞快地消失。尽管大收肌在强力收缩，但是那些运动都将会打破筋膜线上的张力。

足跟着地时，大收肌协助腘绳肌、臀大肌和其他髋伸肌。但是，其筋膜与坐骨耻骨支另一侧的闭孔内肌相连，这给了我们另一个方法以减缓股骨内旋。在未来的研究中，这可能是一个有趣的课题：观察这两块肌肉的关系，它们共同协作，稳定屈曲中的髋关节，但是在髋关节旋转中却彼此拮抗。

足跟着地后，来自大收肌和闭孔内肌的力学

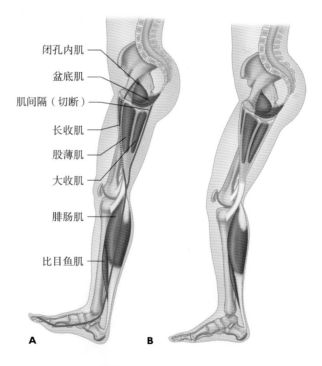

闭孔内肌
盆底肌
肌间隔（切断）
长收肌
股薄肌
大收肌
腓肠肌
比目鱼肌

A　　　　**B**

图 6.13　A. 在足跟着地前，前深线后部会由于屈髋、伸膝和足背伸而被拉紧，这3个动作使得大收肌向支撑内侧足弓的筋膜传导力。B. 足跟着地后会快速导致足跖屈、膝关节屈曲和髋内收（图中未显示），这3个动作减少了跨关节的筋膜联系

刺激将张力传导至盆底肌，然后至腰肌和腹横肌。于是，大收肌也能够"开启"这个"核心"系统，特别是在盆底肌。这一点可以在婴儿身上看到：婴儿学习走路时，他们许多次摇摆的尝试对于盆底肌是非常有益的（图6.14）。

通过激活收缩围绕腹腔的肌肉（盆底肌、腹横肌和膈肌），身体可以利用另一种液压放大器机制（图6.15）。虽然这可能很难在三维空间中想象出来，但我们必须考虑到腹腔的体积以及运动过程中所涉及的各种压力和张力的影响。这种布置也说明了串联式和并联式牵张机制的意义。

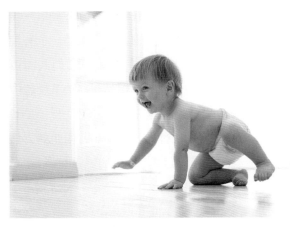

图6.14　在最初尝试行走的过程中，婴儿的摇摆、不稳定动作用到了内收肌，从而使盆底肌的收缩与绷紧。这不仅有助于婴幼儿学会站立和行走，还有助于婴幼儿控制大小便

通过拉紧腹横肌，身体预先牵张了稳定下背部的肌肉的肌外膜（包裹单个肌肉的鞘膜组织）：腰肌、腰方肌、竖脊肌和多裂肌。这些不同层面的肌肉可以通过胸腰筋膜的不同层接受张力：腰肌的张力来自腹横肌和胸腰筋膜的前中层；腰方肌和多裂肌的张力来自中层；竖脊肌的张力也来自中层。所有肌肉通过胸腰筋膜浅层与背阔肌和臀大肌相连，获得压力支撑。

■ 前后平衡

正如第五章所讨论的，胸腰筋膜的后层也连接着身体一侧的背阔肌和身体另一侧的臀大肌。

背阔肌和臀大肌是导致佐恩和豪戴克（Hodeck）所提出的"摇摆步态"机制的身体后部问题所在。在这个机制中，佐恩和豪戴克提出，"反向摆动（inverted pendulum）"的步态模型需要前后侧弹性反冲的效率（图6.16）。正如前文所述，身体的前侧通过矢状面方向和斜行方向的腹肌起作用。然而，它比较浅表，从股骨和骨盆到达胸廓。在足趾离地前，通过牵张腰肌，我们可以发现一条更深的线路，它到达髂骨的内侧和腰椎的前侧，并通过这些内部线路连接膈肌。

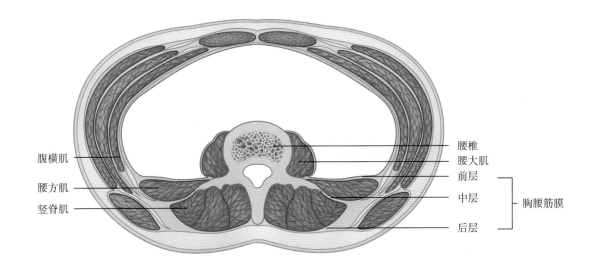

腹横肌

腰方肌

竖脊肌

腰椎

腰大肌

前层

中层　胸腰筋膜

后层

图6.15　足跟着地时，大收肌收缩，激活了盆底肌和腹横肌，牵张了竖脊肌周围的筋膜层，这有助于稳定下背部且协助竖脊肌

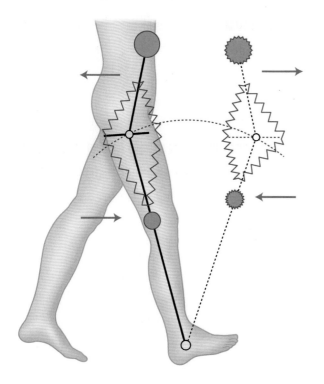

图 6.16 佐恩和豪戴克既是物理学家又是罗尔夫学派弟子。他们开发了一个基于计算机的行走模型。过去人们认为行走是一个摆动动作，扩大研究后，他们意识到有必要增加第二个——反向的——摆动，这个摆动连接着两个弹簧。如果他们正确调整两个弹簧的张力，这个模型能够将动能转化为弹性能量，然后产生一个被动运动系统，该系统不需要发动机（肌肉）或其他形式的能量（Hodeck and Zorn in Dalton et al.，2011）

"我们在电脑程序中创造了一个矢状面的模型，并且设置了人体测量的精确数据……我们借助应用力学的数学工具求解了运动方程，并且确定了能够使模型正常工作的弹簧参数（长度和刚度）。"

——佐恩和豪戴克，2011 年于道尔顿

结缔组织的三维网络富含机械感受器，这就是身体的"计算机网络"。它持续不断地接收运动中的刺激信号，并且通过模式识别，它还可以调整肌肉的张力以做出正确的反应。经过不断重复（一个蹒跚学步的小孩子需要跌倒多少次才能学会站立、爬行、走、跑？），我们似乎学会了

运动的最有效方法。

佐恩和豪戴克认为，腰肌在高效运动中是个特别的弹性要素，其作用与后吊带相反。健身人士和运动治疗师之所以看重腰肌，是因为它不仅在身体中具有核心作用，还是腰丛神经的通道。但是，当腰肌不能有效地被预先牵张时，过度劳累的它需要进行更多代偿，而且这可能是导致它在某种程度上功能失调的原因。

正如我们在前文看到的，腰肌可以跨过髋关节和所有的腰椎关节，并且在灵活性和稳定性的平衡中起着多种作用。作为髋关节的屈肌、内收肌和内旋肌，它应该在足趾离地前的最后一个姿势中得到最优化的牵张。在足趾离地的姿势中，髋关节应伸展、内收且向内旋转；如果髋关节无法在任何一个运动平面上获得牵张（矢状面上的伸展，冠状面上的外展或水平面上的旋转），那么可能需要腰肌向心收缩以代偿，而且可能会导致腰肌过度劳损。当然，在每一个平面上达到正确位置的能力与髋关节的功能有关，此外，也依赖于同侧下肢和对侧下肢，以及腰椎和胸椎等许多其他关节。这就解释了为何本书强调"基本事件"，因为如果不能实现它们，就需要更深层的组织来进行代偿。

■ 弹性效率监控

佐恩和豪戴克的研究给了我们一个有效的（虽然是计算机模拟出的）模型来说明身体是如何利用互惠性的组织来促进弹性回弹的效率的。显然，现实中的过程比骨盆在屏幕上显示的来回弹跳要复杂得多。但是，上述引用可以让我们洞察早前在萨维吉跖屈助力靴中所看到的力学监控过程，在那个过程中，跖屈肌调整力量以配合靴子完成工作。当靴子协助跖屈时，肌肉就会自然地"知道"要少做功。

我们在其他研究中也看到了这种体内自动调节，例如，有的研究给出不同的缓动量以测试足

跟着地时的力。基本上，为足部提供的保护度改变了足部着地时的力量。如果你在穿了几天减震性好的鞋后再穿上减震性差的鞋，你会有这种感觉：最初的几步足底比正常的感觉要硬一些。但是，身体会很快适应，无须有意识的努力即可平衡这些作用力。

斯内尔的研究表明无论穿什么样的鞋，着地时的冲击力基本上都会保持稳定（图6.17）（Gracovetsky，in Dalton 2011）。虽然研究观察的是跑步，但它也告诉我们，如果突然换了鞋，足跟着地的冲击力会有变化。常见情况是：当从减震性强的鞋换上减震性弱的鞋时，一个人可以在最初几步感觉到足跟着地的冲击力，因为身体要重新计算并校正身体的减震系统。

对此，人们提出了多种猜测。我相信转换期使得我们可以最优化人体可接受的运动负荷量。如果着地时力太大，人体就不能有效地吸收冲击力；如果着地时力太小，吸收冲击力所需的减速力就不够，无法加载弹性组织，迫使身体消耗更多能量以继续行动——爬行比行走低效得多。所以，当机械感受器功能正常时，它们就可以找到"最恰当的（goldilocks）"点，在这个点上，动能"刚刚好"可以加载弹性组织，并且可以利用

其弹性反冲减少主动做功的量。

姿势考量

保持直立的姿态对于组织的预先牵张有积极的影响。从下颌和咽喉至胸腔和膈肌的肌筋膜连接似乎可以从近端牵张髋屈肌。短跑名将迈克尔·约翰逊（Michael Johnson）在奔跑时后背伸展，下颌微收，显然充分利用了来自各条肌筋膜线前侧部的额外反冲力（图6.18）。

头前伸的姿势、胸廓塌陷、脊柱旋转和倾斜，都会对张力在身体前部的传导产生负面影响，导致失衡。我们的任务就是学会识别这些姿势问题，并且通过定向的干预产生适当的变化。干预手段有锻炼、牵伸，如有必要，还可应用软组织手法治疗。

■ 基本事件

前面的章节已经讨论了每个运动平面——矢状面、冠状面和水平面的运动，现在绝大部分事件已经解释清楚了。下文将概述前深线特有的一个基本事件，但是要注意，对于前深线重要的一

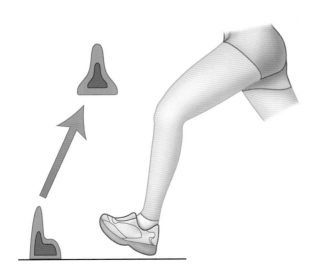

图6.17　当研究足跟着地动量（PI）时，斯内尔证明：使用不同减震性能的鞋（还有赤脚）对于足跟着地时的动量基本上没有任何改变。这表明身体调整了它的运动，以保持相对稳定的负荷作用于组织

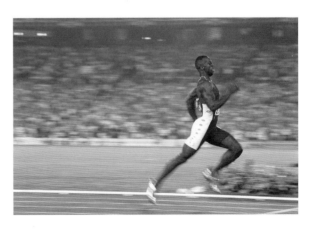

图6.18　迈克尔·约翰逊的200 m和400 m的跑步风格在当时是革命性的。他直立的姿态，再加上更短的步伐，最大化地利用了贯穿前深线的弹性反冲力以加速髋关节屈曲运动（图片由Getty Images提供）

点是所有的浅层组织都能同时加载。

　　我们的目标是确保每个组织都能均衡地承受负荷，这样每个组织都不需要多做功或者多吸收应力。浅层组织必然要足够长，才能让运动的动量加载到更深层组织；也必须足够强壮，才能吸收各种力。功能障碍将会导致肌筋膜"刚度吸收系统"失衡，这是由于过度使用或者过少使用导致的。为了纠正功能障碍，必须要针对相应的组织进行力量训练和拉伸训练，同时还要确认机械感受器的功能——不是所有的功能障碍都是由组织受限导致的，也可能是运动模式导致的。

　　温和地鼓励客户进入基本事件可以让治疗师知道运动受限究竟是本体感觉的问题，还是真的组织受限。我们经常养成一些坏习惯，使我们无法充分利用肌筋膜运动模式，这可能是由之前的损伤导致的，也可能是想要（有意识或无意识地）模仿身边某个人的动作导致的。这些坏习惯会使我们的机械感受器使用筋膜效率不理想的运动模式，从而做更多的功，并且（或者）导致身体在足跟着地和足趾离地的过渡期内失衡。

Z 形拉伸和髋关节位置

　　正如你在练习 6.1 和 6.2 中所感受到的，深层髋屈肌在足趾离地时发挥了重要作用。为了充分动员腰肌腱，腰肌需要被适当拉长，这通过外展髋关节且相对于骨盆进行内旋来获得。这样，不但腰肌的远端肌腱附着点被牵张，而且其近端在膈肌的附着点也向对侧侧屈（图 6.19）。

　　在足趾离地的理想伸展姿势中，我们可以列出下列基本事件：

- 足趾伸展
- 膝关节伸展
- 髋关节伸展、外展和内旋（同侧）
- 髋关节屈曲、内收和外旋（对侧）
- 足跟着地和膝关节伸展（对侧）

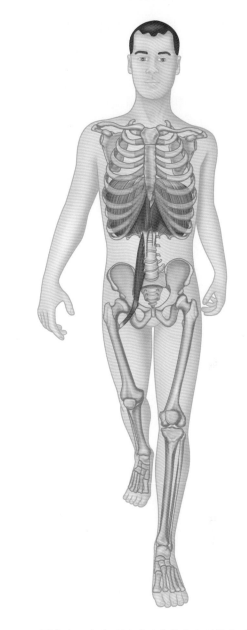

图 6.19　图中略显夸张地展示了髋关节和腰椎的动作是如何配合以充分拉伸腰肌腱的。如上所述，腰肌充分拉伸不仅有助于蹬地，还有助于腰椎保持稳定。腰肌在一个动作中完成了两个任务——下肢的反向运动与维持下背部的稳定

- 骶髂关节章动（点头，同侧）和反章动（反点头，对侧）
- 胸廓相对骨盆旋转
- 脊柱伸展
- 对侧手臂摆动
- 胸廓旋转

■ 总结

1. 力通过前深线进行传导还未得到证实，但是在 Z 形拉伸中，我们可以感受到前深线的连续性，Z 形拉伸模仿了足趾离地那一刻身体的姿态。

2. 适合前深线的理想的预牵张姿势与其他运动平面上的姿势也匹配。

3. 后侧深层肌间隔和腰肌的羽状肌控制着动量。人们利用羽状肌协助控制高应力进入筋膜组织。

4. 张力水平是被无意识地优化的，以响应作用在身体上的力。

5. 未能达到理想效果的预牵张会导致各种组织的过度使用、误用和失用。

第七章

对侧运动

如果我们从生机勃勃的大自然中选择任一物体，并且从各个方面充分思考它，那么我们会得出结论：它有力学结构设计，有生物天赋的仁慈，结果整体上是好的。

——查尔斯·贝尔（Charles Bell），
《手：彰显设计之妙的构造和重要功能》
（*The Hand：Its Mechanismis and Vital Endowments as Evinling Design*）

■ 引言

上肢在步态中所起的作用是有争议的——它们是由骨盆旋转而产生旋转力的被动阻尼器，还是对行走起主动促进作用？研究结果一直模棱两可，因此我们不得不自己去探索许多方面。就像许多人对大学论文进行比较和分析一样，我们的结论是，上肢有能力做上述两件事，而且对于两者都有促进作用。

上半身的束带对下半身的运动做出回应，并提供一种平衡形式，它可以帮助抑制通过上半身的旋转力，并将这种旋转力抑制在下半身。因此，阻尼器的想法可能会分散人们的注意力，忽视了束带也是一种触发机制的形式。足锚定在地

面上，当身体在上方移动时，张力就会在足上方的组织中积累。如果没有这个锚定，张力就会消失，或者根本就不会形成。肩关节复合体在步行中形成的反向旋转力可能在水平面运动中起到类似的锚定作用。肩部的平衡作用是通过抑制而不是阻止力来增加身体的稳定性的——它们提供了反作用力，类似我们拧抹布时的反向力。只用一只手拧抹布不会在纤维中产生张力——它需要两只手在抹布的两端，并且至少要拧动一端来达到拧干的效果。

第五章探讨了通过下肢和躯干在水平面上的运动，虽然之前已经提到了斜行筋膜带，但现在我们将更详细地探讨它们。弗利明和迈尔斯认为吊带／筋膜线将肩关节连接到对侧下肢的前后，使一侧组织可以利用自然的对侧运动。

时间做的设计

无论你认为身体是进化而来的，还是精心设计的（查尔斯·贝尔这么认为），都会同意上肢的功能很出色。手的灵巧性和肩膀的活动度极好地展示了这种结构，赋予了人类太多的能力。

与贝尔生活在同一时代的理查德·拉夫乔伊（Richard Lovejoy）是公认的第一个注意到上肢和下肢的结构基本上相同的人。在拉夫乔伊所创立的英国自然历史博物馆中，每一个参观者都会

看到，完全一致的上肢和下肢结构并不是人类所独有的，几乎所有动物的肢体都具有相似的结构：肩胛骨对应骨盆，肱骨对应股骨，尺骨和桡骨对应胫骨和腓骨。腕骨、跗骨和趾（指）骨则有多种变化，取决于指（趾）部模式（蹄状、蹼状、指状等），但是整个构造模块是一样的（图 7.1）。

古生物学者尼尔·舒宾（Neil Shubin）最近发表了他关于发现提塔利克鱼（Tiktaalik）的论文，提塔利克鱼是 2004 年在加拿大埃尔斯米尔岛上发现的化石，它距今约 3 亿 7500 万年（图 7.2）。提塔利克鱼的意义重大，因为它是一个过渡期的化石，在这个两栖动物的遗骸中人们发现了带关节的上肢和颈椎。在提塔利克鱼被发现之前，舒宾在研究了其他的标本之后，推测这些特征应该出现在大约 3 亿 7500 万年前的化石上。

他仔细搜寻那时满足有合适天气模式的地理区域，最终发现了提塔利克鱼。提塔利克鱼是早期化石链中缺失的一环，上承已经进化出大腿和上臂的化石（3 亿 8000 万年前），下接进化出腕骨和踝骨的化石（3 亿 6500 万年前）。

虽然舒宾并没有声称提塔利克鱼是我们的直接祖先，但它的确是我们的远方亲戚。舒宾描述了人类是如何通过我们的同源基因（hox genes）进化出相似特征的。同源基因决定我们的基本形状和结构，它的微小变化可以导致可见的体形变化，例如，爱德华·刘易斯（Edward Lewis）人工编辑黑腹果蝇的基因，令其产生基因突变，导致果蝇身体发生变化。这些 DNA 片段在哺乳动物物种之间差异微小，因此似乎包含了维持一致体形的基本编码——这解释了拉夫乔伊所注意到的普遍同源性。

有趣的是，无论何种突变导致了上肢进化，看起来大约都发生在同一时期，且当时头部和胸部因为颈椎而分离。3 亿 7500 万年前，动物根本就没有颈部，因为颈部是一个不稳定的部位，尤其是 8% 的体重由它支撑时。所以，这种连接上的进化意义重大，当观察这个区域功能解剖时，应该考虑这一点。

肩膀和手臂的软组织使得我们有能力利用上肢带的重量来协助位于脊柱顶部的不稳定的头部，而许多浅层组织连接着上肢与下肢。与旧的"核心"相比，两种排列形式可根据最近的进化过程进行推测。

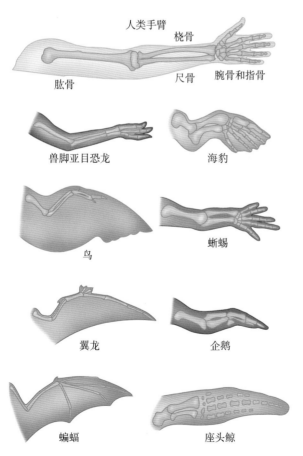

人类手臂
桡骨
肱骨
尺骨
腕骨和指骨

兽脚亚目恐龙
海豹

鸟
蜥蜴

翼龙
企鹅

蝙蝠
座头鲸

图 7.1　上肢结构遵循相似的模式：1 块骨骼，然后 2 块骨骼，最后是一系列各种排列的更小的骨骼

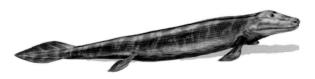

图 7.2　著名化石提塔利克鱼（因纽特人认为其为淡水鱼而得名）。它有一个扁平的头（与圆锥形鱼头不同）、颈椎和明显的上肢。此化石享有广泛的赞誉，证明了从海洋到陆地的成功过渡

■ 手臂摆动

关于手臂在步态中的作用一直有很多争论。大家似乎都赞同手臂和下肢呈对侧摆动关系，但是，个中原因却众说纷纭。一些人认为摆动是身体主动做的，而另一些人主张双腿导致旋转，摆动是对旋转的一种被动反应。

庞泽（Pontzer）、霍洛威（Holloway）、赖希伦（Raichlen）和利伯曼（2009）的一项研究发现：正如我们所预料到的，三角肌在手臂摆动期间被激活。但我们可能没有想到的是，三角肌的每个部分都会为应对摆动而收缩，而不是为了形成摆动。三角肌的前部和后部都在离心收缩以减缓摆动，而不是向心收缩以启动手臂摆动（图7.3）。因为减缓了手臂摆动，所以反向运动再次扮演了肌纤维的激活器，它们通过收缩以减缓动作速度并牵张筋膜。庞泽等继续阐明：上肢大部分运动都是对双腿迈步的一种回应，而且上肢主要充当身体形成的旋转力的阻尼器。

虽然这项研究调查了行走的运动学（骨骼的形状和连结），并且读取了肌电图数值，但是它只研究了臂部三角肌。研究人员测量了受试人员在跑步和行走时不同的摆臂程度（不摆臂、正常摆臂、负重摆臂）。研究表明手臂摆动减少了头部的运动量，尤其是当手臂额外负重时。跑步时手臂不摆动使得上半身运动大约增加50%，说明上肢带非常有助于稳定头部。

从该研究中得出了一些重要的结论，它表明手臂的阻尼器效应不仅稳定了头部和躯干，而且减少了步幅的变动性。在手臂摆动受限的情况下行走和跑步，步幅变化更大。步幅可能与平衡有关，当手臂的阻尼器效应被移除时，步幅会波动，这一事实证明了肩关节复合体的整体平衡作用，它有助于平衡躯干、头部和下肢。

庞泽等人的研究支持了哈佛古人类学家丹尼尔·利伯曼的理论，利伯曼认为智人又低又宽的肩臂，再加上强壮的项韧带，都有助于减少到达头部的地面反作用力。项韧带（它形成自棘间韧

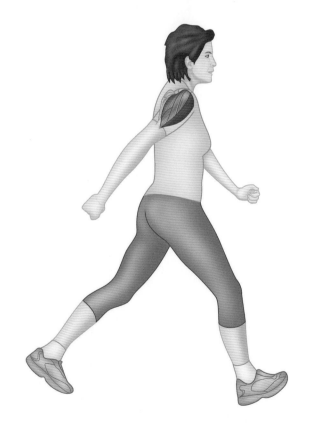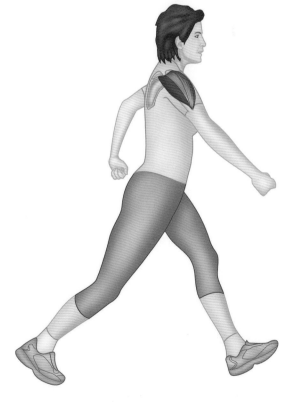

图 7.3　三角肌前部和后部对步态中手臂前后摆动做出响应

带，并且与斜方肌相融）在阻尼器机制中起着特别重要的作用。

在我看来，阻尼器效应实际上也是一种集中效应——肩带的反向旋转包含了躯干内部的旋转和斜向组织的旋转。它增加了庞泽等人提到的稳定性，既减少了步行中的可变性，又减少了传到头部的旋转力和其他力。到目前为止，摆动手臂对步态效率的影响还没有定论，但这可能是因为与跑步相比，它对行走时热量消耗的影响较小。

三角肌可以被看作斜方肌的延续，因为三角肌近端附着点匹配斜方肌的远端附着点，但是每一本教科书都将三角肌和斜方肌放在锁骨和肩胛骨的两侧。在手臂摆动期间，三角肌的收缩可以直接关联头部和颈部的韧带，允许头部利用摆臂的能量维持稳定。正如庞泽等所示，如果阻止手臂摆动，头部的俯仰和摇晃就会增加。利伯曼（2011）也展示了：就在足跟着地前，斜方肌前部（附着于锁骨和颅骨的部分）收缩，这使得手臂大部与头后部关联起来，有助于防止头部在足跟着地时向前倾斜。正如他所指出的，我们需要这个机制，因为头部的重心位于寰枕关节的前方；重心后方的额外支持有助于维持头部向前注视前方（图7.4）。

第五章展示了腹肌、前锯肌、菱形肌和夹肌的斜行组织如何通过肩带连接骨盆和头部。上肢在进化上"较新的"肩部肌肉组织位于躯干的另一层，允许上肢和下肢之间的对侧旋转，并有助于头部在水平面上的稳定。由于菱形肌和夹肌通过项韧带附着，它们也可以使之绷紧，这进一步帮助斜方肌防止头部在矢状面上向前倾。

■ 对侧筋膜带

前功能线和前斜吊带

在足趾离地那一刻，由于对侧手臂的摆动，对侧肩关节复合体应该位于距离离地侧腿最远的

位置。胸大肌和前锯肌会轻微收缩，以减缓肩关节复合体的后摆，而且，这可能会使手臂产生更多的张力来加载弹性组织（图7.5，图7.6）。有两种肌筋膜线路可以解释这种关系：一条是迈尔斯的"前功能线"，从胸大肌到腹直肌；另一条是弗利明的更直接的连接，从肋骨经"前斜吊带"到大腿。前斜带是从肩带（如果我们添加前锯肌到腹外斜肌的话）经腹外斜肌到对侧腹内斜肌和内收肌，最后到对侧大腿内侧。由于对侧张力，这两条线都有助于提升效率，但这个观点尚未被证实，只是一种可能性。

就像头部的位置可以影响矢状面上的回弹力一样，如果手臂摆动不同步或者根本不摆动，我

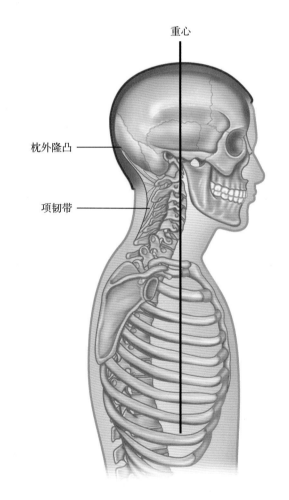

图7.4　项韧带对于人类头部支撑意义重大。许多原始人类祖先的头骨并没有显示有枕外隆凸结节。利伯曼假定：智人的肩带比原始人类更宽更低，这个变化有助于发展韧带，韧带有助于头部的弹性稳定

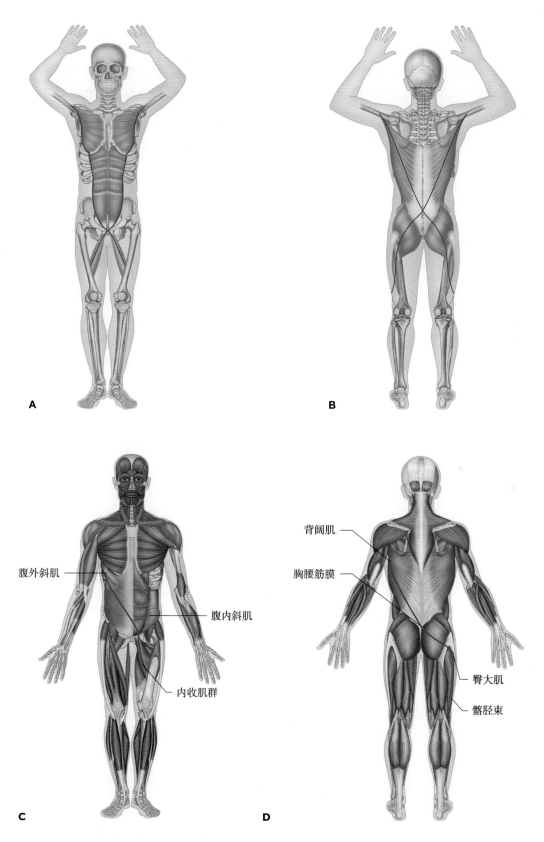

图 7.5 A 和 B，迈尔斯提出的前功能线和后功能线。C 和 D，弗利明提出的前斜吊带与后斜吊带

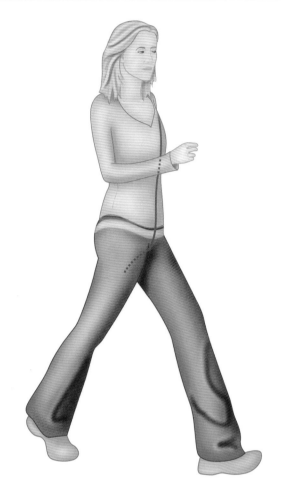

图 7.6   在一侧足趾离地时，前斜吊带将会通过外展髋关节、伸展胸部和向后摆动对侧肩胛骨被募集

们也能感觉到类似的效果（虽然更小一些）（见第三章）。

在庞泽等人的研究中，手臂是否摆动对行走时新陈代谢的能量消耗没有影响。但是，这并不能绝对否定对反冲力的利用和反冲力对上、下身筋膜之间的沟通，因为在这项研究中使用的是计算机模型，而不是生物组织。目前的研究还不够复杂，不能同时测量弹性负荷和当一个机制被撤除时身体所采用的其他代偿策略。

例如，庞泽等人认为："跑步会激活更强壮的稳定肌，因此骨盆、肩部和手臂之间的链条更有力（即一个更具刚性的"弹簧"）。跑步时更高的步频需要更具刚性的'弹簧'，因为更具刚性的'弹簧'可以提高身体相关部位的自然频率。"

换言之，身体适应了作用于它的力，调整刚度（如果可能）以最优化效率。肌筋膜再一次证明了可以自我监控，无意识地校准软组织并且将肌肉的收缩特性作为"刚度调节系统"。

显然，几乎所有的成人都可以在行走时摆臂或不摆臂，虽然还没有证据表明它对行走的贡献（对照它对运动的反应），但大多数步行者已经感受到它的影响。如果我们想完全理解从肩部向下的基本事件链，就必须做更多研究。

后功能线和后斜吊带

在第五章，我们看到了后吊带是如何在足跟着地时被募集来帮助减缓足内旋的速度的：这就形成了一条从一侧肱骨到对侧股骨的吊带。弗利明和佐恩很好地研究了这种关系。观察后吊带如何与背部深层肌肉相互作用也是有意义的。

在足跟着地时，通过在多个方向上的预牵张和收缩，腰椎复合体可以被视为一个相互依赖的系统（图 7.7）。一块肌肉的牵张会拉紧另一块肌肉的筋膜，并且足跟着地时的姿势导致筋膜拉长，这为收缩增加了更大的力。富兰克林－米勒（Franklyn-Miller）（2009）调研了筋膜张力的分配。他们利用 5 具尸体进行直腿抬高试验，并用仪器在适当的点上测量其张力，记录了腿部和下背部的张力值（图 7.8）。

组织应变出现在体内不同的深度，每一个筋膜层都需要移动或滑动，以便可以完成超出图 7.7 中所示范围的运动。肌肉之间的每个间隔都被结缔组织（疏松结缔组织）所"润滑"。结缔组织是可水合和延伸的筋膜系统的一部分，在保持连接的同时可以彼此相对滑动。

同侧功能线

在第 2 版《解剖列车》中，迈尔斯增加了同侧功能线（Ipsilateral Functional Line，IFL），它从背阔肌外侧缘经腹外斜肌至缝匠肌。据说这条

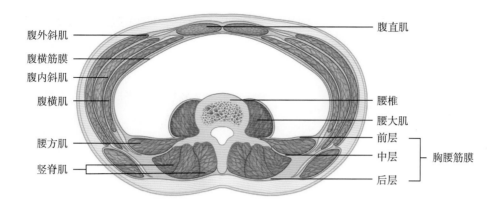

图 7.7 足跟着地时，由于屈髋和对侧手臂摆动，跨越下背部的后吊带将被牵张。这种预先牵张将协助足内旋减速，并将对竖脊肌施加压力。竖脊肌（尤其是伸展腿一侧）将会在垂直方向上强力收缩，向外扩张其体积。双侧腰方肌将收缩以应对双侧横突的侧屈与旋转。躯干的伸展、侧屈和旋转牵张了腹内、外斜肌和腹横肌，从而牵张了胸腰筋膜所有的前层和中层。下背部有着复杂的肌筋膜排列，在不同的方向上收缩和滑动。通过组织的液压放大器效应和平行预牵张，每一块肌肉的收缩都会协助其邻近肌肉的收缩

髂胫束	240%
同侧腰部筋膜	145%
小腿外侧肌间隔	103%
跟腱	100%
对侧腰部筋膜	45%
足底筋膜	26%

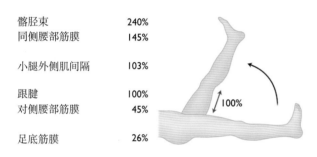

图 7.8 利用放置在身体指定部位上的张力测量仪，富兰克林－米勒展示了直腿抬高时张力在肌筋膜组织内的分配值。研究在尸体上进行，展示的是组织机械牵张的结果，而不是肌肉收缩的结果。结果表明屈曲髋关节可以在各种组织产生张力，并且它们也展现了更大范围的张力分配——超越了髋伸肌所谓的肌肉附着点

线在自由泳中被募集，但它在日常使用中更常见的是参与足趾离地之后的摆腿。

如果我们观察右足足趾离地时的侧面组织，就会看到右侧髋和膝被伸展，并且髋内旋，这是拉伸缝匠肌的理想姿势（图 7.9）。随着手臂向前，躯干向对侧相对侧屈，这也是加载背阔肌和腹斜肌侧部的理想姿势。

通过激活腹外斜肌以控制右髂骨下降，弹性负荷将大大增加。一旦活动范围到达极点，这条筋膜线将使股骨外旋，髋关节和膝关节屈曲（都是缝匠肌的功劳），右髂骨提升并向左旋转（腹外斜肌），最终肩带向左旋转且肱骨伸展（背阔

肌）（图 7.10 和图 7.11）。

■ 基本事件

手臂摆动

虽然关于手臂摆动作用的争论尚在继续，但我们仍然可以通过它的摆动幅度和节奏判断身体其他部位的运动。摆动过大意味着躯干旋转能力不足，所以使得手臂负担比正常更多的工作。因此，如果摆动过大，应该检查胸部的旋转能力。如果胸部旋转正常，那就是步幅太大了。调研其他因素也是值得的：手臂是被动地摆动过大，还是被什么所"驱动"？如果是后者，调研其背后的成因和（或）心理动机就可以发现有用的视角。

前功能线和前斜吊带

如果手臂摆动是正常的，前述的所有"基本事件"也到位，那么前功能线和前斜带就应该发挥作用。这些组织的主要事件是髋关节伸展和内收、胸部伸展，伴有骨盆和胸廓之间的相对旋转，以及对侧手臂伸展。

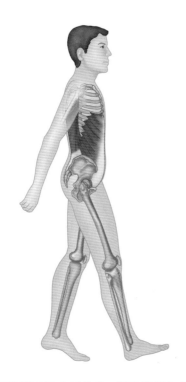

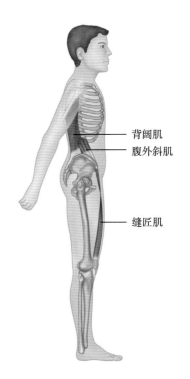

图 7.9   手臂摆动进入屈曲位，同时肩带向对侧旋转，这样就牵张了背阔肌外侧的肌纤维。髂骨下降同时肩带开始反向旋转，牵张了腹外斜肌几乎竖直的肌纤维

图 7.10   在这个解剖图中可以清楚地看到，背阔肌的肋部附着点连接了腹外斜肌，腹外斜肌最终到达髂前上棘并与缝匠肌相关联

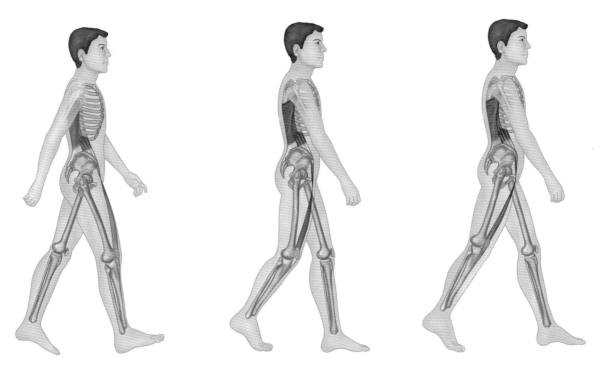

图 7.11   由于右侧髋关节正在屈曲，所以右侧功能线自然缩短，然后膝关节伸展，肩带与背阔肌、腹外斜肌的结合处更加竖直地排列，这样腿才有更大的能力"下落"至负重模式。在摆动相，身体前行，髋关节伸展，肩带反冲，我们可以看到这条肌筋膜线逐渐被牵张，这有助于产生腿部的旋转，并且导致膝关节在下一个摆动相屈曲

后功能线和后斜吊带

这与前吊带几乎完全相反。在这里，我们需要髋关节屈曲、同侧髂骨后倾、骨盆与对侧肩带之间的旋转，并伴随手臂屈曲。

同侧功能线

为了让外侧组织参与，髋关节和膝关节必须被伸展且内旋，而骨盆必须向同侧倾斜，并且手臂屈曲。

■ 总结

1. 腿部摆动产生的旋转力通过骨盆进入躯干，旋转力被躯干和下肢所限制且被削弱，防止传至肩部以上。

2. 斜方肌和三角肌可以通过项韧带在矢状面上稳定头部。

3. 前功能线和前斜吊带利用肱骨和肩胛骨作为"锚"以协助足趾离地。

4. 足跟着地后，后功能线和后斜吊带协助控制足旋前的一系列事件（见第六章）。

5. 下背部的肌筋膜复合体可以被视为互相依赖的系统，利用筋膜张力和肌肉收缩以提高周围肌肉的效率。

6. 这个系统的所有筋膜层之间都需要由疏松结缔组织提供的相对滑动性。

第八章

弹力行走者

如果一个人拥有野兽的天然盔甲，那么他将不需要成为能工巧匠，不需要用护胸甲来保护自己，不需要使用宝剑或长矛，不需要发明缰绳驭马，更不需要捕猎雄狮。他也不用遵循和平的艺术，不用制造风笛和七弦琴，不用建造房子，不用设立圣坛，不用制定法律，不用通过信件和巧手来神交智者，某时和柏拉图交谈，另一时又和亚里士多德或希波克拉底交谈。

——盖伦（Galen）

我们的双足行走步态之所以高效，是因为经过了 400 万年进化的锤炼和完善。双腿行走在某种程度上是灵活性与稳定性的妥协，因为直立使得我们的下背部和骶髂关节处于某种风险之中，但好处远大于这些偶尔的牺牲。

双腿行走可以减少太阳暴晒，此外，它还解放了我们的双手，从而使我们可以掌控工具，并且最终掌控了火。它的新陈代谢更低，使得我们可以远离营地去寻找食物。培养持久性奔跑和捕猎能力，同时提升抽象思维能力——使我们可以想象并预测被追捕的动物的运动。在火上烹制肉食并且分享打猎心得与故事——以及打猎时所需的团结协作——有助于我们发展早期的语言。

所有这些因素增加了我们的适应性，也使我们更容易获取能量。我们曾经有过个头更大、身体更加强壮、脑容量更大的原始人表亲，但是他们消失了，我们却仍然活着。正如恐龙以自身为代价所学到的那样，更大并不一定更好。我们更强壮的表亲尼安德特穴居人也灭绝了。他们比智人更加强壮，可能需要更多的能量才能生存，他们可能也不够敏捷。

软组织基本上不会在化石中被保存下来，所以我们不知道我们的弹性组织和他们的具体有何不同之处。但是，从尼安德特穴居人骨骼的刚度、生长模式和肌肉附着点来判断，很显然，我们更轻的骨骼构造得益于我们的肌筋膜系统。我们直立的姿态使得我们可以通过重力和向前的、向后的、向侧方的以及旋转的运动来牵张肌筋膜系统。我们从不稳定的垂直排列的身体结构中获益良多。它可以拉伸贯穿全身的弹性组织。通过给它们加载能量，我们可以将这个能量用于运动，最常见的就是用于行走。

但是，我们的生存需要依赖更多因素。我们能够根据自身的肌力，使用最少量的工具，得到最大化的产出。虽然智人永远跑不过猎豹，负重超不过犀牛，游泳快不过海豚，但是我们可以做所有这些运动。除了我们，没有任何生物可以在各种不同的环境中精通如此广泛的运动。

人类的多才多艺是无与伦比的。我们可以优

雅轻松地做绝大多数运动（一旦经过练习），而轻松优雅就是肌筋膜高效率的特点。正如深代（Fukashiro，2006）所说，"体育运动中的动态运动都涉及一个反向运动，一块主动肌在离心收缩阶段被拉伸之后会收缩，这被定义为拉伸缩短周期"。本想向东走，却偏偏先向西去，通过这种方式，我们利用了拉伸缩短周期的高效动力学。拉伸缩短周期是肌肉在正常运动中发挥功能的自然方式——结合可用的资源，在每一个特定运动情况下，人们以最为恰当的方式考虑了最佳表现和运动经济（Komi，2011）。

当我们的关节排列与重力、地面反作用力，以及运动中的动量相匹配时，可以看到那些动力是如何被引导至弹性组织中的。通过利用身体垂直构造的不稳定性和平滑的关节，我们很轻松地获得了反向运动。内嵌在三维筋膜网内的机械感受器激活所需的肌肉以减缓拉伸筋膜的动作，可以获得新陈代谢方面"免费的"能量以协助恢复运动。

当我们观察迈布里奇（Muybridge）的马从小步跑到疾驰的过程时，可以看到关节的屈伸度增加了，更大的动作给了组织更大的负荷以支持和产生所需的更大的力量。四足动物显然是个全身行走者；本书开篇的引用表明：我们还有待充分认知解剖结构在运动中的参与情况，因为一半结构被悲惨地贴上了"乘客"的标签（Perry and Burnfield，2010）。

选取足跟着地和足趾离地这两个转换点，通过简单地观察力传导，逆向还原分析它们，这一定是个有趣的练习。在足趾离地时，我们的骨盆从后侧足的上方向前移动，形成了一条沿着身体整个前部走行的张力线（图 8.1~ 图 8.9）。

在第一章中，我们提到，惠景检测了力从肌腱向周围组织的传递，如果回顾他的研究，就可以真正欣赏肌筋膜系统的复杂与美。肌筋膜系统是分隔、连接、力集中、力限制和力分散系统，它不但可以直接通过肌纤维传递机械信号，还可

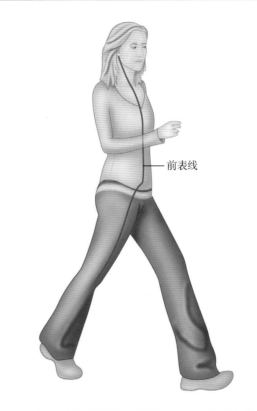

前表线

图 8.1　前表线的连续性被质疑，但是，足趾离地时的伸展姿势拉伸了身体前侧的绝大部分筋膜，特别是垂直排列的肌纤维。通过伸展动作，我们将动能输入大部分屈肌内，使它可以在足趾离地的那一刻释放出来

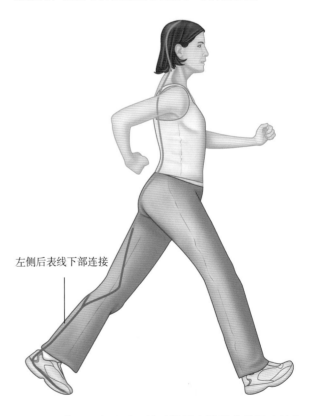

左侧后表线下部连接

图 8.2　当足趾离地时，足趾伸展和膝关节伸展已经在牵拉小腿

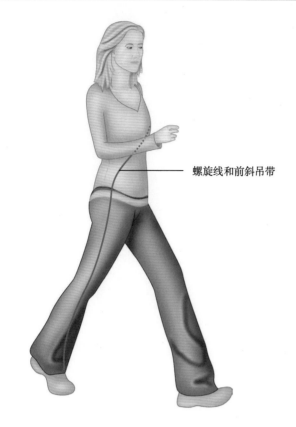

图 8.3 肩带反向旋转通过斜行组织产生张力

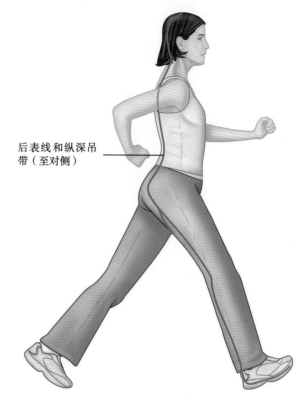

图 8.5 在足跟着地时，屈髋的姿势需要所有髋伸肌的支持。由于髋屈曲，这些髋伸肌将处于预牵张的位置，而且，在足跟着地后，弗利明提出的纵深吊带可以协助骶髂保持稳定

以随时根据受力来感知并调节肌筋膜刚度。

■ 鞋

奥纳特先生，大自然就是我们来到这个世界要征服的对象。

——罗斯·塞耶（Rose Sayer），
电影《非洲女王号》
（*The African Queen*）

人类试图征服自然的最明显的方式之一就是佩戴装饰品。当不花时间发明新的互杀互残方法时，人类经常将注意力转移到新的破坏自己身体的方法上。从缠足到穿尖头皮鞋、超高鞋跟的鞋，再到厚底高跟高筒靴，每一代人、每一种文化都成功地找到了影响足部力学的方法。事实上，利用足部自身的机制，我们的双足就可以很

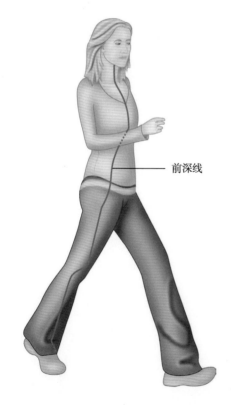

图 8.4 足背伸，膝关节伸展，髋关节伸展、外展且内旋，这些动作组合在一起，就是拉长前深线的理想姿势，前深线在足趾离地时可以协助几乎所有基本事件

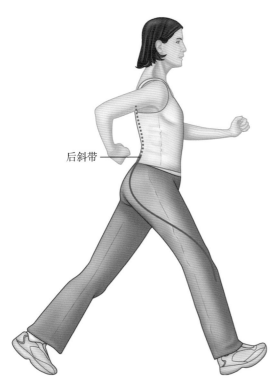

后斜带

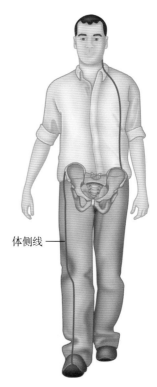

体侧线

图8.6　足跟着地时，跟骨倾斜所产生的旋转力，通过胫骨前肌和髂胫束来到臀大肌的浅层，最后进入背阔肌，从而贯穿一条吊带（佐恩和弗利明如此称呼）。这条浅层吊带负责足旋前模式的旋转，而纵深吊带通过骶结节韧带和对侧骶髂后长韧带的连接来平衡骶髂关节

图8.7　随着身体中线上的重心从支撑点偏移，着地侧的髋关节内收，牵张体侧线的下部。同时，对侧髋内收肌、外侧腹斜肌和腰方肌必须放松

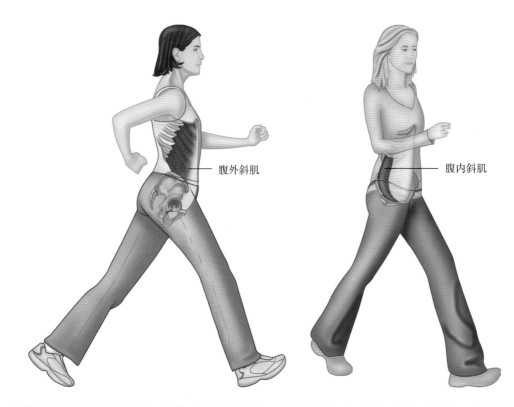

腹外斜肌

腹内斜肌

图8.8　随着骨盆比胸廓移动得更远、更快，外侧腹斜肌的X形筋膜将被向两个相反的方向拉伸。这些同侧的斜肌可以将双足步态导致的旋转力带入肋间肌——这将被手臂的反向旋转和"对侧的"斜肌所限制（图8.3）

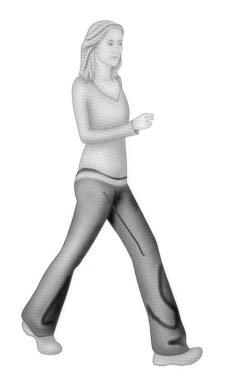

好地工作，它们只需要某个保护性遮盖物，使足部可以不怕垃圾和尖锐的（或湿软的）物体即可。

到了本书的这个章节，但愿我已经提供了解剖、功能和进化之间相互影响的充分证据，使你相信它们之间的关系。

不要试图征服自然，至少在足部不要，这样我们才能得到更好的帮助。厚鞋底会减弱我们机械感受器的反馈（Saxby，2011）。高鞋跟将迫使更多的体重落在跖骨头部，压迫它们，从而缩短跟腱，扭曲体态，并且干预筋膜线内的力传导。足跟升高2英寸（约5cm），身体就会倾斜20°，膝关节前部负荷增加23%。鞋跟升高3英寸（约7.5cm），76%的体重将会落在跖骨头部，而跖骨头部本就不适合承受这种持续的压力（图8.10）。

鞋头狭窄会导致第一跖骨和第五跖骨错位（通常其他跖骨也会被影响），这会改变足趾离地时的角度（图8.11）。鞋的纵轴，特别是运动

图8.9 随着腿部摆动至屈髋位，摆动腿的大收肌将被拉长，以便在足跟着地前预牵张，此时它将抵抗进一步的屈曲。在摆动相，它有助于牵张后侧深层肌间隔，在足跟着地前使得足旋后

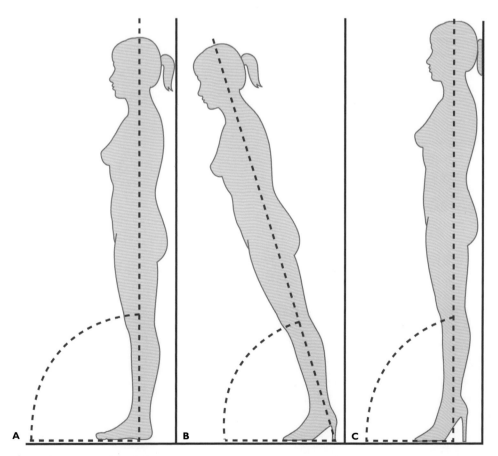

图8.10 A到B，如果给中立位的身体加个鞋跟，那么这种倾斜必须由身体其他部位（膝关节、髋关节、腰椎或胸椎）来代偿，具体取决于一个人的倾向。过大的压力会施加到代偿部位，增加了出现疼痛和功能障碍的可能性。C. 随着足跟升高，跖趾关节部位承受了更大的体重，这降低了效率，增加了骨骼的压力（Dalton，2011）

鞋的纵轴，通常是有弧度的，这进一步加剧这种情况。

> 鞋并不仅仅是一种设计，也是你肢体语言的一部分，体现了你行走的模式。你的运动方式基本也受鞋的限制。
>
> ——克里斯提·鲁布托
> （Christian Louboutin）

对于一只正常的脚来说，理想的鞋型应该是平底的（图8.11B）。穿上平底鞋将获得清晰的本体感觉，但是它也应该够厚、够结实以提供保护。更宽的鞋头将为足趾提供更大的空间以供着地时伸展足趾，这在力学上非常有益。当跖骨伸展时，骨间肌将被拉伸，这会引起股四头肌的反

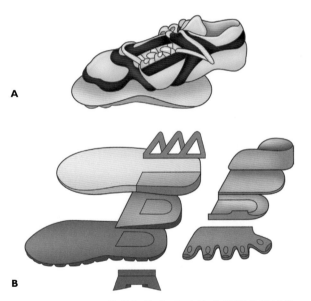

图8.11 一只"正常的"鞋（A）有许多所谓的积极特征。尤其是跑鞋，它可能具有"运动控制"作用以及足跟减震结构和弧形纵轴结构。其中一些特征可能对于跛足是必要的，但是，它们干预了双足自然的构造和功能。更厚的鞋底会减弱本体感觉；"运动控制"会阻止运动，还会减少身体内本体感觉传导，抑制某些本书所描述的正常的组织反应。又窄又尖的鞋头将影响足的伸展和蹬地时的最佳角度。而一只极简的鞋（B）完全可以提供保护，远离那些要素和看不见的作用。又薄又柔韧的鞋底允许足部感知地面并做出适当的反应，鞋头宽大，鞋底从足跟到足尖没有弧度，可以促进跖骨的运动，使它们在足跟着地时可以伸展，在足趾离地时可以有最佳角度

射收缩（Michaud，2011）。理想的鞋的构造简单，足部结构排列在鞋内不会被迫改变。这将使得足部关节可在正常范围内工作，并将负荷加载至适当的组织，而这将贯穿从足跟着地到足趾离地的整个过程。

任何干预关节排列的因素都会影响我们利用身体更长弹簧的能力。穿高跟鞋不但将更多体重放到了跖骨头部，而且阻止了足踝背伸；又窄又尖的鞋头将迫使蹬地时不是以理想的第一和第二跖骨头发力。

过去十年，市场上出现了各种有"瘦身"功能和"高科技"的鞋——许多声称可以让你变得健康和美丽。为什么他们声称可以"帮你减掉体重""燃烧更多热量"或"给你又长又细的腿"，原因之一就是他们改变了身体自然的力学机制。我们进化多年才使得行走尽可能轻松而高效，如果干预了那个过程，我们就不得不用肌肉做功以代偿。然而，当我们这样做时，我们就可能改变了关节处的力传导，因此，这些"高科技"鞋对于大多数人都是不适合的。

> 大多数的鞋型似乎是要逼着脚去适应鞋。
>
> ——莫科科马·莫科那拿
> （Mokokoma Mokhonoana）

由于先天遗传特征、意外或不当使用，许多人没有理想排列的足部关节。他们可以从矫形器中受益良多。我认为矫形器是最后的干预手段，我更推荐手法治疗、推拿和（或）治疗性运动，使足部尽可能正常。如果要采用矫形器，一定要非常适合才行，并且，客户应该接受经验丰富的临床医师的检查，并评估身体其他部位对矫形器将做何调适。最常见的治疗方案就是使用矫形鞋垫，仅此而已。但是，身体各个部位需要时间——可能还需要一些帮助——以确定它们所在的新位置，因此，应该重新全面评估"基本事件"。

我有两个医生——我的右腿和我的左腿。

　　　　——G. M. 特里维廉

　　　　（G. M. Trevelyan）

但美丽在行走之中——我们被目的地出卖了。

　　　　——格温·托马斯

　　　　（Gwyn Thomas）

第九章

结论

无论你相信我们的形态是在40亿年的进化中磨炼出来的，还是由某种更强大的力量设计出来的，我都希望本书能给你提供工具，让你更深入地了解身体的各个部分是如何交流和融合的。我们的垂直对齐、关节排列，以及软组织性能共同协作，为我们提供了新的及有效的运动可能性。随着时间的推移，累积的变化已经磨炼了我们的系统，使人体在行走时消耗更少的热量，大概是为了让能量能够被重新分配，以支持我们不断增大的大脑容积。

肌筋膜系统的许多方面都能提高效率，其可以捕获动能作为张力，并在返回运动中重复利用。组织张力是由动量、对重力的各种对抗和地面反作用力作用于骨骼系统造成的。骨关节将力引导至软组织中，在那里试图减少肌肉纤维的延伸或缩短。

当步行系统正常工作时——关节对齐，组织健康，且保持动量——这种体验可以是快乐和轻松的。任何偏离这个理想的行为都意味着身体必须多做功。我认为人类这个物种成功的关键之一是在压力下的适应能力。人体系统可以找到成功的替代策略——生物可塑性。无论是大脑功能的丧失还是肢体的丧失，人类都能找到通往目标的新途径。

运动的一个主要应变策略是使用向心收缩和离心收缩——做额外功以弥补动量的损失或组织张力的损失，或者处理错误方的张力。这些变化是否会导致病理损伤还有待讨论，但病理损伤肯定会影响我们的效率。

基本事件的目的是提供一种方法，通过搜索复杂的"行走系统"以寻找能量泄漏。通过治疗以调整关节或组织的活动性，使关节和力量之间更好地对齐，我希望治疗师也能让客户有更好的对齐和力传导。对他们来说微小的改变将有助于获得更好的身体体验，使他们感知自己和周围一切的联系。

赤脚走在山上，
用沉重的烟灰挑逗着花朵，
触摸青草，爬上马背，
为女孩们荡秋千，
它是快乐的，快乐的就像飞翔。
在河里游泳，撕碎衣服，烧毁鞋子，
大自然的天使；
数青草，触摸花，逗小鸟。
——M. F. 蒙扎耶（M. F. Moonzajer），
《爱、恨和疯狂》
（Love，Hatred and Madness）

参考文献

感谢 Robert Miller 编辑。

Abitbol, M. 1988. "Effect of Posture and Locomotion on Energy Expenditure." *American Journal of Physical Anthropology* 77 (2): 191–199.

Aiello, L., and C. Dean. 2002. *An Introduction to Human Evolutionary Anatomy*. London: Academic Press.

Arampatzis, A., A. Peper, S. Bierbaum, and K. Albracht. 2010. "Plasticity of Human Achilles Tendon Mechanical and Morphological Properties in Response to Cyclic Strain." *Journal of Biomechanics* 43 (16): 3073–3079.

Arampatzis, A., S. Stafilidis, G. DeMonte, K. Karamanidis, G. Morey-Klapsing, and G. P. Brüggemann. 2005. "Strain and Elongation of the Human Gastrocnemius Tendon and Aponeurosis during Maximal Plantar flexion Effort." *Journal of Biomechanics* 38 (4): 833–841.

Ardrey, R. 1961. *African Genesis: A Personal Investigation into the Animal Origins and Nature of Man*. London: Collins.

Baker, R., R. Souza, and M. Fredericson. 2011. "Iliotibial Band Syndrome: Soft Tissue and Biomechanical Factors in Evaluation and Treatment." *PM&R* 3 (6): 550–561.

Beach, P. 2010. *Muscles and Meridians: The Manipulation of Shape*. Edinburgh, UK: Churchill Livingstone Elsevier.

Bell, C. 1837. *The Hand: Its Mechanism and Vital Endowments as Evincing Design*. London: William Pickering.

Biewener, A. A. 1998. "Muscle-Tendon Stresses and Elastic Energy Storage during Locomotion in the Horse." *Comparative Biochemistry and Physiology: Part B, Biochemistry and Molecular Biology* 120 (1): 73–87.

Biewener, A. 2016. "Locomotion as an Emergent Property of Muscle Contractile Dynamics." *Journal of Experimental Biology* 219 (2): 285–294.

Blazevich, A. 2011. "The Stretch-Shortening Cycle." In Cardinale, Newton, and Nosaka 2011, 209–222.

Böl, M., H. Stark, and N. Schilling. 2011. "On a Phenomenological Model for Fatigue Effects in Skeletal Muscles." *Journal of Theoretical Biology* 281 (1): 122–132.

Bourke, J. 2011. *What It Means to Be Human: Reflections from 1791 to the Present*. London: Virago.

Bramble, D. M., and D. E. Lieberman. 2004. "Endurance Running and the Evolution of *Homo*." *Nature* 432: 345–352.

Calais-Germain, B. 1993. *Anatomy of Movement*. Seattle, WA: Eastland Press.

Cardinale, M., R. Newton, and K. Nosaka, eds. 2011. *Strength and Conditioning: Biological Principles and Practical Applications*. Oxford: Wiley-Blackwell.

Carmont, M. R., A. M. Highland, J. R. Rochester, E. M. Paling, and M. B. Davies. 2011. "An Anatomical and Radiological Study of the Fascia Cruris and Paratenon of the Achilles Tendon." *Foot and Ankle Surgery* 17 (3): 186–192.

Cochran, G., and H. Harpending. 2010. *The 10,000 Year Explosion: How Civilization Accelerated Human Evolution*. New York: Basic Books.

Conroy, G., and H. Pontzer. 2012. *Reconstructing Human Origins*. New York: W. W. Norton.

Crompton, R., E. Vereecke, and S. Thorpe. 2008. "Locomotion and Posture From the Common Hominoid Ancestor To Fully Modern Hominins, With Special Reference to the Last Common Panin/Hominin Ancestor." *Journal of Anatomy* 212 (4): 501–543.

Dalton, E., ed. 2011. *Dynamic Body: Exploring Form Expanding Function*. Oklahoma City: Freedom from Pain Institute.

Dalton, E., M. Bishop, M. D. Tillman, and C. J. Hass. 2011. "Simple Change in Standing Position Enhances the Initiation of Gait." *Medicine and Science in Sports and Exercise* 43 (12): 2352–2358.

Dart, R. 1996. *Alexander Center*. www.alexandercenter.com/dartspirals.html.

Darwin, C. 1874. *Descent of Man*. London: John Murray.

DeRosa, C., and J. A. Porterfield. 2007. "Anatomical Linkages and Muscle Slings of the Lumbopelvic Region." In Vleeming, Mooney, and Stoeckart 2007, 47–62.

DeSilva, J. 2010. "Revisiting the 'Midtarsal Break.' " *American Journal of Physical Anthropology* 141: 245–258.

Doral, M. N., M. Alam, M. Bozkurt, E. Turhan, O. A. Atay, G. Dönmez, and N. Maffulli. 2010. "Functional Anatomy of the Achilles Tendon." *Knee Surgery, Sports Traumatology, Arthroscopy* 18 (5): 638–643.

Earls, J. 2014. *Born to Walk*, 1st edn. Berkeley, CA: North Atlantic Books.

Earls, J., and T. Myers. 2010. *Fascial Release for Structural Balance*. Berkeley, CA: North Atlantic Books.

Fernández, P., S. Almécija, B. Patel, C. Orr, M. Tocheri, and W. Jungers. 2015. "Functional Aspects of Metatarsal Head Shape in Humans, Apes, and Old World Monkeys." *Journal of Human Evolution* 86: 136–146.

Filler, A. G. 2007. *The Upright Ape: A New Origin of the Species*. Franklin Lakes, NJ: Career Press.

Franklyn-Miller, A., E. Falvey, R. Clark, A. Bryant, P. Brukner, P. Barker, C. Briggs, and P. McCrory. 2009. "The Strain Patterns of the Deep Fascia of the Lower Limb." In Huijing, Hollander, Findley, and Schliep 2009, 150–151.

Fukashiro, S., D. C. Hay, and A. Nagano. 2006. "Biomechanical Behavior of Muscle-Tendon Complex during Dynamic Human Movements." *Journal of Applied Biomechanics* 22 (2): 131–147.

Fukunaga, T., Y. Kawakami, K. Kubo, and H. Kanehisa. 2002. "Muscle and Tendon Interaction during Human Movements." *Exercise and Sport Sciences Reviews* 30 (3): 106–110.

Gracovetsky, S. 2008. *The Spinal Engine*. Montreal: Serge Gracovetsky, PhD.

Hawks, J. 2009. "How Strong Is a Chimpanzee, Really?" *Slate*. February 25. www.slate.com/articles/health_and_science/science/2009/02/how_strong_is_a_chimpanzee.html.

Heinrich, B. 2002. *Why We Run: A Natural History*. New York: Ecco.

Hewett, T., T. Lynch, G. Myer, K. Ford, R. Gwin, and R. Heidt. 2009. "Multiple Risk Factors Related to Familial Predisposition to Anterior Cruciate Ligament Injury: Fraternal Twin Sisters with Anterior Cruciate Ligament Ruptures." *British Journal of Sports Medicine* 44 (12): 848–855.

Hodges, P. W., and K. Tucker. 2011. "Moving Differently in Pain: A New Theory to Explain the Adaptation to Pain." *Pain* 152: S90–S98.

Holowka, N., and D. Lieberman. 2018. "Rethinking the Evolution of the Human Foot: Insights from Experimental Research." *Journal of Experimental Biology* 221 (17): jeb174425.

Hoyt, D., and C. Taylor. 1981. "Gait and the Energetics of Locomotion in Horses." *Nature* 292 (5820): 239–240.

Huijing, P. A. 1999a. "Muscle as a Collagen Fiber Reinforced Composite Material: Force Transmission in Muscle and Whole Limbs." *Journal of Biomechanics* 32 (4): 329–345.

———. 1999b. "Muscular Force Transmission: A Unified, Dual or Multiple System? A Review and Some Explorative Experimental Results." *Archives of Physiology and Biochemistry* 170 (4): 292–311.

———. 2009. "Epimuscular Myofascial Force Transmission: A Historical Perspective and Implications for New Research." *Journal of Biomechanics* 42: 9–21.

Huijing, P., and G. Baan. 2008. "Myofascial Force Transmission via Extramuscular Pathways Occurs between Antagonistic Muscles." *Cells, Tissues, Organs* 188 (4): 400–414.

Huijing, P. A., A. Yaman, C. Ozturk, and C. A. Yucesoy. 2011. "Effects Angle on Global and Local Strains within Human Triceps Surae Muscle: MRI Analysis Indicating In Vivo Myofascial Force Transmission between Synergistic Muscles." *Surgical and Radiological Anatomy* 33 (10): 869–879.

Huijing, P. A., P. Hollander, T. W. Findley, and R. Schliep, eds. 2009. *Fascia Research II: Basic Science and Implications for Conventional and Complementary Health Care*. Edinburgh, UK: Elsevier.

Ingber, D. 1998. "The Architecture of Life." *Scientific American* 278 (1): 48–57.

Ingold, T. 2004. "Culture on the Ground: The World Perceived through the Feet." *Journal of Material Culture* 9 (3): 315–340.

Inwood, S. 2003. *The Forgotten Genius: The Biography of Robert Hooke, 1635–1703*. San Francisco: MacAdam/Cage.

Ireland, M. L., J. D. Willson, B. T. Ballantyne, and I. McClay Davis. 2003. "Hip Strength in Females with and without Patellofemoral Pain." *Journal of Orthopaedic & Sports Physical Therapy* 33 (11): 671–676.

Jaspers, R. T., R. Brunner, U. N. Riede, and P. A. Huijing. 2005. "Healing of the Aponeurosis during Recovery from Aponeurotomy: Morphological and Histological Adaptation and Related Changes in Mechanical Properties." *Journal of Orthopaedic Research* 23 (2): 266–273.

Jielile, J., J. P. Bai, G. Sabirhazi, D. Redat, T. Yilihamu, B. Xinlin, G. Hu, B. Tang, B. Liang, and Q. Sun. 2010. "Factors Influencing the Tensile Strength of Repaired Achilles Tendon: A Biomechanical Experiment Study." *Clinical Biomechanics* 25 (8): 789–795.

Kawakami, Y., T. Muraoka, S. Ito, H. Kanehisa, and T. Fukunaga. 2002. "In Vivo Muscle Fibre Behaviour during Counter-movement Exercise in Humans Reveals a Significant Role for Tendon Elasticity." *Journal of Physiology* 540 (2): 635–646.

Kawakami, Y., N. Sugisaki, K. Chino, and T. Fukunaga. 2006. "Tendon Mechanical Properties: Influence of Muscle Actions." *Journal of Biomechanics* 39: S65.

Kendall, F. P., E. K. McCreary, P. G. Provance, M. M. Rodgers, and W. A. Romani. 2005. *Muscles: Testing and Function with Posture and Pain*. Baltimore, MD: Lippincott, Williams and Wilkins.

Kjaer, M. 2004. "Role of Extracellular Matrix in Adaptation of Tendon and Skeletal Muscle to Mechanical Loading." *Physiological Reviews* 84 (2): 649–698.

Kjaer, M., H. Langberg, K. Heinemeier, M. L. Bayer, M. Hansen, L. Holm, S. Doessing, M. Kongsgaard, M. R. Krogsgaard, and S. P. Magnusson. 2009. "From Mechanical Loading to Collagen Synthesis, Structural Changes and Function in Human Tendon." *Scandinavian Journal of Medicine and Science in Sports* 19 (4): 500–510.

Komi, P., ed. 2011. *Neuromuscular Aspects of Sport Performance*. Chichester, UK: Blackwell.

Kongsgaard, M., C. H. Nielson, S. Hegnsvad, P. Aagaard, and S. P. Magnusson. 2011. "Mechanical Properties of the Human Achilles Tendon, In Vivo." *Clinical Biomechanics* 26 (7): 772–777.

Latash, M. L. 2012. *Fundamentals of Motor Control*. Waltham, MA: Academic Press.

Levin, S. M. 2007. "A Suspensory System for the Sacrum in Pelvic Mechanics: Biotensegrity." In Vleeming, Mooney, and Stoeckart 2007, 229–238.

Lichtwark, G. A., and A. M. Wilson. 2007. "Is Achilles Tendon Compliance Optimised for Maximum Muscle Efficiency during Locomotion?" *Journal of Biomechanics* 40 (8): 1768–1775.

Lieberman, D. 2011. *The Evolution of the Human Head*. Cambridge, MA: Belknap Press of Harvard University Press.

Lieberman, D. 2012. "Those Feet in Ancient Times." *Nature* 483 (7391): 550–551.

Lovejoy, C. O. 2007. "Evolution of the Human Lumbopelvic Region and Its Relationship to Some Clinical Deficits of the Spine and Pelvis." In Vleeming, Mooney, and Stoeckart 2007, 141–158.

Maloiy G. M., N. C. Heglund, L. M. Prager, G. A. Cavagna, and C. R. Taylor. 1986. "Energetic Cost of Carrying Loads: Have African Women Discovered an Economic Way?" *Nature* 319: 668–669.

Malvankar, S., and Khan, W. S. 2011. "Evolution of the Achilles Tendon: The Athlete's Achilles Heel?" *Foot* 21 (4): 193–197.

Maus, H. M., S. W. Lipfert, M. Gross, J. Rummel, and A. Seyfarth. 2010. "Upright Human Gait Did Not Provide a Major Mechanical Challenge for Our Ancestors." *Nature Communications* September 7.

McArdle, W. D. 2010. *Exercise Physiology: Nutrition, Energy and Human Performance*. New York: Lippincott, Williams and Wilkins.

McCredie, S. 2007. *Balance: In Search of the Lost Sense*. New York: Little, Brown.

McDougall, C. 2010. *Born to Run: The Hidden Tribe, the Ultra-runners and the Greatest Race the World Has Never Seen*. London: Profile Books.

McKeon, P., J. Hertel, D. Bramble, and I. Davis. 2014. "The Foot Core System: A New Paradigm for Understanding Intrinsic Foot Muscle Function." *British Journal of Sports Medicine* 49 (5): 290.

McNeill Alexander, R. 1986. "Human Energetics: Making Headway in Africa." *Nature* 319: 623–624.

———. 1992. *The Human Machine: How the Body Works*. London: Natural History Museum.

———. 1995. "Elasticity in Mammalian Backs." Second Interdisciplinary World Conference on Low Back Pain: The Integrated Function of the Lumbar Spine and Sacroiliac Joints.

———. 2002. "Tendon Elasticity and Muscle Function." *Comparative Biochemistry and Physiology Part A: Molecular & Integrative Physiology* 133 (4): 1001–1011.

———. 2005. *Energy for Animal Life*. Oxford: Oxford University Press.

———. 2006. *Principles of Animal Locomotion*. Princeton, NJ: Princeton University Press.

Meredith, M. 2011. *Born in Africa: The Quest for the Origins of Human Life*. London: Simon and Schuster.

Michaud, T. 2011. *Human Locomotion: The Conservative Management of Gait-Related Disorders*. Newton, MA: Newton Biomechanics.

Middleditch, A., and J. Oliver. 2005. *Functional Anatomy of the Spine*. Edinburgh, UK: Elsevier.

Morgan, E. 1990. *The Scars of Evolution: What Our Bodies Tell Us about Human Origins*. Worcester, UK: Billing and Sons.

Morton, D. J. 1952. *Human Locomotion and Body Form: A Study of Gravity and Man*. Baltimore, MD: Williams and Wilkins.

Muller, D., and R. Schleip. 2011. "Fascial Fitness: Fascia Oriented Training for Bodywork and Movement Therapies." *Terra Rosa* 7: 2–11. www.terrarosa.com.au/articles/Terra_News7.pdf.

Muscolino, J. 2006. *Kinesiology: The Skeletal System and Muscle Function*. St. Louis, MO: Mosby.

Myers, T. W. 2001, 2009, 2015. *Anatomy Trains: Myofascial Meridians for Manual and Movement Therapists*, 1st, 2nd, 3rd edns. Edinburgh, UK: Churchill Livingstone Elsevier.

Nene, A., C. Byrne, and H. Hermens. 2004. "Is Rectus Femoris Really a Part of Quadriceps?", *Gait & Posture* 20 (1): 1–13.

Nicholson, G. 2009. *The Lost Art of Walking: The History, Science, Philosophy, and Literature of Pedestrianism*. New York: Riverhead Books.

O'Keefe, J. H., R. Vogel, C. J. Lavie, and L. Cordain. 2011. "Exercise Like a Hunter-Gatherer: A Prescription for Organic Physical Fitness." *Progress in Cardiovascular Diseases* 53 (6): 471–479.

Olsen, B. D. 2009. *Understanding Human Anatomy through Evolution*. Morrisville, NC: Lulu Press.

Ortega, J. D., and C. T. Farley. 2005. "Minimizing Center of Mass Vertical Movement Increases Metabolic Cost in Walking." *Journal of Applied Physiology* 99 (6): 2099–2107.

Osborn, H. 1928. "The Influence of Bodily Locomotion in Separating Man from the Monkeys and Apes." *The Scientific Monthly* May: 385–399.

Oschman, J. 2003. *Energy Medicine in Therapeutics and Human Performance*. Edinburgh, UK: Butterworth Heinemann.

Parker, P. J., and C. A. Briggs. 2007. "Anatomy and Biomechanics of the Lumbar Fasciae: Implications for Lumbopelvic Control and Clinical Practice." In Vleeming, Mooney, and Stoeckart 2007, 63–74.

Perry, J., and J. M. Burnfield. 2010. *Gait Analysis*. Thorofare, NJ: Slack.

Pichler, W., N. P. Tesch, W. Grechenig, O. Leithgoeb, and G. Windisch. 2007. "Anatomic Variations of the Musculotendinous Junction of the Soleus Muscle and Its Clinical Implications." *Clinical Anatomy* 20 (4): 444–447.

Pontzer, H. 2017. "Economy and Endurance in Human Evolution." *Current Biology* 27 (12): R613–21.

Pontzer, H., J. H. Holloway, D. A. Raichlen, and D. E. Lieberman. 2009. "Control and Function of Arm Swing in Human Walking and Running." *Journal of Experimental Biology* 212 (6): 894.

Powers, C. M. n.d. *Biomechanical Factors Contributing to Patellofemoral Pain; The Dynamic QAngle*. Musculoskeletal Biomechanics Research Lab, University of Southern California.

———. n.d. *Dynamic Stabilization of the Patellofemoral Joint: Stabilization from Above and Below*. Musculoskeletal Biomechanics Research Lab, University of Southern California.

———. 2003. "The Influence of Altered Lower-Extremity Kinematics on Patellofemoral Joint Dysfunction: A Theoretical Perspective." *Journal of Orthopaedic & Sports Physical Therapy* 33 (11): 639–646.

———. 2010. "The Influence of Abnormal Hip Mechanics on Knee Injury: A Biomechanical Perspective." *Journal of Orthopaedic & Sports Physical Therapy* 40 (2): 42–51.

Powers, C. M., S. R. Ward, M. Fredericson, M. Guillet, and F. G. Shellock. 2003. "Patellofemoral Kinematics during Weight-bearing and Non-weight-bearing Knee Extension in Persons with Lateral Subluxation of the Patella: A Preliminary Study." *Journal of Orthopaedic & Sports Physical Therapy* 33 (11): 677–685.

Premkumar, K. 2004. *The Massage Connection: Anatomy and Physiology*. Baltimore, MD: Lippincott, Williams and Wilkins.

Richards, J. 2008. *Biomechanics in Clinic and Research*. Edinburgh, UK: Churchill Livingstone Elsevier.

Roberts, T. 2016. "Contribution of Elastic Tissues to the Mechanics and Energetics of Muscle Function during Movement." *Journal of Experimental Biology* 219 (2): 266–275.

Roberts, T., and E. Azizi. 2011. "Flexible Mechanisms: The Diverse Roles of Biological Springs in Vertebrate Movement." *Journal of Experimental Biology* 214 (3): 353–361.

Rolf, I., and R. Feitis. 1991. *Rolfing and physical reality*. Healing Arts Press.

Rubenson, J., N. Pires, H. Loi, G. Pinniger, and D. Shannon. 2012. "On the Ascent: The Soleus Operating Length is Conserved to the Ascending Limb of the Force-Length Curve Across Gait Mechanics in Humans." *Journal of Experimental Biology* 215 (20): 3539–3551.

Sahrmann, S. A. 2002. *Diagnosis and Treatment of Movement Impairment Syndromes*. St. Louis, MO: Mosby.

Sawicki, G., C. Lewis, and D. Ferris. 2009. "It Pays to Have a Spring in Your Step." *Exercise and Sport Sciences Reviews* 37 (3): 130–138.

Saxby, L. 2011. *Proprioception: Making Sense of Barefoot Running*. London: Terra Plana International.

Schleip, R., and A. Baker, eds, 2015. *Fascia in Sport and Movement*, 1st edn. Edinburgh: Handspring.

Schleip, R., T. W. Findley, L. Chaitow, and P. Huijing. 2012. *Fascia: The Tensional Network of the Human Body*. Edinburgh, UK: Churchill Livingstone Elsevier.

Shih, Y., Y. Chen, Y. Lee, M. Chan, and T. Shiang. 2016. "Walking Beyond Preferred Transition Speed Increases Muscle Activations with a Shift from Inverted Pendulum to Spring Mass Model in Lower Extremity." *Gait & Posture* 46: 5–10.

Shubin, N. 2008. *Your Inner Fish: A Journey into the 3.5-billion-year History of the Human Body*. London: Allen Lane.

Silder, A., B. Whittington, B. Heiderscheit, and D. Thelen. 2007. "Identification of Passive Elastic Joint Moment–Angle Relationships in the Lower Extremity." *Journal of Biomechanics* 40 (12): 2628–2635.

Solnit, R. 2002. *Wanderlust: A History of Walking*. London: Verso.

Spoor, F., Hublin, J., Braun, M., and Zonneveld, F. 2003. "The bony labyrinth of Neanderthals." *Journal of Human Evolution*, 44 (2): 141–165.

Stringer, C. 2011. *The Origin of Our Species*. London: Allen Lane.

Stringer, C., and P. Andrews. 2011. *The Complete World of Human Evolution*. London: Thames and Hudson.

Tattersall, I. 2007. *Becoming Human: Evolution and Human Uniqueness*. Oxford: Oxford University Press.

Thompson, D. 1940. *Science and the Classics, by D'Arcy W. Thompson*. London: H. Milford.

Tudge, C., and J. Young. 2009. *The Link: Uncovering Our Earliest Ancestors*. London: Little, Brown.

van Wingerden, J., A. Vleeming, C. Snijders, and R. Stoeckart. 1993. "A Functional-Anatomical Approach to the Spine-Pelvis Mechanism: Interaction between the Biceps Femoris Muscle and the Sacrotuberous Ligament." *European Spine Journal* 2 (3): 140–144.

Verkhoshansky, Y., and M. Siff. 2009. *Supertraining*. Rome: Ultimate Athletic Concepts.

Vleeming, A., V. Mooney, and R. Stoeckart, eds. 2007. *Movement, Stability and Lumbopelvic Pain: Integration of Research and Therapy*. Edinburgh, UK: Elsevier.

Vleeming A., R. Stoeckart, A. C. W. Volkers, and C. J. Snijders. 1990. "Relation between Form and Function in the Sacroiliac Joint. Part 1: Clinical Anatomical Concepts." *Spine* 15 (2): 130–132.

Vleeming A., A. C. W. Volkers, C. J. Snijders, and R. Stoeckart. 1990. "Relation between Form and Function in the Sacroiliac Joint. Part 2: Biomechanical Aspects." *Spine* 15 (2): 133–136.

Vleeming, A., M. Schuenke, A. Masi, J. Carreiro, L. Danneels, and F. Willard. 2012. "The Sacroiliac Joint: An Overview of its Anatomy, Function and Potential Clinical Implications." *Journal of Anatomy* 221 (6): 537–567.

Vogel, S. 2001. *Prime Mover: A Natural History of Muscle*. New York: W. W. Norton.

Vogel, S., and A. DeFerrari. 2013. *Comparative biomechanics*. Princeton, NJ: Princeton University Press.

Warrener, A., K. Lewton, H. Pontzer, and D. Lieberman. 2015. "A Wider Pelvis Does Not Increase Locomotor Cost in Humans, with Implications for the Evolution of Childbirth." *PLOS ONE* 10 (3): e0118903.

White, T. D., and P. A. Folkens. 2005. *The Human Bone Manual*. Edinburgh, UK: Elsevier.

Whittington, B., A. Silder, B. Heiderscheit, and D. Thelen. 2008. "The Contribution of Passive-Elastic Mechanisms to Lower Extremity Joint Kinetics during Human Walking." *Gait & Posture* 27 (4): 628–634.

Wilke, J., F. Krause, L. Vogt, and W. Banzer. 2016. "What Is Evidence-Based about Myofascial Chains: A Systematic Review." *Archives of Physical Medicine and Rehabilitation* 97 (3): 454–461.

Wrangham, R. 2009. *Catching Fire: How Cooking Made Us Human*. London: Profile Books.

Wynn, T., and F. L. Coolidge. 2012. *How to Think Like a Neandertal*. New York: Oxford University Press.

Yahia, L. H., P. Pigeon, and E. A. DesRosiers. 1993. "Viscoelastic Properties of the Human Lumbodorsal Fascia." *Journal of Biomedical Engineering* 15 (5): 425–429.

Zorn, A. 2007a. "Physical Forms about Structure: The Elasticity of Fascia." *Structural Integration* (March): 15–17.

———. 2007b. "The Swing Walkers of Zambia." *Structural Integration* (December): 20–21.

———. 2015. "Elastic Walking." In Schleip and Baker 2015, 280–296.

Zorn, A., and K. Hodeck. 2011. "Walk with Elastic Fascia: Use the Springs in Your Step!" In Dalton 2011, 96–123.